Master the
Knowledge and
Care of Digestive
Diseases

消化器科

ナースポケットブック 改訂第2版

総監修
安藤 昌之
東京都立豊島病院
院長

監修
三浦 紀子
東京都立豊島病院
看護部長／認定看護管理者

編集
藤井 由加里
東京都立豊島病院看護部
看護師長／患者・地域サポートセンター

Gakken

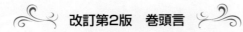

改訂第2版 巻頭言

『消化器科ナースポケットブック』の初版を上梓したのは，2018年3月だった．消化器外科と内科を中心とした看護について，初学者が実践看護を学ぶのに役立つようにと豊島病院の看護スタッフが作成に取り組んだ．当時は，「看護師を育てる豊島病院，看護を育てる東京都公社病院」という目標があり，元看護部長の長谷川和子さんを中心に，皆で何度も書き直しながら稿を重ねたことを憶えている．

あれから5年が過ぎて医療環境は大きく変化した．

2020年1月から3年間，世界を席巻したCOVID-19の感染拡大は看護学生の病院実習の機会を奪い，若い病院看護師は急性期，一般臨床の経験機会を制限された．さらに，若手医師・看護師・コメディカルの教育機会も著しく制限された．一方で，消化器疾患の治療においては，がん化学療法は大きく進歩し，免疫チェックポイント阻害薬も使われるようになった．外科手術では，腹腔鏡下手術はダビンチなどの手術支援ロボットが導入され変革期に入っている．さらに，COVID-19を合併した消化器疾患に苦しむ患者さんの対応を今後は一般病院でも正確に行っていかなくてはならない．

豊島病院では，この3年間で6,000名にも及ぶCOVID-19の患者さんを入院診療した．また，ダビンチを導入して大腸がん手術，前立腺がん手術を行っている．消化器がんの化学療法については，複数の専門看護師が多職種協同で温かい治療を行っている．こうした経験の中で本書は改訂されたのである．

本書には，消化器疾患の看護について基本的・実践的な事柄が要領よく説明されている．新人で消化器科病棟に配属された看護師さん，少しブランクがあって急に消化器科看護を命じられたベテラン看護師さんにこの本を手元においてほしい．

医療において，コミュニケーションはとても重要で，コミュニケーションのためには簡潔な基礎知識が必要である．皆で，楽しく話ができる職場を作っていきたい．

私が診療している消化器外科の患者さんは，救急で入院した方や，がんで入院して手術などの処置で元気になって帰っていく方だけではない．現在は，高齢によるフレイル，認知症，介護の問題，お金がない，身寄りがいない，生きていく希望がないなど，解決が困難な問題を抱えている患者さんが多くいる．そのため，医学的・看護学的な知識と学習をしっかり身につけて，専門職として，また一人の人間として患者さんに笑顔を作ってあげることのできる看護師になってほしい．

自律して，支え合う，教え合える医療環境を皆で作っていくのに本書が少しでも役立ってほしいと願っている．

2023年8月

東京都立豊島病院 院長
安藤 昌之

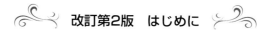

改訂第2版　はじめに

　看護は，ひと対ひとの関係性の中で行われるサービスです．そのため，テキストで学ぶだけではなく，仕事の経験の中から多くのことを学び，看護師としての力を付けていくことが必要です．しかし，ただ経験しただけでは財産ともなる経験値は流れていってしまうため，根拠となる知識があって初めて経験を力に変えることができます．

　本書は，医学的根拠および看護学の原則を踏まえた上で，消化器疾患看護に特化したマニュアル本となっています．特記すべきは，実際に消化器疾患看護を実践している看護師たちが，自分の経験と豊富な知識をもとに，初学者からベテラン看護師にも通じるように記述していることです．また，「知識・技術」「看護技術」「物品の準備から看護ケアの実際」までを一連の流れで学べる項目立てになっています．さらに，自分で気が付いたことを書き込めるメモ欄もついており，単なる教本ではなく，「自分マニュアル」として自分で育て，活用できるようにもなっています．今回，改訂第2版として，最新の医療情報や感染予防策なども盛り込んだ内容に刷新されました．この類のマニュアル本は世の中にたくさんありますが，今，臨床の第一線で活躍している看護師たちが，総力を挙げて作り上げた，稀有なマニュアルであると言っても過言ではありません．消化器疾患看護は，看護の基本ともいえる知識・技術が多く，この領域の経験を積み知見を得ることは，看護師としてのキャリアプランを構築していく際に，おおいに役立ちます．

　少子高齢化多死社会に突入したいま，看護を職業に選ぶ人口も減りつつあります．また，AIやIoTが，社会のあらゆる仕組みを変え，労働者人口の減少をカバーする時代になりました．しかし，どのように時代が変化しても私たち看護師に求められることは，「ひとが，最期の時まで，その人らしく生き抜くことを看護者として支援する」ことです．看護師は，病を抱えた患者さんが，病と対峙し，病とともに生きていくときの伴走者です．

　消化器科看護に携わる看護師の皆さんが，本書を片手に看護実践を行い，看護師としての力を付け，患者さんの伴走者としての使命を果たしていかれることを期待します．

　2023年8月

　　　　　　　　　　　　　　東京都立豊島病院 看護部長 / 認定看護管理者
　　　　　　　　　　　　　　三浦 紀子

改訂第2版 改訂にあたり

　初版の発行から5年が経ちました．医学の進歩や社会情勢の変化もあり，当院も新しい技術の取入れや入院システムの改良が行われました．今回，書籍『消化器科ナースポケットブック』の見直しを行う良い機会を与えていただき感謝しております．

　本書は，新人看護師が読者対象ということで作成しています．そのため，初版は，2年目から経験豊かなベテラン看護師まで幅広い職員で作成しました．5年が経ち，当時の2年目看護師は中堅看護師に成長し，ベテラン看護師は主任や看護師長に昇任し，認定看護師・特定看護師・エキスパートナースなどの資格を得ている職員が増えたことに喜びを感じています．

　初版同様に，本書の特徴は，第1に新人看護師が読んでもわかりやすい言葉でまとめ，イラストや図表・画像を多く用いていること．第2に付録やIndexが充実していることで，調べたい語句からページがすぐに探し出すことが可能となっていること．第3に自施設で活用しやすいように，自施設で必要な事柄を記載できるスペースを各所に設け，自施設用にカスタマイズして自分だけのオリジナルブックに改訂が可能なことです．

　当院では，毎年度新人に本書を紹介しており，多くの新人が手元に置いて活用しています．1年後にはマーキングや付箋が至る所に貼られ，メモ書きも増え，自分用にカスタマイズされていました．本書を活用し知識・技術を自分のものにできていることに感極まる思いです．最新の知識を得たり，新人にも理解しやすい表現にするなどの工夫を通して，本書を執筆している先輩看護師たちにとっても多くの学びとなっています．

　今回の改訂にあたり，3名の編集協力者と各部署の看護師長，Gakkenの谷口陽一様の協力をいただき無事に編集を終えることができました．心より感謝いたします．

2023年8月

東京都立豊島病院看護部 看護師長 / 患者・地域サポートセンター
　　　　　　　　　　　　　　　　　　　　　　　　藤井 由加里

改訂第2版　推薦の言葉

　本書の初版が発行されてから早くも5年という月日が経ちました．多くの皆さまに本書をご活用いただき感謝を申し上げます．

　この間，世界的規模で新型コロナウイルス感染症が猛威を振るい，わが国においても3年以上にわたる感染症対応が続きました．東京都立豊島病院は感染症治療などの行政的医療も担う病院使命のもと，多くの感染者の受け入れを先駆的かつ精力的に行うとともに，コロナ禍においても救急診療や通常診療を継続し，緊急性の高い消化器疾患と感染症合併例なども率先して対応してきました．かつて，誰しも経験したことのない事象の連続でしたが，この経験は看護の原点である病める人に寄り添うことや，安全で安心な環境の重要性を私たちに再認識させてくれたと考えます．

　さて，改めて本書は，消化器科看護の基本的なケアや疾患の理解，各種検査や処置，手術前後の看護など，多岐にわたる内容を解り易く，かつコンパクトにまとめています．初めて経験する疾患や経験の少ない治療・検査に携わる時，自身が経験したケアを振り返り理解を深めたい時，患者さんに自信を持って対応し，援助や指導が行えるよう組み立てています．新人看護師の方はもとより，消化器科看護の経験が少ない方，看護学生や新人指導に当たる看護師の方々に有益な内容と考えます．

　今回の改訂第2版では前述した感染症対応の実際も含めましたので参考にしていただければと思います．本書で記載した薬品や製品などは当院で使用しているものを紹介していますので，自施設の実際をご確認ください．

　本書を通じて豊島病院の消化器科看護の実際が皆さまに活用され，より良い患者さんへの看護に繋がることを心から願っています．

2023年8月

元 東京都立豊島病院 看護部長
藤田　枝美子

初版　推薦の言葉

　私の役割は医学的校正で，何日か全編をチェックしながら内容を読んでみた．本書は消化器科看護に関して，初学者が実践看護を学ぶのにとても良い内容で，難しい表現がなく実践的で，各疾患について飽きない簡潔さで構成されている．流石，多くの医学MOOK，Bookletを手がけている学研メディカル秀潤社の編集者の実力を知るところとなった．

　病院で働くと各種のマニュアルがあり，これらの遵守が重要になってくる．消化器科看護を行う場合にもさまざまなマニュアルがあり，これは現在大切なことだ．マニュアルは簡潔で正確に書かれていることが大切だが，そのようなマニュアルの規則に至った経緯や考え方に関しては何もわからない．そのため，ただその通り運用してしまうと，危うい場面が出てきてしまう．マニュアルの理解には，一定の医学・看護学の知識が必要だ．

　本書には，消化器疾患の看護について基本的・実践的な事柄が要領よく説明されている．みんなと，早く同じレベルに達して一緒に仕事をしていくのに必要な知識が書かれている．新人で消化器科病棟に配属された看護師，少しブランクがあって急に消化器科看護を命じられたベテラン看護師にこの本を手元においてほしい．椅子に座って，寝ころびながら，コーヒーを飲みながら読んでいけば，先輩たちの知識に追いつける．

　患者は救急で入院して，または癌で入院して，手術などの処置で元気になって帰っていくだけではない．現在は，高齢によるフレイル，認知症，介護の問題，お金がない，身寄りがいない，生きていく希望がないなど，解決が困難な問題を抱えている患者が多くいる．だからこそ，医学的・看護学的な知識と学習をしっかり身につけて，専門職として，また，一人のヒトとして患者に笑顔を作れる看護師に．

　そんな風な看護師たちと何人も出会っている．

2018年3月

公益財団法人東京都保健医療公社豊島病院 副院長

安藤　昌之

初版　はじめに

　私たちの病院，豊島病院にも毎年多くの新人看護師が就職します．看護師になって初めて働く場所をどこにするかはとても重要です．当院では彼らの意向に沿って配属部署を決めていますが，その希望先の上位にランクされるのが消化器科の病棟です．新人看護婦にとって，内科系志望，外科系志望に関わらず消化器疾患を持つ患者の看護はとても馴染み深く，また，看護師の知識・技術の基本と考えているようです．

　しかし，消化器科看護には，検査介助や症状の観察，患者の気持ちを受け止め，不安や疑問を緩和する精神的支援や食事補助・生活習慣の指導のほか，内視鏡的治療，手術療法，化学療法など専門性の高い治療の介助や看護など，多岐にわたります．これらには多くの知識・スキルが必要であり，看護師として本領を発揮できるとてもやりがいのある仕事です．一方，常に入院患者は多く，業務は多忙です．新人看護師にとってはハードルが高い分野であるかもしれません．

　「消化器科看護をマスターし，早く自律した看護師になりたい」と一歩を踏み出した新人看護師の皆さんが，ベッドサイドで，あるいは検査室で，ちょっと確認したいと思った時に手軽に手にしていただきたいと考え，本書を作りました．自律した看護師になるには，日々の業務を一つ一つ確実に行い，知識と経験を積み上げていくことがとても大切です．そのために本書を役立てていただければとても嬉しく思います．

　本書は，全て当院の職員が作成したものであり，本書の記載例や薬品名などは当院で使用しているものを紹介しています．実際の業務の際には自院でご使用の製品などに置き換えていただければと思います．

　本書の作成にあたって，消化器疾患患者の看護に携わる多くの職員が執筆に関わり，医師の方々にも協力していただきました．改めて，関わっていただいた皆様に深く感謝いたします．

2018 年 3 月

公益財団法人東京都保健医療公社豊島病院 看護部長

長谷川 和子

付録　カラー口絵

報告の仕方 (p.38)

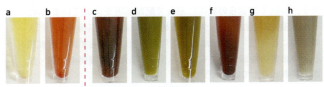

図 》ドレーン排液の色の変化の関係性
[良い性状] a：漿液性, b：淡血性.
[悪い性状] c：術後出血, d：縫合不全, e：胆汁漏, f：膵液漏, g：リンパ漏,
　　　　　 h：感染・縫合不全.

上部消化管内視鏡検査 (p.110)

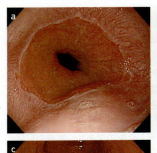
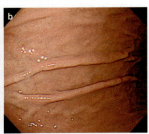
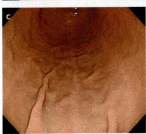

図1 》上部消化管内視鏡像
a：噴門部（食道より）. 異常所見なし.
b：胃体上部. 異常所見なし.
c：胃体中部. 異常所見なし.

内視鏡的静脈瘤結紮術（EVL）(p.125)

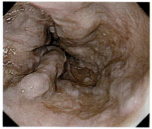

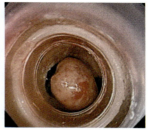

図1》連珠状に拡張した静脈瘤
食道下部に連珠状に拡張した静脈瘤を認める．

図2》内視鏡的静脈瘤結紮術
静脈瘤に対しゴムバンドで結紮し，止血を確認．

内視鏡的食道拡張術（バルーン拡張・ステント留置）
(p.133)

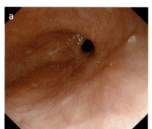

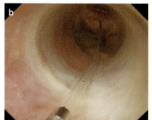

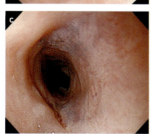

図1》食道バルーン拡張術
a：拡張前，b：拡張中，c：拡張後．

下部消化管内視鏡検査 (p.142)

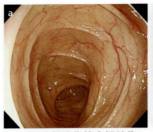 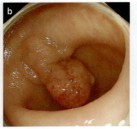

図1 》下部消化管内視鏡像
a：横行結腸（異常所見なし），b：S状結腸（大腸ポリープ）．

内視鏡的逆行性胆管ドレナージ術（ERBD）・内視鏡的経鼻胆管ドレナージ術（ENBD）(p.155)

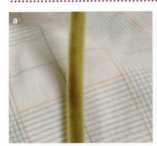 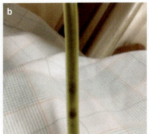

図3 》ENBDにより体外へ出た胆汁
a：正常（黄褐色），b：感染（黄緑色）．

がん化学療法とケア／大腸がん (p.243)

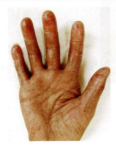

図 》手足症候群
乾燥，亀裂，赤みのある腫れなどの症状がある．

術後感染対策 (p.308)

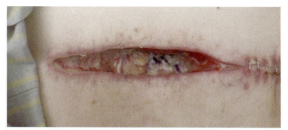

図1 筋膜・筋層まで達した切開部深層感染

マロリー・ワイス症候群 (p.384)

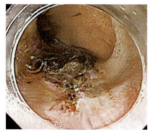

図2 裂傷部分からの出血

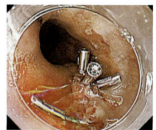

図3 クリッピング止血

急性胃炎・急性胃粘膜病変 (p.396)

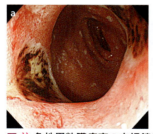

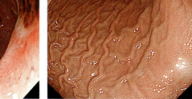

図 急性胃粘膜病変の内視鏡像
a：黒色部は出血痕，黄色部はびらん（濃い黄色部は潰瘍気味），地図状のびらんが特徴．b：正常所見．

監修・編集・執筆者一覧

〈総監修〉

安藤　昌之　　東京都立豊島病院 院長

〈監　修〉

三浦　紀子　　東京都立豊島病院 看護部長／認定看護管理者

〈編　集〉

藤井由加里　　東京都立豊島病院看護部 看護師長
　　　　　　　／患者・地域サポートセンター

〈編集協力〉

富本　聡子　　東京都立豊島病院看護部 看護師長／感染管理認定看護師

浅井　貴子　　東京都立豊島病院看護部 主任／手術看護認定看護師
　　　　　　　／手術室

小林亜矢子　　東京都立豊島病院看護部 主任
　　　　　　　／がん化学療法看護認定看護師／外来

〈執筆者(執筆順)〉

藤田枝美子　　元 東京都立豊島病院 看護部長

鈴木　潤子　　東京都立豊島病院看護部 看護師長
　　　　　　　／乳がん看護認定看護師／教育研修担当

高橋　良平　　東京都立豊島病院看護部 看護師長
　　　　　　　／循環器内科・血液内科・呼吸器内科病棟

工藤世成彩　　元 東京都立豊島病院看護部
　　　　　　　／消化器内科・内分泌代謝科・乳腺外科病棟

谷岡　有香　　東京都立豊島病院看護部
　　　　　　　／外科・消化器内科・内分泌代謝科病棟

平井　綾佳　　東京都立豊島病院看護部 主任／透析看護認定看護師
　　　　　　　／循環器内科・血液内科・呼吸器内科病棟

橋本明日美　　東京都立豊島病院看護部 主任
　　　　　　　／外科・消化器内科・内分泌代謝科病棟

新沼　　恵　　東京都立豊島病院看護部 主任／緩和ケア認定看護師

萩原　彩	東京都立豊島病院看護部 ／循環器内科・血液内科・呼吸器内科病棟
門馬　歩美	東京都立豊島病院看護部／HCU 病棟
平沢　梨枝	東京都立豊島病院看護部 主任／外科・消化器内科病棟
岡野　愛美	東京都立豊島病院看護部／外来
大橋　忍	東京都立豊島病院看護部 主任／HCU 病棟
小門　圭子	東京都立豊島病院看護部／HCU 病棟
山田　友恵	元 東京都立豊島病院看護部／HCU 病棟
藤井　佑美	東京都立豊島病院看護部／ICU 病棟
嶋名　択実	東京都立豊島病院看護部 主任／緩和ケア認定看護師 ／緩和ケア内科病棟
藤井由加里	東京都立豊島病院看護部 看護師長 ／患者・地域サポートセンター
田村　梨絵	東京都立豊島病院看護部／患者・地域サポートセンター
富本　聡子	東京都立豊島病院看護部 看護師長／感染管理認定看護師
佐々木祐太	東京都立豊島病院看護部 主任／手術室
小野　達晶	東京都立豊島病院看護部 主任／外科・整形外科病棟
古屋　智子	東京都立広尾病院看護部 看護師長 ／患者・地域サポートセンター
野原　詩織	東京都立豊島病院看護部／外科・整形外科病棟
金井　篤史	東京都立豊島病院看護部／ICU 病棟
大谷　珠予	東京都立豊島病院看護部／精神科病棟
小林　愛枝	東京都立豊島病院看護部 主任／HCU 病棟
森田いづみ	東京都立豊島病院看護部 ／感染症内科・呼吸器内科・腎臓内科病棟
梅本　涼馬	元 東京都立豊島病院看護部／HCU 病棟
佐藤　玲子	東京都立豊島病院看護部 ／感染症内科・呼吸器内科・腎臓内科病棟
齋藤　雄太	東京都立豊島病院看護部 主任／外科・消化器内科病棟
吉田　航	東京都立豊島病院看護部 主任／元 救急外来
大原　裕子	東京都立東部地域病院看護部
小山田ちあき	東京都立北療育医療センター看護科 主任

萬屋久美子	東京都立豊島病院看護部 主任 / 感染症内科・呼吸器内科・腎臓内科病棟
髙橋　宏明	東京都立豊島病院看護部 主任 / 救急外来
岩田　美穂	元 東京都立豊島病院看護部 / 救急外来
山内　桃子	東京都立豊島病院看護部 / 救急外来
峯松　梓	元 東京都立豊島病院看護部 / 救急外来
山田奈央子	東京都立豊島病院看護部 主任 / 循環器内科・血液内科・呼吸器内科病棟
佐藤　有希	元 東京都立豊島病院看護部 / 救急外来
川上久美子	東京都立豊島病院看護部 / 救急外来
櫻井　瞳	東京都立豊島病院看護部 主任 / 外科・消化器内科病棟
新沼　優歌	東京都立大塚病院看護部
藤野　良子	東京都立豊島病院看護部 主任 / 脳神経外科・外科・消化器内科病棟
浅井　貴子	東京都立豊島病院看護部 主任 / 手術看護認定看護師 / 手術室
小林亜矢子	東京都立豊島病院看護部 主任 / がん化学療法看護認定看護師 / 外来
山田　香織	元 東京都立豊島病院看護部 主任 / がん化学療法看護認定看護師 / 外来
山中真理子	東京都立豊島病院看護部 / 脳神経外科・外科・消化器内科病棟
井元　英樹	東京都立豊島病院看護部 主任 / 皮膚・排泄ケア認定看護師
町田　浩子	東京都立豊島病院看護部 看護師長 / 専従リスクマネジャー
柳山　由佳	東京都立豊島病院看護部 主任 / 集中ケア認定看護師 / ICU 病棟
田中　千明	東京都立豊島病院看護部 主任 / 摂食・嚥下障害看護認定看護師 / 脳神経外科・外科・消化器内科病棟
田中　恵	東京都立豊島病院看護部 / 脳神経外科・外科・消化器内科病棟
石井　梨恵	東京都立大塚病院看護部
髙久　陽子	東京都立豊島病院看護部 主任 / 認知症看護認定看護師

渡邊　沙枝	元 東京都立豊島病院看護部 主任 ／皮膚・排泄ケア認定看護師／外科・消化器内科病棟
角田　香織	東京都立豊島病院看護部／外来
中島　英之	東京都立豊島病院看護部／外科・整形外科病棟
相馬　淳	元 東京都立豊島病院看護部 主任 ／糖尿病看護認定看護師／外来
小川　敦啓	東京都立豊島病院看護部／外科・消化器内科病棟
手塚　健斗	元 東京都立豊島病院看護部／外科・泌尿器科病棟
水上　昌子	東京都立豊島病院看護部 主任 ／患者・地域サポートセンター
齋藤　孝子	東京都立豊島病院看護部 看護師長／精神科病棟
菅原　理子	東京都立豊島病院看護部／HCU 病棟
佐々木真理	東京都立豊島病院看護部／HCU 病棟
田谷まどか	東京都立豊島病院看護部 ／外科・消化器内科・内分泌代謝科病棟
岡村　春菜	元 東京都立豊島病院看護部 ／消化器内科・内分泌代謝科・乳腺外科病棟
児玉　志穂	東京都立豊島病院看護部 主任 ／外科・消化器内科・内分泌代謝科病棟
高野　恵太	東京都立豊島病院看護部／外科・整形外科病棟
高橋　薫	元 東京都立豊島病院看護部 主任 ／整形外科・外科・形成外科病棟
青鹿真衣子	元 東京都立豊島病院看護部 ／消化器内科・内分泌代謝科・乳腺外科病棟
遠藤　啓子	東京都立豊島病院看護部 主任／救急外来
桑原ちはる	東京都立豊島病院看護部／精神科病棟
花田　典香	元 東京都立豊島病院看護部／集中治療室
田中　勇夫	東京都立豊島病院看護部／外科・消化器内科病棟
渡邉千鶴子	東京都立豊島病院看護部／外来
岡﨑　遼祐	東京都立豊島病院看護部 主任／ICU 病棟

（敬称略）

2023 年 8 月現在

目次

第1章 消化器科領域の看護ケア

1. 基本的ケア

始業時点検　鈴木潤子 ……… 2
患者の情報収集
　現病歴の聴取　高橋良平 ……… 6
　フィジカルアセスメント　高橋良平 ほか ……… 8
　症状の有無　谷岡有香 ……… 14
　既往歴の聴取とADL　平井綾佳 ……… 18
現在の経過　橋本明日美 ……… 20
患者の生活の特徴　橋本明日美 ……… 22
心理状態 (不安)　新沼 恵 ……… 24
輸血の取扱い　萩原 彩 ほか ……… 26
検体の取扱い　平沢梨枝 ほか ……… 28
家族とのコミュニケーション　大橋 忍 ほか ……… 33
報告の仕方　平沢梨枝 ほか ……… 37
セルフケア援助　平沢梨枝 ほか ……… 39
疼痛コントロール　嶋名択実 ……… 45
精神的支援　新沼 恵 ……… 49
苦痛のスクリーニング　新沼 恵 ……… 51
意思決定支援　新沼 恵 ……… 53
多職種による入院サポート　藤井由加里 ほか ……… 55
院内でのCOVID-19の感染対策　富本聡子 ……… 61

2. 検査におけるケア

X線検査
　上部消化管造影　佐々木祐太 ……… 70
　小腸造影　小野達晶 ほか ……… 74
　注腸造影　小野達晶 ……… 76

腹部CT検査　野原詩織 ……………………………… 78

腹部MRI検査　金井篤史 ほか ………………………… 82

腹部超音波検査　金井篤史 ほか ……………………… 86

核医学検査（シンチグラフィ）　小林愛枝 …………… 88

肝生検　鈴木潤子 ほか ………………………………… 92

血液検体検査値の見方　梅本涼馬 ほか ……………… 96

薬物療法　齋藤雄太 …………………………………… 103

X線TV室でのCOVID-19の感染対策　富本聡子 …… 105

3. 内視鏡におけるケア

上部消化管内視鏡検査　吉田 航 ほか ……………… 110

内視鏡的粘膜切除術（EMR）・ポリペクトミー　吉田 航 ほか
……………………………………………………………… 117

内視鏡的粘膜下層剥離術（ESD）　吉田 航 ほか …… 121

内視鏡的静脈瘤結紮術（EVL）　萬屋久美子 ほか … 125

内視鏡的硬化療法（EIS）　萬屋久美子 ほか ………… 129

内視鏡的食道拡張術（バルーン拡張・ステント留置）　吉田 航 ほか
……………………………………………………………… 133

超音波内視鏡検査（EUS）　吉田 航 ほか …………… 138

下部消化管内視鏡検査　山内桃子 ほか ……………… 142

内視鏡的逆行性胆管膵管造影検査（ERCP）　山田奈央子 ほか
……………………………………………………………… 149

内視鏡的逆行性胆管ドレナージ術（ERBD）・内視鏡的経鼻
胆管ドレナージ術（ENBD）　吉田 航 ほか ………… 154

経皮内視鏡的胃瘻造設術（PEG）　川上久美子 …… 158

内視鏡室でのCOVID-19の感染対策　富本聡子 …… 162

4. 周術期におけるケア

術前ケア

術前オリエンテーション・全身状態の評価・自己血輸血
櫻井 瞳 ほか ……………………………………… 166

手術前日から当日まで　藤野良子 ………………… 171

xvii

周術期ケア

食道の手術　浅井貴子 — 176

胃の手術　浅井貴子 — 183

大腸の手術　浅井貴子 — 190

肝臓の手術　浅井貴子 — 196

胆嚢の手術　浅井貴子 — 201

膵臓の手術　浅井貴子 — 206

虫垂炎の手術　浅井貴子 — 211

腸閉塞の手術　浅井貴子 — 215

鼠径ヘルニアの手術　浅井貴子 — 219

da Vinci によるロボット支援下手術　浅井貴子 — 224

がん化学療法とケア

食道がん　小林亜矢子 ほか — 228

胃がん　小林亜矢子 ほか — 231

大腸がん　小林亜矢子 ほか — 238

肝細胞がん　小林亜矢子 ほか — 246

胆道がん　小林亜矢子 ほか — 249

膵臓がん　小林 亜矢子 ほか — 252

がん化学療法施行による多職種連携　小林亜矢子 — 259

放射線治療とケア　山中真理子 — 261

術後のポジショニング　井元英樹 — 270

早期離床　浅井貴子 — 276

深部静脈血栓症・肺血栓塞栓症の予防と対応　町田浩子 — 280

術後合併症管理　柳山由佳 — 287

誤嚥予防の体位　田中千明 — 294

口腔ケア　田中千明 — 296

転倒・転落防止　町田浩子 — 300

術後感染対策　富本聡子 — 305

術後ドレーン管理　柳山由佳 ほか — 314

術後創部管理　柳山由佳 — 321

術後疼痛管理　柳山由佳 — 326

輸液管理　柳山由佳 — 331

術後睡眠・排泄管理　柳山由佳 ほか — 335

術後せん妄の予防と対応　高久陽子 …… 337

ストーマ造設の術前オリエンテーション　渡邊沙枝 …… 344

ストーマケア　角田香織 …… 350

術前・術後の食事指導と栄養サポート　田中千明 …… 356

退院指導

食道・胃切除　中島英之 …… 363

大腸切除　中島英之 …… 366

膵臓切除　相馬淳 …… 368

第2章　消化器科領域の主な疾患

1. 食道疾患

食道・胃静脈瘤　小川敦啓 ほか …… 374

胃食道逆流症　平沢梨枝 …… 378

マロリー・ワイス症候群　水上昌子 …… 382

食道がん　齋藤孝子 ほか …… 386

2. 胃・十二指腸疾患

急性胃炎・急性胃粘膜病変　佐々木真理 …… 396

慢性胃炎　鈴木潤子 …… 398

胃・十二指腸潰瘍　田谷まどか ほか …… 402

胃がん　児玉志穂 …… 407

3. 大腸疾患

潰瘍性大腸炎　高野恵太 …… 414

クローン病　高野恵太 …… 419

虫垂炎　高野恵太 ほか …… 424

痔核　相馬淳 …… 427

大腸がん　橋本明日美 ほか …… 431

4. 肝・胆・膵疾患

肝硬変	遠藤啓子	438
脂肪肝	桑原ちはる	442
肝炎	桑原ちはる	446
薬物性肝障害	桑原ちはる	456
肝細胞がん	高橋良平 ほか	458
胆石症	田中勇夫	462
胆道がん	高橋良平	467
急性膵炎	渡邊千鶴子	470
慢性膵炎	藤井由加里	473
膵臓がん	岡崎遼祐	475

付録

カラー口絵	viii
痛みに対する看護ケア	xxii
血液検査データ	164
滴下数（輸液管理）	372
解剖（食道）	393
解剖（胃・大腸）	394
解剖（肝臓・胆嚢・膵臓）	436
栄養基準総括表	480
略語一覧	481
Index	484

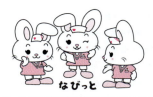

＊なぴっとは，東京都立豊島病院看護部の公式キャラクターです．

本書の特徴と活用法

- 本書は,「看護ケア」と「疾患」の2部構成です.
- 準備物品や手技など,自施設の方法を書き込めるように,余白やメモのスペースを各所に設けています.先輩から学んだポイントやコツ,気を付けておくべきことなど,必要な情報をどんどん書き込んで,あなただけの1冊に育ててください.
- 本書の解説は,東京都立豊島病院で行っている内容を記載しています.実施時には,必ず自施設の内容を確認してください.

> 自施設の決まりごとや,実施時のポイントを書き込もう!

自施設で使用する物品を記載

・前日入院は,内服中止薬,内服時間,禁飲食,点滴回路確認(ボードに記し患者さんに説明,ベッドサイドに掲示)
・当日入院はモビプレップ手渡し
・モビプレップ溶解時に「ガスコンドロップ10ml」入れる
・「服用・排便チェックシート」を渡し,モビプレップの内服方法,便の性状がどう変化するかを説明する
・必ずトイレからナースコールをし,便を看護師が確認
 (患者さんの自己申告はダメ!)

〈ライ

● 環境整備.
- 危険なものはないか,ライン・ドレーン類の整備.
- ベッド周りの整理整頓,拭き掃除
● 点滴ラインの確認. 午前・午後の2回
- 刺入部の感染徴候,腫脹の有無,投与量,投与速度(指示通りか)
- 点滴ラインの固定は適切にされているか(必要時はダブルチェック). ラウンド時に残量に線を引き時間を読み取る.
- 点滴バッグ内の残液量. ルートが引っぱられない様にクリップで固定,ルートにテープとばー
- 中心静脈カテーテルの位置
- 点滴ラインが床に落ちていないか. ボタンホール作りボタンに固定する

> 「実際のケアではどうする?」という視点からポイントを書き込んで,弱点を克服しよう!

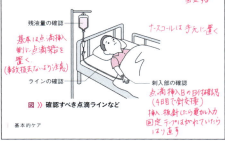

残液量の確認 ナースコールは手元に置く
基本は点滴挿入側に点滴架台を置く(事故抜去しないよう注意)
ラインの確認
刺入部の確認
点滴挿入日の日付確認(4日目で針交換)挿入・抜針したら電カル入力固定テープはがれていたらはり直す

図 》 確認すべき点滴ラインなど

付録　痛みに対する看護ケア

看護ケア	期待できる効果	注意点
コミュニケーション		
● 関心をもち, 傾聴する ● わかりやすく伝えるなど	● 安心感を得られる ● 信頼関係を築ける	● 患者の表現を否定しない ● 言葉以外の表現 (表情, しぐさなど) にも注意をはらう
温罨法		
● ホットパック, 入浴, 足浴, 手浴	● 血管拡張により新陳代謝を促進させる ● 筋緊張をほぐし, 痛みを緩和させる	● 外傷や炎症がある部位は避ける ● 皮膚の状態を観察し低温, 高温熱傷に注意する
冷罨法		
● 保冷剤, 氷嚢	● 血管収縮により感覚を減退させ, 痛みを緩和させる	● 凍傷や褥瘡の発生に注意する ● 知覚鈍麻や外傷がある部位は避ける
マッサージ		
● 痛みを感じる部位や背中, 手, 足などをさする	● 副交感神経を優位にさせ, リラックス効果や爽快感をもたらす ● 心身の安定や, 痛みの閾値を上昇させる	● 創傷や炎症がある部位は避ける ● マッサージを好まない場合には無理に行わない
気分転換活動		
● 散歩, TV, 音楽, 趣味, 面会など	● 痛みから意識をそらし, 痛みの閾値を上昇させる	● 疲労感が強い時は無理に行わない
体位の調整		
● マットレスの選択や, 体位変換枕の使用	● 筋の緊張や拘縮, 褥瘡の予防 ● 安楽な体位を保つことで痛みが緩和される	● 適切な体位の場合でも, 患者が苦痛を感じる場合は, 細かい調整を行う

自施設での痛みのケアを記載

....

....

....

....

第1章
消化器科領域の看護ケア

1 基本的ケア

- 始業時点検
- 患者の情報収集
  - 現病歴の聴取
  - フィジカルアセスメント
  - 症状の有無
  - 既往歴の聴取とADL
- 現在の経過
- 患者の生活の特徴
- 心理状態(不安)
- 輸血の取扱い
- 検体の取扱い
- 家族とのコミュニケーション
- 報告の仕方
- セルフケア援助
- 疼痛コントロール
- 精神的支援
- 苦痛のスクリーニング
- 意思決定支援
- 多職種による入院サポート
- 院内でのCOVID-19の感染対策

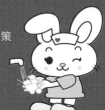

始業時点検

目的
* 担当患者情報の把握.
* 患者・家族への高密度な看護の提供.

実際

情報収集用紙で確認を行う

- 診療記録.
- 経過記録(バイタルサイン, ドレーン類の排液量・性状, 疾患に対する症状の確認, 排便状況, 食事摂取量など).
- 指示書(薬剤投与記録).
- 検査結果.
- 医師の指示(検査, 処置).
- 看護師の指示(家族指導時間の確認, 医師への確認事項など).
- 看護計画と治療計画.
- 安静度, 活動レベル.
- 心理, 社会的ニーズ.
- 家族のニーズ.
- ドクターコール条件(吐下血・血圧・脈拍).
- 情報収集用紙の例を**表**に示す.

表 》 情報収集用紙の例

氏名	指示コメント	処方・注射	検査	食事	処置・手術・輸血	看護問題
Aさん						
Bさん						
Cさん						

処置の準備を行う

● 投与薬剤の確認，準備（点滴，内服）．
● 検査時間や禁食の有無，同意書の確認．
● 処置や治療の必要物品の準備．
● 清潔ケア準備．
● 化学療法など，レジメンの確認．

退院患者の準備を行う

● 医師の指示内容を再確認．
● 退院薬（退院処方麻薬，抗精神病薬などの施設管理薬，冷所薬，持参薬など）の準備．
● 必要な書類の確認．
● 次回外来の確認．
● 退院後の生活指導の有無の確認．
● 外来への引き継ぎの有無の確認．

入院患者の受け入れ準備を行う

● 氏名，年齢，疾患の確認．
● 当日検査の有無の確認．
● 日常生活動作（ADL）状況の確認．
● 入院時間，入院部屋の確認．
● 入院サポートからの情報の確認．
● COVID-19陰性の確認と，ワクチン接種歴，罹患歴の確認．

点検時に注意が必要なことを記載

始業時点検

患者に対し，当日受け持ちの挨拶をする

- 挨拶を行いながら患者の状態，環境を観察する．

＜フィジカルアセスメントを行う＞

- **意識状態の確認**．
  - 見当識，言語，感情などの全体的な印象を観察．
- **呼吸状態の確認**．
  - 呼吸の速さ・回数，呼吸困難はないか，努力様呼吸ではないか．
- **循環状態の確認**．
  - 末梢の温度（温かいか，冷たいか），皮膚の色調．

＜ライン・ドレーン類を確認する（図）＞

- **環境整備**．
  - 危険なものはないか，ライン・ドレーン類の整備．
  - ベッド周りの整理整頓，拭き掃除．
- **点滴ラインの確認**．
  - 刺入部の感染徴候，腫脹の有無，投与量，投与速度（指示通りか）．
  - 点滴ラインの固定は適切にされているか（必要時はダブルチェック）．
  - 点滴バッグ内の残液量．
  - 中心静脈カテーテルの位置．
  - 点滴ラインが床に落ちていないか．

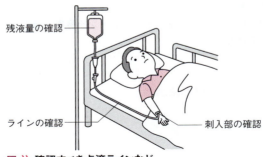

図 》》 確認すべき点滴ラインなど

- **排液ドレーン類の確認**.
- 排液の量・性状.
- ドレーン固定は適切か.

＜その他の確認＞
- 靴の確認（かかとのある靴）.
- 身体抑制は，意識や鎮静深度に合わせて適切にされているか，不必要な抑制がされていないかを確認.
- ベッド柵の確認（4点柵，3点柵）.
- 抑制を行っている患者の身体の観察，適切な仕様の確認，見当識，記憶，言語，感情，全体的な印象を観察.

情報交換を行う

- 前勤務者の看護師からの申し送りを確認.
- 状態に応じて，リーダーやチーム責任者と情報を共有.
- パートナーシップ・ナーシング・システム（PNS）の場合は，ペア間で1日のスケジュールを確認して調整.
- 医師と情報交換（夜間状況の情報共有，指示変更の確認）.

ケア・計画の評価を行う

- 現在の問題点と，起こりうる可能性の問題点を評価する.
- ADLや安静度に合わせた活動量の計画や，ケアの実施を検討する.

Memo

患者の情報収集
現病歴の聴取

目的
* 現疾患の状態の把握のため.
* 看護の方向性の検討, 決定のため.
* 患者, 家族との関係を築くため.

互いの安全の確保

- 各施設のルールに基づいた感染対応の実施（マスクやアイシールドの着用. 患者へのマスク着用の説明など）.
- 患者本人, 家族の発熱や呼吸器症状の有無の確認.
- 消化器科に入院する患者は, ①現疾患に対する急性期治療, ②検査を目的とした入院, ③肝疾患のような慢性の経過をたどり症状に合わせた治療を行う場合がある. そのため, 患者の状態に合わせた現病歴の聴取が必要となる.

聴取内容

- まず, **主訴の3W1H**（①**what**［発生した症状の種類］, ②**when**［発生日時］, ③**where**［症状の部位］, ④**how**［発生時の状況と誘因］）を聴取.
- 次に, ⑤症状の性質, ⑥症状の程度, ⑦症状の経過や治療効果, ⑧随伴症状について聴取する.

聴取方法

- **最初は開放型の質問**を行う.

  例：「今日はどうされましたか？」
  　　　←開放型の質問で主訴を把握する.

- 一つの質問から，本人の疾患への認識や認知力などの把握を行う．
- **その後，閉鎖型**（「はい」か「いいえ」で答えられる）の質問を行う．

患者情報

- 意識レベル（ジャパン・コーマ・スケール；JCS，グラスゴー・コーマ・スケール；GCS）．
- 医師からの説明内容．
- 患者・家族の病状理解の把握は，彼らが言葉にして表したありのままを理解度とする．
- 普段内服している薬．
- 既往歴とも照らし合わせて，内服している薬からも患者の現病歴を推察・把握する．

  例：糖尿病，前立腺肥大症，心疾患，脳血管疾患，がん，精神疾患など．

- 入院前と現在の日常生活動作（ADL）．
- キーパーソン，入院中協力をしてくれる人，医師からの病状を聴く人の確認．
- 入院中のキーパーソンと協力をしてくれる人は，同一人物とは限らないため注意！
- バイタルチェック：体温，血圧，呼吸数，脈拍．
- 検査値（白血球や赤血球，ヘモグロビン，血小板，CRP，ビリルビン，アンモニア，アミラーゼ，感染症など）．
- 患者の疾患に合わせて検査データと照らし合わせることで，現病歴の重症度を把握．
- 全体の検査データをみることで，全身の状態を把握し，フィジカルアセスメントに活用する．

病歴聴取時のポイント
- 思いやりと謙虚さを持った言葉遣いと態度．患者の立場に立った心遣い．プライバシーの配慮．

フィジカルアセスメント

患者の情報収集

目的 ＊実際に患者の身体に触れながら，症状の把握や異常の早期発見を行う．

- 消化器の構造を理解することが大切である．
- 消化器は，食道，胃，小腸（十二指腸，空腸，回腸），大腸（盲腸，虫垂，結腸，直腸），肛門などの消化管と，肝臓や胆嚢，膵臓，脾臓からなる（図1）．

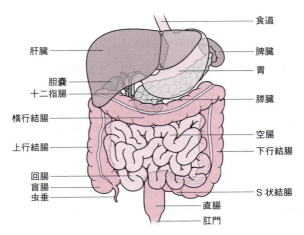

図1 》 消化器の構造

準備

- 打診や触診などで腹部に刺激を与えるため，患者には排泄を事前に済ませてもらう．
- 腹直筋の緊張をとるため，仰臥位で膝を屈曲させ，両手は身体の横に置いてリラックスしてもらう．
- 聴診器と看護師の手は事前に温めておく．

実施時の注意点

- 打診や触診により，腸蠕動を亢進する可能性があるため，**問診→視診→聴診→打診→触診の順**で行う．
- 疼痛を増強させ，その後のアセスメントが行えなくなるのを防ぐため，**疼痛のある部位のアセスメントは最後**に行う．
- 患者の羞恥心や保温に配慮し，バスタオルで覆いながら**露出を最小限にする**．

問診

- 栄養状態（食欲の変化，食事摂取量の変化，体重の増減）．
- 食習慣（1日の食事回数・内容，1回の食事量，嚥下困難の有無）．
- 悪心・嘔吐（有無，回数，吐物の色・量・性状）．
- 腹痛（有無，部位，期間，疼痛の性質，食事摂取との関係）．
- 排便習慣（回数，便秘，下痢，便の色・におい，排便時痛の有無，排便時の出血の有無，下剤・浣腸の使用の有無）．
- 腹部症状は，消化器疾患以外も関係することがある（腹痛が心筋梗塞の症状のこともある）．
- 腹部に関する既往歴（潰瘍，胆嚢・胆道疾患，肝炎，虫垂炎，憩室炎，ヘルニア手術歴など）．
- 排尿習慣（回数，色，におい，排尿困難の有無，排尿時痛の有無）．
- 女性の場合，必要時，生理や，妊娠・分娩の既往．

Memo

視診

● 腹部全体をみて，皮膚の状態や腹部の輪郭と形状，可動性に異常がないか観察する．
● 腹部の外形と輪郭を，上と横から観察する．
● 膝を伸ばして鼠径部も観察する．
● 腹部表面の動きを観察する．

＜正常＞

● 表面は一色でなだらか，左右対称で平坦である．輪郭は体格によっても個人差があるが，通常，平坦か円形である．痩せた人では，腸の蠕動や腹部大動脈の拍動が観察されることもある．
● 正常でも，細かい静脈や白色の線条痕，治癒した外科的瘢痕が見られることもある．

＜異常＞

観察項目	推測される原因
黄疸	組織のビリルビン色素の増多 （肝炎，肝硬変，閉塞性黄疸）
皮膚の光沢，緊張	腹水貯留，腫瘤の可能性
皮下静脈の怒張，隆起 （メデューサの頭）	腹壁皮下静脈の大量の血液の流入， 門脈の側副血行路，肝硬変の疑い
青みがかかった臍周囲 の変色（カレン徴候）	腹腔内出血の可能性，皮下出血， 血小板数減少の疑い（肝硬変でみられる ことがある）
舟状腹（腹部の陥没）	栄養不良

聴診

● 腸蠕動音を聴診する．
● 評価には頻度と音の性状が重要．
● 通常，腸蠕動音は回盲弁の領域で聴取されるため，右下腹部の回盲弁領域が聴取しやすい．
● 腸蠕動音が完全に欠如していると判断するためには，同一箇所で5分間聴取する．
● 腸蠕動音が正常か，減少しているか，亢進しているかを判断．

＜正常＞

● 「ゴボゴボ，グルグル」という音が腹部のどこでも，5〜15秒の間に1回の割合で聴診される．

＜異常＞

観察項目	推測される原因
腸蠕動音の亢進	胃腸炎，下痢，緩下剤の使用
金属性の腸雑音＊	機械的腸閉塞
腸蠕動音の減弱・欠如	麻痺性腸閉塞（腹膜炎や開腹手術後など）

＊：単純性腸閉塞を代表とした拡張した腸の中で腸液が動くことによって生じる蠕動音が，反響により生じる音．

打診

● 全体の打診では，腹腔内の臓器をイメージしながら数箇所行う．疼痛部位があれば，**最後に打診**する．

＜正常＞

● 仰臥位では腸内の空気は上部に集まるため，腹部の大部分（腸管上）は鼓音が聴取される．

● 肝臓や脾臓などの臓器上や，便塊の貯留部位，尿が充満した膀胱上では濁音が聴取される．

＜異常＞

観察項目	推測される原因
鼓音であるはずの部位での濁音	腫瘤の存在や腹水貯留の疑い
腫大した臓器上での濁音	腫瘤の存在や腹水貯留の疑い
鼓音の亢進	腹水貯留，ガスによる拡張の疑い（消化管狭窄や閉塞，腸閉塞）

触診

● 腹部症状，腹部腫瘤，腹膜炎の有無を調べる．

● 患者には腹部の力を抜いてもらい，腹壁の緊張が解けるようにする．

● 軽く膝を曲げてもらい，腹直筋の緊張をとる．

● 浅い触診（指を約1〜2cmほど腹壁に沈める）から行い，続いて深い触診（指を約4〜5cmほど腹壁に沈める）を行う．

患者の情報収集

＜正常＞
- 圧痛や腫瘤はなく，腹部はやわらかく弛緩．筋性防御はない．
- 正常でも，剣状突起や盲腸，S状結腸で軽度の圧痛を感じることがある．

＜異常＞

観察項目	推測される原因
圧痛,疼痛や表在性の腫瘤・筋性防御[*1]，ブルンベルグ徴候(反跳痛，反動痛)[*2]	腹腔内の炎症（腹膜炎）の疑い
マックバーニー圧痛点[*3]	虫垂炎

[*1]：筋性防御とは，腹壁を押し下げ痛みが出現する時に起こる腹筋の緊張のことである．腹腔内の炎症時（腹膜炎時）に見られる症状の一つである．
[*2]：ブルンベルグ徴候(反跳痛)とは，示指・中指・環指の指先で垂直に腹壁を押し，その後，素早く離した時に疼痛が生じること．
[*3]：マックバーニー圧痛点とは，臍と右上前腸骨棘を結ぶ外側1/3の点で圧痛が生じること．

COLUMN

マックバーニー圧痛点

- 右上前腸骨棘（腰骨）から臍に1/3向かったあたりの場所のことである．

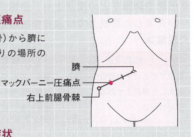

腹痛と代表的な症状

- 胃潰瘍：心窩部痛は食後に多い．
- 十二指腸潰瘍：心窩部痛は空腹時に多い．
- 急性虫垂炎：発症初期は心窩部や臍周囲に疼痛を生じるが，時間経過とともに右下腹部痛へ変化する．
- 胆嚢結石：胃痛のような腹痛，絞られるような強い心窩部から右季肋部にかけての腹痛（疝痛発作）が起こる．
- 急性膵炎：持続性の上腹部痛が起きる．背部の叩打痛がよく見られ，強い前屈位(背中を丸める)で痛みが軽減することが多い．

身体的所見

- 腹部は9区に分けられ(図2),腹痛の起こる部位や症状によって疾患が推測される(表).

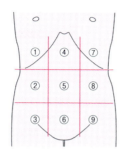

①	右季肋部	十二指腸潰瘍,胆管炎
②	右側腹部	
③	回盲部(右腸骨窩部)	急性虫垂炎
④	心窩部	胃・十二指腸潰瘍,急性心筋梗塞
⑤	臍部	腸閉塞
⑥	下腹部	膀胱炎,子宮付属器疾患
⑦	左季肋部	急性膵炎
⑧	左側腹部	
⑨	左腸骨窩部	S状結腸軸捻転,大腸がん
⑩	腹部全体	腹膜炎

図2 》 腹部9区分(+腹部全体)と関連疾患例

表 》 腹痛と症状の関連性

	内臓痛	体性痛	関連痛
機序	臓器の腫大や拡張による反応	炎症が腹膜,腸間膜などに波及して起こる	痛みの原因となる部位と離れたところに感じる痛み
特徴	鈍痛と悪心をもたらす	痛みは鋭く,場所が明確	臓器ごとに痛みの出る場所が決まる
疾患例	腸閉塞	虫垂炎,腹膜炎	胆嚢炎での右肩周囲の痛み

患者の情報収集
症状の有無

目的
＊現疾患を推測し，特定する．
＊状態の重症度を把握する．

腹痛

- 腹痛には，内臓痛（管腔臓器の伸展，攣縮，虚血，化学刺激による痛み），体性痛（壁側腹膜，腸間膜，横隔膜の炎症による痛み），関連痛（体性知覚神経への刺激による痛み）がある．
- 腹痛と症状の関連性については，p.13参照．

嚥下困難

- 固形物が飲みこみにくい，しゃがれ声，体重減少．
- 就寝時に逆流症状があり，液体が飲みこみにくい．
- 胸やけなどを伴う．高齢者，肥満体型に多い．

悪心・嘔吐

- **悪心**は，心窩部や前胸部のむかむかとした**不快感**．
- **嘔吐**は，上部消化管内容物が**吐き出されること**．
- 嘔吐は嘔吐中枢を刺激する原因によって，**中枢性嘔吐**と**反射性嘔吐**に大別される（**表1**）．
- 診断の手掛かりとなる情報には下記がある．
- 24時間以内の飲食や旅行歴．
- 腹痛，下痢，便秘を伴う消化器症状．
- 腹部の手術歴，心疾患，糖尿病，産婦人科歴など．
- 発熱を伴う場合は，感染症や髄膜炎が疑われる．

14 基本的ケア

表1 》中枢性嘔吐と反射性嘔吐の違い

中枢性嘔吐	機械的刺激	● 脳圧亢進 ● 脳卒中
	化学的刺激	● 抗がん剤
	感覚的刺激	● 精神的ストレス ● 悪臭
反射性嘔吐	消化器刺激	● 消化管通過障害 ● 異物混入
	耳性刺激	● 乗り物酔い ● めまい

胸やけ

- 胃酸が逆流し食道や喉まで戻ってきている時に起こる症状. 慢性化すると声のかすれや咳嗽も出現.
- 胸が**焼けるような熱い感覚**, **悪心**, **胃痛**.

吐血

- 吐血の原因としては, 胃・十二指腸潰瘍や急性粘膜病変の頻度が高い.
- 性状は吐血の部位, 出血量, 時間経過などで変化する. **胃酸にさらされる時間が長いほど, 鮮血→黒褐色→コーヒー残渣様と変化する**.
- 喀血（肺, 気管支からの出血）は鮮紅色で, 気泡を含み, 咳, 痰, 発熱などを伴う.

下血

- **黒色便（タール便）**は, 右側結腸よりも口側からの消化管出血で見られる. 赤色便は, 肛門側の消化管出血で見られることが多い.

下痢

- 水分量の多い便を頻回に排泄する状態.
- **急性の下痢**は, 主に**感染性**と**薬剤性**に分けられる.

便秘

● 排便回数減少，排便の困難さ，硬便，不完全な排便の感覚など．

腹部膨満

● 腹水・腫瘤による腹部膨満．

食欲不振と体重減少

● 食事摂取量の低下に伴う体重の減少．

腹水

● 腹腔内の様々な原因により体液が貯留した状態．

黄疸

● 様々な原因により血中ビリルビン濃度が上昇し（高ビリルビン血症），眼球結膜や皮膚が黄染した状態．
● **血中ビリルビン濃度の基準値は0.4〜1.5mg/dL**である．2.0mg/dL以下では外見上，黄疸が見られないことが多く，**2.0〜3.0mg/dL以上になると眼球結膜や皮膚が著明に黄染**する．

意識障害（肝性脳症）

● 肝性脳症は高度の肝機能障害や門脈－大循環シャントにより腸管内で産出された毒性物質が肝臓で解毒されることなく，透過性の亢進した血液脳関門を通過して脳に達することで生じる．
● **アンモニア（NH_3）が最も重要である．**
● 昏睡度分類を用いて評価する（**表2**）．

表2 》 肝性脳症の昏睡度分類

昏睡度	精神症状	補足説明
I	● 睡眠,覚醒リズムの逆転 ● 多幸気分,ときに抑うつ状態 ● だらしなく,気にとめない状態	● 後からでしか判定できない場合が多い
II	● 見当識(時,場所の認識)障害,物を取り間違える,異常行動(例:お金をまく,化粧品をごみ箱に捨てる) ● ときに傾眠状態(普通の呼びかけで開眼し,会話ができる) ● 無礼な言動があったりするが医師の指示に従う態度を見せる	● 羽ばたき振戦を認める ● 興奮状態,尿・便失禁がない
III	● しばしば興奮状態またはせん妄状態を伴い反抗的態度を見せる ● 嗜眠状態(ほとんど眠っている)	● 羽ばたき振戦あり(患者の協力が得られる場合) ● 簡単な指示には従える
IV	● 昏睡(完全な意識の消失) ● 痛み刺激に反応する	● 刺激に対して,払いのける動作,顔をしかめるといった反応がみられるのみ
V	● 深昏睡 ● 痛み刺激にも全く反応しない	ー

(文献1より引用,一部改変)

COLUMN

羽ばたき振戦

- 羽ばたき振戦とは,両上肢を前方水平に伸展,手関節を背屈させると,手指や手関節が不随意に背屈・伸展を繰り返す身体的所見をいう(図).
- 昏睡度II,III度に見られ,IV度以上では見られない.

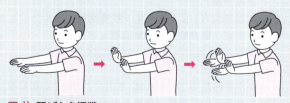

図 》 羽ばたき振戦
(文献1を元に作成)

文献

1) 針原 康ほか:消化器疾患ビジュアルブック第2版.p261, 296, 学研メディカル秀潤社, 2014.

患者の情報収集

既往歴の聴取とADL

目的

*患者を把握し管理するうえで重要な疾患の有無を確認する.
*ADL 状況をアセスメントすることで, 現疾患がどう影響しているか確認する.

既往歴の聴取

● これまでに罹患した重要な疾患の有無.
● 高血圧, 糖尿病, 脂質異常症, 虚血性心疾患, 不整脈, がん, 消化性潰瘍, 腎疾患, 肝疾患, 脳血管障害, 喘息, 結核の既往など.
● 主要な**感染性疾患**(HBV, HCV, 梅毒, がん治療に関連した感染症).
● 手術歴, 放射線治療歴.
● 外傷, 事故の既往.
● アレルギー(食物, 薬剤など).
● 服用中の薬剤(NSAIDsやステロイドなど).
● サプリメント.
● **輸血歴**.
● **飲酒歴**(1日の飲酒量, 飲酒期間, アルコールの種類, 最終飲酒日と飲酒量など).
● 喫煙(1日の喫煙量, 喫煙期間など).
● **排泄状況**.
● 食事内容(生魚, 生牡蠣, 生肉などの生もの摂取歴).
● 食事との関連性(食後どのくらいで症状が出現したか).
● 性行為歴.

例：今までに大きな病気や入院をされた経験はありますか？
⇒持参薬がある場合は，いつから，何のために内服しているかを確認する．

日常生活動作（ADL）

● 現在・入院前のADL状況をアセスメントし，脳機能や四肢の機能が，運動や日常活動へどのように患者に影響するか，および影響しているか，現在の疾患による症状が，活動と運動にどう影響するかを確認する．

● 確認すべき患者のADLを**表**に示す．

表 》 確認すべきADL

- 食事
- 排泄
- 整容（洗面・整髪・ひげそり）
- 入浴
- 更衣
- 歩行
- 車椅子への移乗
- 車椅子の操作
- 運動障害
- 活動に伴う循環の異常
- 活動に伴う呼吸の異常

ADLを確認するポイントを記載

現在の経過

目的

＊現在の経過を把握し，今後起こりうること
を予測し，必要なケアを行えるようにする.

急性期

● 症状が急激に現れる時期で，経過が早い. 消化器
疾患の場合，突然の悪心・嘔吐，大量の吐血や下
血，激しい腹痛などの症状を発することも多い.

＜必要な情報＞

● **症状**（**悪心・嘔吐**，**腹痛**，**掻痒感**，**倦怠感**，**黄染**，
吐血，**下血**，**腹部膨満感**など）.

● 現病歴，既往歴.

● 内服薬，生活歴（**飲酒歴**，**食習慣**，喫煙歴など）.

● バイタルサイン（体温，血圧，脈拍，SpO_2 など）.

● 検査結果（腹部超音波，CT，血液データなど）.

回復期・リハビリテーション期

● 危機状態（急性期）から脱し，身体的機能の回復
を図る時期のこと. 合併症を予防し，以前の生活
に早く戻れるよう対応していく.

＜必要な情報＞

● バイタルサイン，症状，検査データ.

● 日常生活動作（ADL）.

● リハビリテーションに対する意欲.

● 回復に対する患者の希望.

● **退院支援に向けた情報の収集**（自宅の状況，介護
者の有無，介護保険サービスの有無，必要な看護
ケアや処置・医療処置など）.

● 今後の生活についての本人・家族の意向.

慢性期

● 病状は比較的安定しているが，治療が困難な状態が続いている時期で，再燃予防や体力の維持，改善を目指しながら，長期的な看護，治療を続けていく必要がある．

＜必要な情報＞

● バイタルサイン，症状，検査データ．
● 治療が長引いている原因．
● **食事療法や規則正しい生活を継続する必要性を理解しているか**．
● 社会的役割，今後の療養生活に対する思い．

終末期

● 病気が治る可能性がなく，数週間〜半年程度で死を迎えることが予想される時期．
● ターミナルケアの目的は延命ではなく，死を目前にした患者の身体的，精神的苦痛や不快感を緩和し，生活の質（QOL）を向上させることである．

＜必要な情報＞

● バイタルサイン，苦痛な表情や言動，検査データ．
● 患者・家族の精神的状態．
● ADL状況．
● **患者・家族の希望（最期をどう迎えたいか）**．
● **鎮痛剤の効果と副作用**．

COLUMN

血液検査データは何を見るか？

● 血液一般：WBC, Hb, Plt
● 炎症反応：CRP
● 膵・肝機能：AMY, リパーゼ, ALP, NH_3, AST, ALT
● 栄養状態：TP, Alb

（付録　血液検査データ：p.164参照）

患者の生活の特徴

目的
* 患者の生活習慣やバックグラウンドを把握し，疾患との関係性を考える．
* 安心して退院できるように，必要な支援を考えていく．

生活の特徴

- 食生活の欧米化やインスタント食品やファストフードを食べる機会が増え，**脂肪や動物性タンパク質の摂取が増えている**．
- 消化器は**自律神経系によって支配**されている．多くのストレス刺激が加わると，消化管の運動や緊張を高めるため，**消化液の分泌にも影響**を及ぼす．その結果，消化機能に障害をもたらすといわれている．
- 人間関係の複雑化や，多忙な日常生活，不規則な生活スタイルなど，様々なことが要因となりストレスが発生してしまう．
- 特に，男性のストレス解消法には，飲酒や喫煙が多い．ストレスそのものからくる消化器への影響と，飲酒や喫煙でのストレス解消法が逆に消化器へ影響を与えるなど，複雑な関係なものが多い．
- これらの生活の特徴を考慮した情報収集が必要となる．

必要な情報収集

生活習慣

- **食事**：内容，摂取時間・方法・回数，好き嫌いの有無，嚥下状況，アレルギー．

22 | 基本的ケア

- **睡眠**：睡眠時間，熟眠感，中途覚醒の有無，睡眠導入剤使用の有無．
- **排泄**：排尿・**排便の回数**，量，下剤使用の有無，便の性状，下血の有無．
- **運動**：運動の頻度，運動内容．
- **宗教・価値観**：趣味・大切にしている習慣・生きがい，ストレスの有無，ストレスコーピング方法．
- **嗜好品：飲酒歴**（種類，1日の飲酒量，飲酒の頻度），喫煙歴（どのくらいの年数，1日の本数）．
- **日常生活動作（ADL）の状況**：一人で安定した歩行ができる・一人介助で歩行できる・車椅子で自立・一部介助・全介助，食事・洗濯など身の回りのことは一人で行えるか．
- **介護認定の有無**：介護認定を取得している場合，要介護1〜5，要支援1〜2のどれであるか．

社会的役割

- **仕事**：内容・役職・勤務状況・通勤時間・休息など．食事は決まった時間に摂取可能か，病気について理解のある職場か．
- **家族**：家族構成・役割・関係性・支援と介護力の有無，家族は近くに住んでいるか．
- **経済面**：健康保険に加入しているか，年金の受給状況など．

自施設および地域の相談窓口の連絡先を記載

心理状態（不安）

目的

＊患者の不安を受け止め，安心して治療・療養生活が送れるよう支援する．

観察のポイント

- 辛い思いや不安を表出することができているか．
- 言動や表情変化などはどうか．
- 日常生活（特に睡眠・食事・排泄など）に変化はないか．
- 日常生活に支障をきたしていないか．
- 医療者だけでなく，家族や知人などとの接し方や思いの表出はどうか．

ケアのポイント

- 感情を表出しやすい環境をつくる（場合によっては，プライバシーに配慮した部屋を準備）．
- 患者の状況に合わせたケアを**患者のペースで行う**ことを心がけ，**話しやすい環境**をつくる．
- コミュニケーションを図る．

声のかけ方

例1：心配や気になることがあれば，いつでも声をかけてください．

例2：今，一番気になることは何ですか？

例3：身体のこと以外にも，困っていることや気になっていることなどありますか？

24 基本的ケア

- 身体のことや生活するうえで困っていること，経済的なこと，仕事のことなど気になっていることが複数あるのは当然のこと．身体の苦痛症状の緩和だけでなく，身体のこと以外にも心配なことがあれば解決方法をみつけていくことが大切である．
- 困っていることに対しては多職種医療チーム内で相談していくとよい．
- **患者の訴えがなくても，言動や表情変化に気になることがあれば医療者間で情報共有する．**
- 患者の訴えを傾聴する．
- 共感的な態度でかかわり，患者の感情に配慮した声かけをする．
- **患者を支える家族にも関心を寄せ，**気がかりになっている思いや生活状況などを聴く．
- 目的を持って話を聴く場合は，事前に看護師間で業務調整したうえで面談に臨む．
- ケアの介入が必要な場合は，専門家を紹介する．

心理状態（不安）

COLUMN

不安状態の患者に対して

- 患者は，治療・仕事・家庭など日常の様々な場面で影響を受ける．
- 「不安」とは，何らかの刺激で危険を感じた時に起こる緊張感を伴う不快な症状であり，どこから生じるのか不明確で，自分自身がその原因が何であるかを知覚していない場合の反応も指す．身体的や精神的，社会的な痛みに対する全人的なケアが必要である．

Memo

輸血の取扱い

目的
* 組織・臓器への酸素供給.
* 血小板や凝固因子などの補充.

実際

- 体内の循環血液量が減少し出血性ショックの状態にある時に,輸血が必要となる.
- 消化器領域では,慢性貧血時の症状改善,消化管出血や周術期輸血などがある.

手順

- 輸血用製剤に合わせた輸血セットを準備する(図).
- 輸血用製剤の色調や混濁の有無,外観の破損がないかを確認する.製剤名や番号,患者氏名,血液型,有効期限などの**確認は必ず2名で声を出して照合**する.
- 基本的に単独投与.他の薬剤(グルコース,Caの含有は禁忌)との混注は避ける.

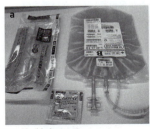 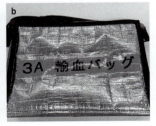

図 》輸血セット
a:輸血用製剤などのセット.b:輸血バッグ.

● 輸血を開始する前にバイタルサイン測定を行い，開始後，5分間は患者のそばで観察測定する．15分後に再度バイタルサイン測定と，副反応の有無を観察する．その後も頻回に患者の容態を確認する．

輸血用製剤の種類（表）

表 》 輸血用製剤の種類と目的・適応

種類	使用目的	適応
赤血球濃厚液 1単位：140mL	末梢循環系への十分な酸素供給と循環血液量の維持	● 慢性貧血 ● 急性出血 ● 周術期の輸血
新鮮凍結血漿 1単位：120mL	凝固因子の補充による治療的投与	● 凝固因子の補充 ● 凝固阻害因子や線溶因子の補充 ● 血漿因子の補充
濃厚血小板 10単位：200mL	血小板成分の補充による出血予防または，止血目的	● 血小板減少症 ● 大量出血など

（文献1より一部引用）

副反応

● ABO不適合輸血．
● 移植片対宿主病（GVHD）．
● 輸血関連急性肺障害（TRALI）．
● 輸血関連循環負荷（TACO）．
● その他（アレルギー，感染症，輸血手技が関連する合併症）．

観察のポイント

● 輸血投与時は，点滴刺入部の異常，副反応の出現有無を慎重に観察する．
● **ショックや呼吸障害など重篤な副反応出現時は，直ちに輸血を中止し輸液に切り替える．**

文献
1) 卯野木　健ほか：ICUナースポケットブック 改訂第2版．p34-5，Gakken, 2022.

輸血の取扱い

検体の取扱い

目的

＊正しく検体を取扱うことで，正確な検査の結果や診断を得る．

検体採取の流れ

● 検体指示オーダーの確認．①患者氏名，②患者ID，③生年月日，④検査日時，⑤検体の種類を確認する．

● 患者に検査の目的・方法・必要性を説明し，同意を得る．

● 検体採取直前に，「患者ネームバンド（またはそれに代わるもの）」，「検体指示オーダー」，「検体容器」の3つを照合する．

＜採血時の消毒＞

● 採血前に，アルコール綿使用時のアレルギーがないか確認する．

● アルコール綿のアレルギーがある場合は，クロルヘキシジン綿を使用する．その際，患者にも説明し，同意を得る．

● 他の看護師にもわかるようにカルテに記載し，各施設基準に沿った表示を実施する．

例：ベッドサイドに禁忌薬品を記入したカードを掲げる（患者に提示の許可をもらう）．

Memo

検体採取のタイミングと条件

● 確実なデータを採取するために，**指示オーダーの採取タイミングや条件を確認**する．

　例：食前，治療○時間後，起床時，薬剤投与前など．

● 採取する前に抗菌薬が投与された場合，検査結果や診断に影響を与える可能性があるため，**微生物検査検体は抗菌薬投与前に採取**する．常在菌の混入を避け，採取後は速やかに提出する．

● 以下の場合は，採取部位に配慮が必要である．

● 点滴を実施している上・下肢．
● 脳梗塞後など，麻痺のある上・下肢．
● 乳がん手術（腋窩リンパ節郭清）後の上肢．
● シャント造設後の上肢．

採血時，患者への説明

● 採血実施についての説明をする．

　例1：これから○○の検査のために採血をします．
　　　　どちら側の腕で採血をしますか？
　例2：点滴しているので，反対側の手で採血をします．

● 穿刺時には声をかける．突然の穿刺はしない．

　例：アルコール綿でかぶれたりしませんか？　消毒をします．針を刺します．チクッとします．

● 採血中，気分不快や末梢に強いしびれや痛みがないか確認する．

　例：手先がビリビリしたり，しびれたりしていませんか？

検体の取扱い

- 採血終了後は，穿刺部を5分程度圧迫し，出血や内出血予防をしてもらう．

> 例：採血が終わりました．テープの上から5分程度しっかりと押さえていてください．5分以上経って血が止まっているようでしたら，テープを剥がしてください．

検体採取容器と保存方法（表1）

- 保存環境により検査結果が大きく変動することがあるため，検体は採取直後，検査部門へ提出することが原則である．
- 保存方法に関しては各施設の基準に順ずる．

表1 》 微生物検体採取容器，採取量

検査材料	採取容器	採取量
穿刺液	滅菌試験管	1〜10mL
尿	滅菌カップ 滅菌試験管	5〜10mL
膿・分泌物	滅菌綿棒	採取可能量
胆汁	滅菌試験管	1〜10mL
糞便	採便カップ	母指頭大以上（3〜5g）
カテーテル類	滅菌試験管	5〜6cm

（文献1より一部引用）

Memo

感染予防策の遵守（表2）

- 患者や検体の接触前，清潔・無菌操作前，検体取扱い後，患者や検体に接触後には，必ず手指衛生を行う．検体採取時に常在菌が混入しないためにも必要である．
- 各施設の感染予防対策マニュアルに沿って対応する（接触感染予防策・飛沫感染予防策・空気感染予防策・針刺し感染予防策）．

表2 》血液検体における注意事項

下記の内容は参考として扱い，各施設の基準に従って実施する．

検査項目 （検体別）	サンプリング時の注意事項	検査値への影響
血清検査	● 適量採血する ● すみやかに検査を実施する 　（可能ならば1時間以内）	● 検査値の信頼性低下 ● 異常細胞の見落とし ● 血小板偽低値など
凝固検査	● 規定量を採取する 　（正確に線まで入れる） ● 室温ですみやかに提出する	● 凝固時間・PT・APTTなどの検査値変動
凝固因子	● 規定量を採取する 　（正確に線まで入れる） ● 直ちに冷却しすみやかに提出する	● 偽低値
保温検体	● 直ちに37℃で保温し，すみやかに提出する	● 偽低値 ● ほかの検査値への干渉（血算：検体凝固，生化：血清分離困難）
冷却検体	● 直ちに冷却しすみやかに提出する	● 偽高値

（文献1より一部引用）

採血時に注意が必要なことを記載

例：指示オーダーの確認（時間や採取のタイミングなど），採血部位は適切か（麻痺や点滴をしていないなど），アルコール綿・テープでアレルギーはないか，など．

検体採取の実際の例

細胞診（胆汁）

- 目的：採取した胆汁を顕微鏡で観察し，異常細胞（異型細胞）などを検出する．
- 採取の際，排液ドレーンより1〜10mLを検体容器（図）に入れ，提出する．
- 厳密な採取量の基準はないが，遠心分離機にかける際に採取量が少ないと正確な検査値を出せないため，1〜10mL程度は必要とされている．

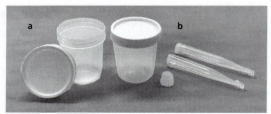

図 》細胞診用の検体容器
a：スクリューコップ（滅菌カップ），
b：PSハルピッツ2号（スピッツ），ニプロスピッツ管（滅菌スピッツ）．

ドレーン生化学的検査

- 目的：ドレーンが留置されている部位の異常（術後出血，縫合不全など）の情報を得る．
- 医師の指示を確認し採取する．
- 複数のドレーンがある場合は，指定されたドレーンから排液を採取する．
- 採取容器は各施設の基準に準じたものを使用する．

文献

1) 卯野木 健ほか：ICUナースポケットブック 改訂第2版．p46-8, Gakken, 2022.

家族とのコミュニケーション

目的	＊患者家族との信頼関係を構築する. ＊患者のニーズを把握し，患者・家族の支援を行う.

看護師と患者・家族との信頼関係とは

- 看護師と患者・家族が，相互に**信頼する関係を構築**することが，看護を提供する前提である.
- 治療には，**信頼関係に基づいた患者・家族の協力が不可欠**であり，同じ目的に向かって治療を進めていく必要がある.

観察のポイント

- 家族は**どのようなことを訴えている**のか.
- 家族の**表情に変化**はないか.
- 家族が話す際の**口調や声の変化，視線や目の動き，姿勢や身振り**はどうか.
- 家族の患者に対する**接し方**や**思いの表出**はどうか.
- **面会者に関する情報**（面会者の氏名や関係，面会頻度，面会時間，面会制限の有無など）はどうか.

ケアのポイント

＜初対面時は必ず看護師から挨拶する＞

- 人間関係において**挨拶は基本中の基本**．日常生活においてだけでなく医療者－患者間でも大切である.
- 第一印象はその後の信頼関係に大きく影響するため，**初対面の時には看護師が先に自己紹介と挨拶をする**.

> 例：おはようございます．本日担当させていただきます看護師の○○です．よろしくお願いします．

- 患者を含め家族も看護の対象であることを伝える．

> 例：看護師は患者さんの看護はもちろんですが，家族の方の支援もさせていただきます．

- 家族の目線より上から話すことで威圧感などを与えてしまうので，家族の目線の高さに姿勢を合わせて会話する．

＜患者・家族のプライバシーに配慮する＞

- 可能であれば個室を準備し，オープンフロアではカーテンで仕切るなどをして，医療者やほかの患者・家族の目を気にすることなく，家族が感情を表出できるよう環境を整える．
- 家族に対しても患者の**プライバシーを保護**する必要があり，家族面会時には，指示書や情報収集用紙などの書類や電子カルテの内容が見えないように配慮する．

＜家族が思いを表出しやすい環境をつくる＞

- **カーテンで仕切っても，オープンフロアでは話し手のプライバシーが守られにくい環境である**ことを認識する．
- 日常のコミュニケーションの延長ではなく，面談という形式をとり，家族が抱えている問題について**時間をかけて看護師と話し合える機会**をつくる．

> 例：大部屋なので，よろしければ個室でお話を伺いましょうか？

- 家族の心理状態によっては，患者のケアを家族と行いながらコミュニケーションを図ることで，家族の緊張が緩和され，家族が患者に対する思いを表出しやすい場合もある．

- 手術後は，動・静脈ライン類が挿入されていることで，患者の身体に触れることが家族にとって恐怖となり，緊張感を高めるため，**心理状態に配慮**する．

＜家族の訴えを傾聴する＞

- 家族の立場に身をおき，訴えや思いを察しながら聞くことで家族は安心し，話すことができる．
- 家族が思いを言葉にして話すことで，抱える問題の整理にもつながる．

＜家族の話を遮らず，最後まで話を聴く＞

- 家族の話を看護師が途中で遮ってしまったり，結論づけてしまうことで，家族との信頼関係が損なわれる可能性がある．
- 家族の欲求（ニーズ）を看護師は言葉にして確認しながら，コミュニケーションを図る．
- **看護師が想像した家族のニーズ**が，**家族が考えているニーズ**と一致しているかを確認しながらコミュニケーションを図る．
- 理解できない言動をそのまま放置することは，看護師の誤った解釈となってしまう．家族の言動で理解できないことがあれば，曖昧にせず，再度尋ねて明確にしていく．

> 例：先ほどお話しされていた○○の件は，△△のことでよろしいですか？

＜共感的姿勢で接する＞

- 頷きや相づちを打ちながら聴くことで，看護師が家族へ関心を寄せている姿勢を示す．

＜支持的姿勢で接する＞

- 家族の努力を認め，励ましやねぎらいの言葉をか

> 例：患者さん自身も辛いですね．毎日面会に来られていますが，体調は大丈夫ですか？

● 家族の言動や行動を認めていることを言葉にして伝える.

例1：（家族が自身の行動に迷いを感じている言動があった時）辛い決断だったと思いますが，よくご決断されましたね.

例2：身体を拭いて下さったんですね．ありがとうございます.

<専門用語と患者・家族の理解>

● 患者に行われている治療，看護ケアに対する説明は，専門用語を使用せず，家族が理解しやすい言葉で行う.

● 医師は専門用語を使用し説明することがあるため，説明終了後には患者・家族へ内容が理解できているか，質問や疑問はないかを確認する．患者・家族が十分に内容を理解し，意思決定できるよう，必要時は補足説明を行う.

● 医療メディエーターが在籍している施設では，説明時に同席をすることで医療者と患者・家族との橋渡しとして介入を行ってもらう.

例：先ほどの医師の説明はどうでしたか？何かわからない点などありましたか？

COLUMN

倫理的課題と特徴

● 看護師と患者との関係で，コミュニケーションなどがうまくいかず，「話しにくい患者」「あわない患者」と感じてしまう場面がある．うまくいかないからといって，看護師の方から患者を避けてしまうと，患者・家族との信頼関係が崩れてしまう.

● 症状や心配事を看護師に訴えた時にきちんと対応してもらえなかったと感じると，医療職に対して不信感を抱き攻撃的になったり，さらに関係が悪化することもある.

36 基本的ケア

報告の仕方

目的	*事故防止・医療安全を目的とした医療者のコミュニケーションツール. *患者情報の共有.

報告の形式

● わが国で以前から普及している「**5W1H**」,「**SBAR**」に加え, 現在では, 報告者である自分（Identify）と, 復唱確認（Confirm）を強調した「**ISBARC**」が用いられることがある.

方法

● 患者のバイタルサイン測定や全身状態を観察する.
● 過去の血液・画像データとの比較や正常・異常について把握しアセスメントをする.
● 医師またはリーダー看護師へ, 指示を仰ぎたいことや, 見てほしいことについて簡潔にまとめる.
● 所属・氏名を名乗り, 報告の形式に沿って報告する.
● 指示を確認する. 口頭指示を受けた場合, メモを取り**指示の復唱**を行い, 医師に早急に指示の記載・入力を依頼する.
● 口頭指示は, 原則, 事故防止の観点より極力受けないようにすることが望ましい.

報告時のポイント

● 報告は患者の命を守る大切なコミュニケーション.
● 医師や先輩看護師に的確に報告することによって, 患者への早期対応が可能となる.
● 早期に患者の**状態の変化に気づく**ことが重要である.
● 報告を行う前に, **患者状態の情報収集とアセスメント**を行う.

全身状態の観察のポイント

バイタルサイン

- 一般的な血圧，脈拍，体温，呼吸数，意識レベルの確認に加え，挿入中のドレーンの観察や腹部のフィジカルアセスメントを実施し，異常の早期発見に努めていくことが重要である．

腹部症状の観察

- 腹部膨満・緊満の有無．
- 腹痛の有無．
- 下血，吐血の有無．
- 悪心・嘔吐の有無．

ドレーン管理

- ドレーン排液の量や性状が変化した際には，速やかに医師へ報告する（図）．

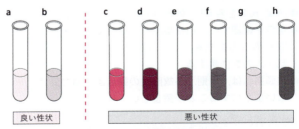

図 》》 ドレーン排液の色の変化の関係性（カラー口絵：p.viii）

[良い性状] a：透明〜淡黄色（漿液性），b：透明〜淡黄褐色（淡血性）．
[悪い性状] c：暗赤色〜鮮赤色・凝血塊（術後出血），
　　　　　 d：黄土色〜茶色（縫合不全），
　　　　　 e：茶褐色〜黒緑色（胆汁漏），
　　　　　 f：ワインレッド（膵液漏），
　　　　　 g：乳び・白濁した淡黄色（リンパ漏），
　　　　　 h：混濁・白濁・膿性（感染・縫合不全）．

セルフケア援助

セルフケア援助

環境整備

目的

● 入院環境を整えることは，患者の行動範囲を確保し，安全な医療の提供や異常の早期発見にもつながる重要なケアの一つである.
● **感染予防**のためにも大切な業務である.

ベッドサイド環境の整備ポイント（図1）

● 使用器材を安全かつ使用しやすいように場所を点検.
● ベッド位置や点滴スタンド，ME機器（輸液ポンプ，シリンジポンプなど）の設置場所など.
● ドレーン，カテーテル，モニター，酸素チューブ，ライン類の整理.
● 患者の行動範囲を考え，各種ドレーンや点滴ラインを固定する．固定テープは患者に合った物を選択し，**各勤務で固定がしっかりされているか確認**し合う.
● ドレーンやカテーテル・酸素チューブは，屈曲・ねじれに注意する.
● 流出の妨げや感染予防の観点から**排液バッグの高さは挿入部より低い位置**とし，**床につけない**.
● ナースコールは患者に説明し，手の届くところへ設置する.
● ベッド柵や消灯台の位置，ストッパーの確認.
● 温度管理（室温調整やベッドの保温対策）.
● 吸引びんやごみ箱，個人防護具（手袋，エプロン，ゴーグル，マスクなど）を設置する.

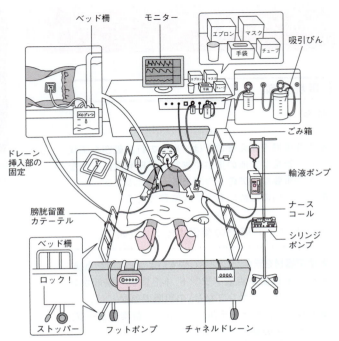

図1 》 ベッドサイド環境の整備ポイント（手術後帰室時）

- 衣類やオムツ・タオル類は所定の棚の中に入れ，ベッドサイドや棚の上には不要な物は置かない．

- 安全に留意し，患者に合った環境整備を行う．

環境整備時に注意が必要なことを記載

清潔援助

全身清拭・更衣・陰部洗浄

目的

- 皮膚の表面に付着している物質を除去して皮膚を清潔にする.
- 末梢循環を促し, 筋の興奮性や関節可動性を高める.
- 膀胱留置カテーテル挿入中の逆行性感染を防止する.
- 血液循環が良くなり, 創部治癒の促しにつながる.

ケアのポイント

- 実施前に患者の同意を得る. プライバシーに留意し, 作業時も声をかけて協力してもらう.
- 事故抜去を防止するため, 点滴やドレーンなどの固定状態, 位置, 屈曲の有無の確認をしながら行う.
- 清拭前にバイタルサイン測定を行い, 発熱, 循環動態の変化がないか確認してから行う.
- 循環動態の不安定な患者は**2人以上で実施**し, 循環動態の観察をしながら行う.
- 膀胱留置カテーテル留置中は, 外尿道口・外陰部の洗浄を**1日1回実施**する.
- ボディメカニクスに留意し, ベッドの位置・高さを調整して作業スペースを確保する.
- 麻痺がある患者の場合は, 寝衣を脱ぐ際は健側から, 着る際は患側から行う.
- 清拭時, ドレーン挿入部や創部を観察し, **出血の有無**や**感染徴候の有無**を確認する.
- 皮膚の異常がないか観察し, 胃管・ENBD (内視鏡的経鼻胆管ドレナージ) チューブ・イレウス管は潰瘍形成が発生しないよう, エスアイエイド®などの創傷被覆・保護材を圧迫されやすい箇所に貼り, **固定位置を変え**, 毎日テープの交換と観察を行う.

セルフケア援助

- ドレーン類挿入部位の皮膚の観察，および皮膚の
  トラブルの対処を早期に行う．

清潔援助時に注意が必要なことを記載

例：バイタルサインの確認，プライバシーの配慮，皮膚状態の観察，
など

排泄援助

自然排尿・排便援助（尿器，便器）

目的

- ベッド上で患者が苦痛，不快なく排泄行動が行え
  るように援助し，良い排泄習慣を維持する．

ケアのポイント

- 患者のプライバシーを守り，羞恥心に配慮して不
  要な露出は避けるよう注意する．

- 患者のADLに応じて尿器や便器を選択する.
- 適宜，排尿誘導や排泄パターンを把握して，失禁を予防していく.
- 排泄物の取扱いは，**標準予防策を遵守**する.
- 床上排泄時は，消臭スプレーや空気清浄器などを使用して臭気に対応する.
- 排便の際，便の色・性状（ブリストルスケール）を確認していく.

- 患者プライバシーに配慮し,標準予防策を導入する.

ブリストルスケール（表）

- 便の色や形を表す世界的な基準を用いて，便の状態を分類する.
- 感染性腸炎の早期発見や院内感染予防のためには，スタッフが統一したスケールで継続的に患者の状態を把握することが必要.

表 》 ブリストルスケール

1	コロコロ便		硬くてコロコロの兎糞状の便
2	硬い便		ソーセージ状であるが硬い便
3	やや硬い便		表面にひび割れのあるソーセージ状の便
4	普通便		表面がなめらかで軟らかいソーセージ状，あるいは蛇のようなとぐろを巻く便
5	やや軟らかい便		はっきりとしたしわのある軟らかい半分固形の便
6	泥状便		境界がほぐれて，ふにゃふにゃの不定形の小片便，泥状の便
7	水様便		水様で，固形物を含まない液体状の便

（文献1より引用，一部改変）

セルフケア援助

グリセリン浣腸

目的

- 直腸粘膜に刺激を与え，大腸に蠕動を起こさせ，便を軟らかくして排便を促す．

ケアのポイント

- 禁忌患者（**腸管内出血・腹腔内出血・腸管穿孔またはその恐れのある患者**，下部消化管術直後の患者，急性腹症が疑われる患者，全身衰弱が顕著な患者）には，医師の指示なく実施しない．
- 浣腸液は38℃に温めておく．
- 腸管穿孔，粘膜損傷や循環動態の変化，腸内圧の急激な上昇，腹痛，胸部不快，悪心，気分不快の出現リスクがあるため，トイレでの座位や立位では行わず，**左側臥位で実施**する（図2）．
- ADLに応じた排泄方法を検討する．
- 効果が著しく，その後下痢を起こし脱水となることがあるため，排便状況を確認し脱水予防に努める．

- 禁忌患者に注意し，必ず左側臥位で実施する．

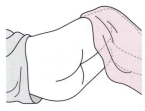

図2 》 浣腸時の体位
左側臥位で行うと，S状結腸以下の部分は生理的に自然な位置になり無理なく浣腸液を注入できる．

文献
1) ブリストルスケールによる便の性状分類｜消化・吸収のメカニズム｜排便のメカニズム｜排便ケア｜排泄ケア 実践編 - 排泄ケアナビ｜ユニ・チャーム．（https://www.carenavi.jp/ja/jissen/ben_care/shouka/shouka_03.html より．2023年7月検索）．

疼痛コントロール

目的　＊患者が訴える痛みに対して耳を傾け，アセスメントを行うことで早期に対処する．

痛みとは

- 痛みは患者が経験する不快な感覚で，常に主観的なものである．
- 痛みは，何らかの異常が発生していることを知らせる大切なサインである．
- 痛みを我慢すると，患者の苦痛を長引かせる．
- 痛みは，日常生活の質（QOL）を低下させる．

看護師の役割と心構え

- 看護師は，痛みにより患者の日常生活が妨げられないよう丁寧な情報収集とアセスメントを行う．
- 患者の訴えを信じる．
- 患者の価値観を尊重する．
- 患者とコミュニケーションを図り，症状や思いを表出しやすい環境を整える．

患者とのコミュニケーションで大切なことを記載（態度，姿勢など）

観察のポイント

- 患者の表情や言動の様子.

  例：辛そうな表情，冴えない表情，活気がない，落ち着きがないなど.

- 痛みの部位.

  例1：どこが痛みますか？
  例2：どのあたりが痛みますか？

- 痛みの程度（強さ）.
- 表情評価スケール（図1）を用いて，患者と共通認識をもつ.

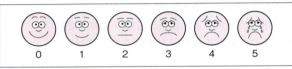

図1 ≫ 表情評価スケール
（文献2より引用：Wong-Baker face rating scale）

  例1：どのくらい痛みますか？
  例2：痛みはこの表情のどれにあたりますか？

- 痛みの感じ方（性質）.
- 痛みの表現例：チクチク，ヒリヒリ，ズキズキ，ピリピリ，ジンジン，ガンガンなど.

  例：どのような痛みですか？

- 痛みの変化（出現パターン）を確認する.

  例：ずっと痛みますか？ それとも時々痛くなりますか？

- 日常生活の確認.
- 睡眠や食事，排泄などの日常生活に痛みが影響していないかを確認する.

- 検査所見（様々な視点からアセスメントするために重要）.
  - 血液所見：WBC, RBC, Plt, Hb, TP, Alb, BUN, Cr, GOT, GPT, Ca, Na, CRP, 腫瘍マーカーなど.
  - 画像診断：X線検査, CT検査, MRI検査など.

疼痛コントロールの実際

がん性疼痛に対する治療

- 疾患やがん種によって差はあるが, 消化器がんの患者は診断期から終末期を通し, 何らかの痛みを経験している.
- がんの痛みの原因は様々なため, 積極的に薬物療法を取り入れ, 疼痛コントロールを図っていく.
- WHO 3段階除痛ラダー（**図2**）を基に, 個々の痛みの程度に応じた薬剤を選択する.

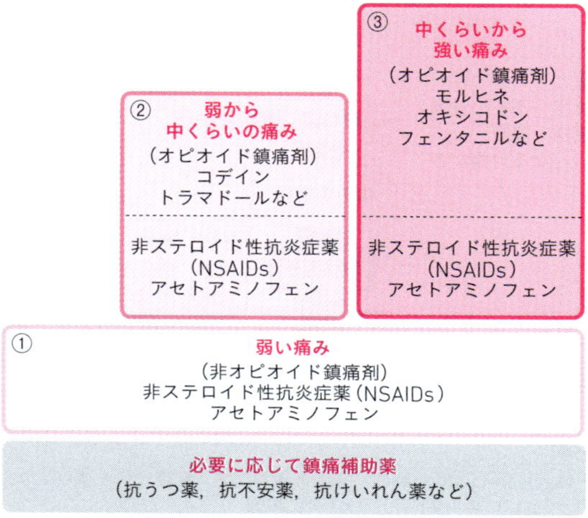

③ **中くらいから強い痛み**
（オピオイド鎮痛剤）
モルヒネ
オキシコドン
フェンタニルなど

② **弱から中くらいの痛み**
（オピオイド鎮痛剤）
コデイン
トラマドールなど

非ステロイド性抗炎症薬（NSAIDs）
アセトアミノフェン

非ステロイド性抗炎症薬（NSAIDs）
アセトアミノフェン

① **弱い痛み**
（非オピオイド鎮痛剤）
非ステロイド性抗炎症薬（NSAIDs）
アセトアミノフェン

必要に応じて鎮痛補助薬
（抗うつ薬, 抗不安薬, 抗けいれん薬など）

図2 》WHO 3段階除痛ラダー

非がん性疼痛に対する治療

- がん以外の消化器疾患による痛みに対しては，原因に合わせた治療や薬物療法が基本となる．

看護ケアのポイント

- 痛みの治療目標を3段階に分け，段階的に痛みが取り除けるよう**患者と一緒に目標を設定**する（表）．
- 痛みの増強因子を減らし，緩和因子を高める個々のケアを取り入れる（図3）．
- 情報は医療者間で共有し，適切なケアが提供できるよう継続的に評価を行う．

表 》》 痛みの治療目標

第1目標	痛みがなく眠ることができる
第2目標	安静にしていれば痛みがない
第3目標	起立したり，身体を動かしたりしても痛みがない

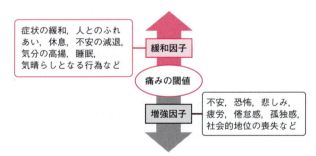

図3 》》 痛みの増強因子と緩和因子

文献

1) Jean Lugton, et al：実践的緩和ケア―看護は何をすべきか．p126, エルゼビア・ジャパン，2008．
2) 濱口恵子ほか：がん看護ビジュアルナーシング．p166, 学研メディカル秀潤社，2015．

精神的支援

 目的
* 患者の気持ちを受け止め,積極的に治療が継続できるよう支援する.
* 患者と家族が安心して日常生活が送れるよう支援する.

観察のポイント

- 患者は病状に対する理解や認識ができているか.
- 病気や治療による副作用などで身体的な苦痛が生じていないか.
- 日常生活に支障をきたしていないか,セルフケアは満たされているか.
- 行動や言動,表情変化などはどうか.
- 医療者だけでなく,家族や知人などとの接し方や思いの表出はどうか.

ケアのポイント

- 医療者と患者・家族の病状や治療に対しての**理解や認識のズレ**が生じている場合は,**医療者間で情報を共有**し,早い段階で話し合う場を設定する.
- 治療や療養に対する**意向や価値観を理解する**.
- 気持ちが沈んで辛い時は,一人で悩まず医療者に相談するよう伝える.
- **患者の状況に合わせたケアを患者のペースで行うことを心がけ,話しやすい環境をつくる**.
- 日常生活の変化とセルフケア能力をアセスメントし,本人・家族と情報共有しながらケア介入方法を考える.

- 患者とともに，治療効果や日常生活状況，治療継続の意思や希望などを振り返る．
- **症状や症状変化とともに，変化する心理状態に十分配慮**しながら，わかりやすく情報提供する．
- 患者の訴えがなくても言動や表情変化に気になることがあれば医療者間で情報共有する．
- **不安がある時は，情報提供するより心から関心を寄せ，話を聴く．**
- **患者を支える家族にも関心を寄せ，必要な時期に面談したり，適切な正しい情報提供をしたりしながら支えていく．**
- 目的を持って話を聴く場合は，事前に看護師間で業務調整したうえで面談に臨む．
- ケアの介入が必要な場合は，専門家に相談する．

COLUMN

患者の精神状態の変化

- 患者は，受診行動を起こしてから，診断や病状の説明時や，治療の経過での再発や転移，治療法がなくなった時など，様々な場面で身体的・精神的・社会的苦痛を抱き，日常生活は変化してくる．
- 病状変化や日常生活の変化とともに，心の辛さも変化する．

話を聴く際の準備や確認事項

苦痛のスクリーニング

苦痛のスクリーニング

目的
* 患者の苦痛を医療者が早期に把握して対応する.
* 患者・家族の要望,必要に応じて専門チームと連携を図り,安心して治療・療養が継続できる環境を整える.

スクリーニングシートの内容

- 「生活のしやすさに関する質問票」(図)を用いて,「からだ」と「こころ」の辛さを生活への支障の視点から数値化する.
- 気になっていること,心配していること.
- からだの症状による生活への支障.
- 気持ちの辛さ.
- 専門チームへの相談希望.
- 苦痛な症状の程度や変化など.

実際

- 入院時や外来でがん治療をする患者または家族が質問票に記入し,看護師が記入内容をもとに詳細を聴き取りする.記載できない場合は,看護師が口頭で確認しながら質問票に記入する.
- 日常生活に支障をきたしている症状や困りごとは多職種で共有する.
- 聴き取りした結果は診療や看護計画に反映させ,早期に対応する.
- 患者・家族の要望,必要に応じて専門チームと連携を図る.
- 適切な治療やケアが提供できるよう継続的に評価を行う.

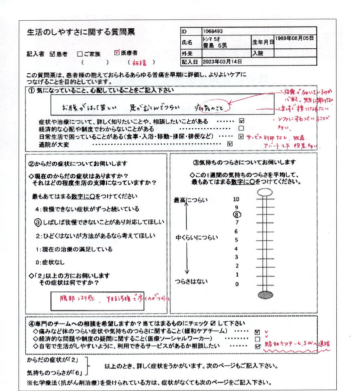

図 》 生活のしやすさに関する質問票（一部抜粋）

> COLUMN
>
> がん患者を対象とした苦痛のスクリーニングは，疾患にかかわらず非がん患者にも活用できる．患者への理解を深め，多職種での情報共有とサポートするためのツールとして活用し，外来・入院を問わず切れ目のない治療・ケアの提供に役立てる．

意思決定支援

目的
* 患者と家族の抱えている問題や課題を把握し，支援する．
* 患者と家族が治療・療養について，最善の選択ができるよう支援する．

観察のポイント

- 患者と家族は病気や治療に対して理解しているか．
- 治療の選択によるメリット・デメリットは理解できているか．
- 病気や治療などで身体的，精神的，社会的（経済的）な苦痛が生じていないか．
- 自分の価値観（大切にしたいこと）などを考えながら治療・療養の選択ができているか．
- わからないことや困ったことなど，思いを表出できているか．

ケアのポイント（表）

- **患者・家族とのコミュニケーションは，医療者から一方的ではなく，双方向的な対話を心がける．**
- 患者・家族の病状や治療に対する意向や価値観，日常生活に支障をきたしている問題は医療者間で共有し，必要に応じて話し合いの場を設ける．
- 悪い知らせを伝える際（診断時，治療の選択時，治療効果が乏しい時，エンド・オブ・ライフケア移行時など）は，**事前に医療者間で情報共有をして面談に臨む．**
- **悪い知らせを伝える場合の準備や伝え方などには十分配慮する．**

表 》面談時のケアのポイント

	確認すること，注意すること	声のかけ方（例）
面談前	● 気がかりになっている思いを確認する ● 病気や症状，状況の理解を確認する ● 患者とその家族の意向を確認する ● 時間や場所の確保，参加者の調整，同席できるよう看護師間の調整をする	● どのようなことを心配されていますか？ ● 先生からはどのようにお話を聞いていますか？ ● 今後の生活のことで，何か希望されていることはありますか？
面談中	● 緊張した場を和らげられるよう，患者・家族から顔が見える場所に座る ● 必要に応じて，患者と家族の意向を代弁する	● 面接の前に，〇〇のことが気になると話していましたが，そのことについて先生に聞いてみましょうか？
面談後	● 理解度や認識の確認をする ● 必要に応じて，情報の補足を行う ● 思いや希望を確認する	● わからない言葉や，もう一度確認したいことなどありませんでしたか？ ● 先生のお話を聞いて，今のお気持ちを聞かせていただけますか？

● 病状や症状の変化とともに変化する心理状態に十分配慮しながら，わかりやすく情報提供する．

● 患者の訴えがなくても行動や言動，表情変化に気になることがあれば医療者間で情報共有する．

● **患者を支える家族にも関心を向け，必要な時期に面談したり，適切な正しい情報提供をしたりしながら支えていく．**

● 医療者間で情報共有を行い，介入が必要な場合は，専門家に相談する．

面談前に医療チーム内で情報共有すべきこと

多職種による入院サポート

目的
* 入院予約が決定後,入院生活の説明や患者情報を問診し,不安や退院困難要因を確認する.
* 必要に応じて多職種の介入を依頼し,患者や家族が安心して入院生活が送れるように支援する.

患者介入の流れ

- 診療科外来,**入院サポート**(patient flow management;PFM),入院病棟,在宅・施設の4つの場面で患者介入を行う(図1).

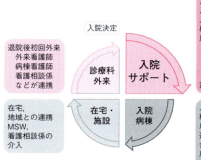

図1 》患者介入の流れ

自施設の入院までの流れを記載

多職種で連携し患者をサポート

看護師

- 入院前に患者情報を聴取し，関連部署と連携して入院中の看護や療養支援の計画を共有する．
- 退院困難要因を早期に発見し，対処を行う．
- 入院前確認や説明項目を**表1**に示す．
- 安全な入院治療のためにアレルギー情報を確認する（**表2**）．

表1 》 入院前確認・説明項目

- 身体的・社会的・精神的背景を含めた患者情報の把握
- 入院前に利用していた介護サービス，または福祉サービスの把握
- 褥瘡に関する危険因子の評価
- 栄養状態の評価
- 服薬中の薬剤の確認
- 退院困難な要因の有無の評価
- 入院中に行われる治療・検査の説明
- 入院生活の説明

表2 》 確認すべきアレルギー

かぶれ程度から，**命の危険が脅かされる**アレルギーまで多種多様であり，注意が必要．

薬品	内服薬，注射（麻酔薬，抗菌薬，解熱鎮痛剤など）
消毒薬	アルコール，イソジン® など
天然ゴム製品	ゴム手袋，ゴム風船，輪ゴム，ゴム製スポーツ用品，ゴム製避妊具など
食物	バナナ，アボカド，栗，キウイ，メロン，パパイヤ，リンゴ，パイナップル，マンゴー，ナッツ類，大豆，卵，エビ，カニ，豚肉など
その他	金属（18K，スチール，ニッケル，ステンレス，シルバーなど），テープ（絆創膏，湿布など）

リハビリテーション科

- 手術前の呼吸訓練と手術後のリハビリテーションを実施し，合併症予防と早期離床を支援する．
- 手術前から呼吸訓練（図2）をすることによって，無気肺や肺炎を予防する．

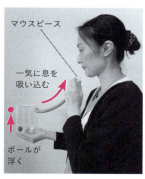

マウスピース
一気に息を吸い込む
ボールが浮く

図2 》》 息を吸う練習（呼吸訓練）

① 器具を真っ直ぐに持ち，普通に息を吸って息を吐く．
② マウスピースを口にくわえて一気に息を吸い込み，ボールが長く浮いているように息を吸い続ける．
③ マウスピースを口から外し，普通に呼吸する．

認定看護師

- 専門分野に特化した認定看護師と情報を共有し，安心・安全な看護を提供する（表3）．

表3 》》 各認定看護師との連携

手術看護認定看護師	● 手術が決定した患者から，**関節拘縮・麻痺症状・術後せん妄歴・手術室への要望**を聴取 ● 食道がん，大腸がん手術などの高リスク手術の場合は，周術期サポートとして関与
皮膚・排泄ケア認定看護師	● 人工肛門造設に対して不安がある患者や，褥瘡が発生している患者 ● **「入院前褥瘡評価」で日常生活自立度B・Cの患者に危険因子の評価**
がん性疼痛看護認定看護師・緩和ケア認定看護師	● **「生活のしやすさに関する質問票」**の記載を依頼し入院時病棟で確認（苦痛のスクリーニングの項目〈p.51〉参照） ● 不安がある患者や，がん性疼痛のコントロールができていない患者は，がん看護相談室（予約不要）を紹介する
認知症看護認定看護師	● **「認知症・せん妄スクリーニングシート」で危険因子の評価** ● 精神疾患や認知症があり入院生活が不安な患者は，使い慣れた安心できるもの（カレンダーや時計など）を持参するよう，「せん妄パンフレット」を使用し説明する ● せん妄は，術後せん妄の予防と対応の項目（p.337）参照

多職種による入院サポート

医師事務

● 術前検査の実施状況の確認とスクリーニング基準の検査データ値（**図3**）の確認を行い，基準外のデータ値を主治医へ報告する．

入院サポート（入院前検査）でのスクリーニング基準

2023.1

（運用方法）
基準に引っかかった場合は，主治医に連絡．
その後の治療をどうするかは，主治医が判断（麻酔科コンサルトするかも含めて）

（以下基準）
手術が延期の可能性がある基準に関して
重要：以下の基準は，<u>あくまで目安であり，この基準外でも緊急性により麻酔を引き受け可能な場合がある</u>

【血液検査】　　　　　　　　　　　　　　　　　　　　　　　　　　　　【血液検査 院内基準値】

（血算）		
ヘモグロビン	男性　12g/dL以下または，18.5g/dL以上 女性　11g/dL以下または，16.5g/dL以上（妊婦を除く）	13.7～16.8g/dL
白血球	2,000個/μL以下　または，12,000個/μL以上	3,300～8,600個/μL
血小板	10万個/μL以下　または，60万個/μL以上	158,000～348,000個
（凝固）		
PT-INR	1.2以上	0.84～1.14
aPTT	45秒以上	24.0～36.0秒
Fibrinogen	150mg/dL以下	160～500mg/dL
D-dimer	基準値以上であり，下肢静脈血栓の精査がされていないもの	0.0～1.0μg/mL
（生化学）		
AST	100以上	13～30U/L
ALT	100以上	7～23U/L
γ-GTP	200以上	9～32U/L
Na	150mmol/L以上　または　130mmol/L以下	138～145mmol/L
K	5mmol/L以上　または　3mmol/L以下	3.6～4.8mmol/L
Ca	11mg/dL以上	8.8～10.1mg/dL
中性脂肪	800mg/dL以上	50～180mg/dL
LDLコレステロール	160mg/dL以上	70～139mg/dL
TSH	基準値外	0.55～4.78μIU/mL
FT$_3$	基準値外	2.13～4.07pg/dL
FT$_4$	基準値外	0.89～1.76ng/dL
HbA1c	7.0以上	4.9～6.0%
血糖値	200以上	73～109mg/dL

【生理機能検査等】

（スパイロ）	1秒率60%以下　または　1秒量1L以下 ☆2020年　COVID-19　のため　酸素飽和度（SpO$_2$）に変更 　　ルームエアで95%以下の場合は血液ガスで評価し麻酔科へ相談する
（心電図）	循環器内科の読図でコンサルトが必要になっているのに，コンサルトがされていないもの

【その他】

（CT）	副腎腫瘍または甲状腺疾患の指摘
（歯）	動揺歯，齲歯があり，治療されていないもの

豊島病院　麻酔科

図3 》》 入院サポート（入院前検査）でのスクリーニング基準
（東京都立豊島病院 入院サポートマニュアルより）

● 麻酔科，リハビリテーション科，他診療科など，他部門との調整を行う．

> 例：HbA1cが8.3％，血糖コントロール不良（基準値4.9〜6.0％）．主治医に報告し，内分泌外来を予約．術前に血糖コントロールを実施．

医療事務

● 入院生活の説明，高額医療費などの説明．
● 入院手続き，有料個室希望の確認など．

医療相談・看護相談

●「患者さんを在宅医療・社会資源とつなぐ」総合相談室で，面談により，病気によって生じた生活上の課題に対して患者と家族を支援する．

> 例：● 医療費や生活費のこと
> ● 難病などの医療費公費負担制度のこと
> ● 福祉制度の利用方法
> ● 退院後の生活のこと（転院先など）
> ● 心理相談の利用方法

● 看護相談係が，住み慣れたわが家（地域）に帰るための手伝いを一緒に行う．

> 例：● 訪問看護ステーションの案内や情報に関すること
> ● 介護保険の利用方法
> ● 医療機器や介護用品
> ● 在宅での医療ケアに関すること
> ● 退院後の支援体制

管理栄養士

● アレルギーや禁止食品に対応して，入院1食目から**患者に即した安全な食事を提供**する．

多職種による入院サポート

薬剤師

● 休止薬管理による**手術・検査の遅滞防止**を行う（**表4**）.
● サプリメントも手術・検査に影響する場合があるため，手術前，最低1週間はサプリメントの摂取を控える.

表4 》 周術期に休薬を考慮する薬剤とサプリメント

出血のリスクがある薬剤	● 抗凝固薬 ● 抗血小板薬
血栓形成のリスクがある薬剤	● 卵胞ホルモン・黄体ホルモン製剤 ● 閉経後骨粗鬆症治療薬（SERM）
乳酸アシドーシス，ケトアシドーシスのリスクがある薬剤	● ビグアナイド薬 ● SGLT-2阻害薬
出血のリスクを高める可能性があるサプリメント	● 魚油（EPA，DHA） ● イチョウ葉エキス ● ニンニク ● 朝鮮人参 ● ショウガ ● ノコギリヤシ，など

歯科衛生士

● 動揺歯による**手術・検査の遅滞防止**や，口腔内汚染による**誤嚥性肺炎の予防**を行う.
● 全身麻酔患者の安全を守るために，歯科衛生士が口の中を確認し，口腔ケアを実施する.
● 必要に応じ，自院の口腔外科を受診，およびかかりつけ口腔外科へ口腔清浄や治療を依頼する.

例：グラグラしている歯はありませんか？

入院前検査：主治医への報告基準

● 入院サポート時のスクリーニング基準（**図3**）を確認する.

院内でのCOVID-19の感染対策

目的 ＊感染対策の基本である標準予防策や感染
経路別予防策の遵守が重要となる.

＊本稿は，感染症法上の分類の「新型インフルエンザ等感染症
（2類相当）」における対策について解説する.

● 新型コロナウイルス感染症（COVID-19）は，有症
状の患者だけでなく，発症前や無症状病原体保有
者からも伝播するとされている.
● 基本的には誰もが病原体を保有している可能性が
あることを考慮して，手指衛生を基本とした標準
予防策を遵守することが重要となる.
● COVID-19の感染経路は，飛沫感染と接触感染が
主要であるが，処置やケアの中でエアロゾル発生
の可能性もあることから，空気感染予防策を追加
している.

標準予防策の遵守

● 感染症の有無や病態にかかわらず，すべてのヒト
に適用される感染対策である.
● **血液**，**体液**，**汗を除く分泌物**，**排泄物**，**粘膜**，**傷
のある皮膚**を感染の可能性があるとして対応する.

手指衛生

● 感染対策において，病原体の伝播を防止するため
に最も重要な対策の一つである.
● 患者を医療者などの手指を介した感染から守るこ
とや，医療施設で働く職員を感染から守ることが
できる.

<手指衛生の方法>

- 目に見える汚れがある,またはアルコールの効果がない病原体(クロストリディオイデス・ディフィシル,ノロウイルスなど)の場合は,石鹸と流水による手洗いを行う(図1a).
- 目に見える汚れがない場合は,アルコール擦式手指消毒薬による手指消毒を行う(図1b).

a

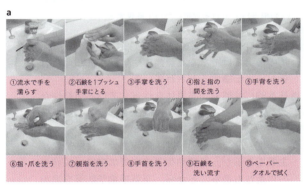

b

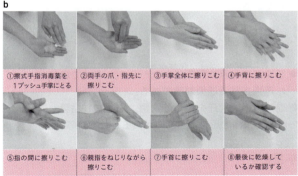

図1 》 手指衛生の正しい手順

a:石鹸と流水による手洗い.30秒以上かけて手洗いを行う.④〜⑧の順番は入れ替わってもかまわない.
b:擦式手指消毒薬による手指消毒.1回15〜30秒かけて擦りこむ.

<手指衛生の正しいタイミング（図2）>

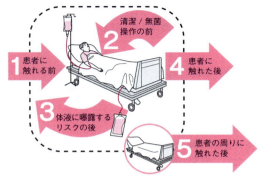

図2 》手指衛生の正しいタイミング
(文献1より引用,一部改変)

個人防護具（PPE）の着用

- **標準予防策として必要なPPEは,手袋,ガウン,マスク,ゴーグル,フェイスシールドなどである.**
  - PPEの選択（これから行う医療行為により,どこが曝露されるのか予測する）.
  - 着脱方法（着脱の順番,汚染面に触れずに脱ぐ技術など）.
  - 着脱場所（ゾーニングにあった着脱）.
- PPEの着用中はPPEのない身体部分に触れない,汚染した手でPHSを持たない.
- 使用後は速やかに感染性廃棄容器に廃棄する.

<ユニバーサルマスキング>

- 従来は,呼吸器症状がある人が咳やくしゃみをする際に,マスクの着用や,口元をティッシュで覆う「咳エチケット」が推奨されていたが,無症状者からの感染の可能性もあるCOVID-19では,伝播が防げない可能性がある.
- 症状がある時だけでなく,平時からマスクを着用するユニバーサルマスキングが必要となっている.

医療者・病院職員：患者や他の職員への感染を防ぐため，他者と会話をする時や，患者の診察やケアをする時には，常時マスクを正しく着用する．

患者・家族：マスク着用を指導する．マウスシールドやフェイスガードのみは不可とする．

＜目の防護の重要性＞

- 病原体の侵入経路は，目・鼻・口などの粘膜であるため，感染の有無にかかわらず，患者の飛沫に曝露する可能性のある場合は，目の保護が必要である．
- 眼鏡は防護具の代用にはならない．
- 使用後や汚染時に廃棄できない．
- 使用ごとに清拭消毒が必要となる．
- 眼鏡と顔の隙間から飛沫が入ることがある．

自施設で使用する PPE を記載

COVID-19患者（疑いも含む）の対策

感染経路別予防策

- 標準予防策だけでは感染経路を完全に遮断できない時に用いられ，標準予防策に追加した対策である．

COVID-19で必要な感染対策
標準予防策 + 飛沫予防策 + 接触予防策 + 空気予防策

64 | 基本的ケア

COLUMN

エアロゾル感染

- エアロゾル感染は厳密な定義がない状況にあるが，医療機関では，少なくともエアロゾルを発生する処置が行われる場合には，空気予防策が推奨される．
- 主なエアロゾル発生手技には，気管挿管／抜管，NPPV装着，高流量酸素療法，気管切開術，心肺蘇生，用手換気，気管支鏡検査，ネブライザー療法，誘発採痰などがある．

院内でのCOVID-19の感染対策

ゾーニング

- 病原体によって汚染されている区域（汚染区域）と汚染されていない区域（清潔区域）を区分けする（**表1**）.
- 安全に医療を提供するとともに，感染拡大防止するための基本的な考え方となる.

表1 》 ゾーニング

レッドゾーン： 汚染区域	● 病原体が存在する場所 ● このエリアへの入室は決められたPPEを着用 ● 汚染区域は広く設定せず最小限に抑える
イエローゾーン＊： 準清潔区域， 準汚染区域， 緩衝区域	● 病原体が存在する可能性のある場所 ● PPEを脱衣する場所
グリーンゾーン： 清潔区域	● 病原体に汚染されていない区域 ● 患者通常業務を実施する場所 ● PPEを着用する場所

＊イエローゾーンを設けない施設もある.

PPEの使用

- 必要なPPEの例（**図3**）と，正しいPPEの着脱法（**図4**）を示す.
- 多床室内でのPPEの交換は，患者ごとにエプロンとアウター，手袋を交換する.

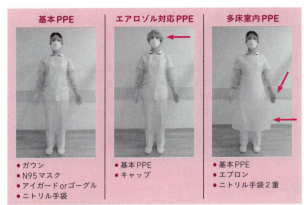

図3 》必要なPPE例

エアロゾル発生処置でなければ，マスクはサージカルマスクでも可．
多床室内でのPPEの交換は，患者ごとにエプロンとアウター，手袋を交換する．

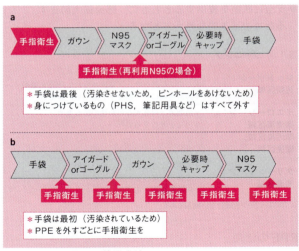

図4 》PPEの正しい着脱方法

a：着衣手順．グリーンゾーンで着用する．
b：脱衣手順．イエローゾーンで脱衣する（施設によっては病室出入口付近のレッドゾーン）．

＜着衣時のポイント＞

- 身につけているもの（PHS，筆記用具など）はすべて外す．
- 手首を露出させないよう手袋をはめる．
- N95マスク着用時は，毎回ユーザーシールチェックを行う．両手でマスク全体を覆い，強く息を吐いて，吸ってを繰り返し，マスク周辺からの空気漏れをチェックする．
- 再使用のN95マスクを使用する場合は，マスク着用後，ユーザーシール後に手指衛生を実施する．

＜脱衣時のポイント＞

- 汚染している面に触れないようにする．
- ガウンの腕を抜く時に，手掌に汚染面が触れないようにする．前面を丸める時に，汚染面を包むようにする．
- アイガード，ゴーグル，（キャップ），マスクを外す際，**顔に触れないように外す**．
- 外すごとに，手指衛生を実施する．

＜アイガードやゴーグルのリユースのための清拭方法＞

- ①手袋を着用，②「内側（自分の顔に接した部分）→フレーム→外側（患者側）」の順にエタノールクロスで清拭消毒する，③ビニール袋に入れて保管する．

環境整備

- 高頻度接触面（よく触れる環境表面）は，1〜2回/日以上，環境清拭する．
- 患者に使用した器具や器材，医療者が共有する物品をレッドゾーンから出す場合は，清拭消毒する．
- 消毒薬の選択．
- 濃度70％以上，95％以下のエタノール．
- 0.1％〜0.05％の次亜塩素酸ナトリウム．
- 界面活性剤．
- 清掃委託がいる場合，看護師との清掃場所の分担をしておく．

患者搬送

● 着用する防護具例を**表2**に示す.
● 清潔役看護師は,搬送患者を先導して通行整理を行い,ドアの開閉やボタンを押し,患者に直接触れない役割をする.
● 不潔役看護師は,患者の車椅子・ストレッチャーを押し,移乗介助を行う役割をする.
● 搬送先への事前連絡や搬送ルートは施設のルールに従う.
● 搬送途中で,患者または不潔役が触れた部分があれば,持参したアルコールクロスや次亜塩素酸ナトリウムクロスで拭く.

表2 》》着用する防護具例

患者	独歩,護送の場合	● サージカルマスク,手袋,ブルーガウン ● 周囲に触れない協力が得られる患者の場合はサージカルマスクのみで可
	担送の場合	● サージカルマスクのみ
医療者,搬送者		● ガウン,ニトリル手袋,N95マスク,アイガード

COLUMN

　2020年1月に国内で初めてCOVID-19患者が確認された当初から,第2種感染症医療機関である当院は,積極的な受け入れを開始してきた.未知の感染症という判然としない危険の中で,今までの呼吸器感染症ではみられなかった急激に重症化する患者への治療と従事する医療者の感染対策を強化してきた.

文献
1) WHO医療における手指衛生ガイドライン 2009.

Memo

第1章 消化器科領域の看護ケア

2 検査におけるケア

- X線検査
  - 上部消化管造影
  - 小腸造影
  - 注腸造影
- 腹部CT検査
- 腹部MRI検査
- 腹部超音波検査
- 核医学検査(シンチグラフィ)
- 肝生検
- 血液検体検査値の見方
- 薬物療法
- X線TV室でのCOVID-19の感染対策

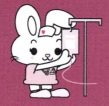

X線検査
上部消化管造影

目的
* 検査を通して消化器病変の発見, 形態・範囲を評価していく.
* 他臓器(主に肝臓, 胆囊, 膵臓)への浸潤や圧迫による通過障害の有無, 炎症・ポリープ・潰瘍の有無の観察・評価を行う.

実際

- 消化管造影検査とは, 上部消化管検査と下部消化管検査に分けられ, 検査は造影剤を使用し, X線透視下で実施される(図1, 2).
- 最近では, 内視鏡検査の進歩に伴い消化管造影検査の実施される機会は減少している. しかし, 化学療法や放射線治療の効果判定や, 嚥下状態の観察などには用いられている.

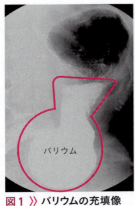

図1 》バリウムの充填像
外壁の状態と, 壁の伸展性を確認する.

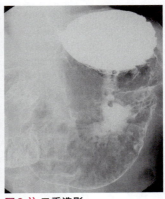

図2 》二重造影
バリウムと空気のコントラストで粘膜面を観察する.

- 検査には，バリウムと空気によって作られる像により病変を描写する「二重造影法」と，主に十二指腸などで腹部を圧迫して病変の状態を観察する「圧迫法」の2種類がある．
- **様々な方法を組み合わせて**，病変の見落としがないように撮影を行う．

対象

- 食道・胃，十二指腸までを検査し，形態や動き，通過障害の評価を行う．
- 消化器疾患や消化器症状を有する患者，リンパ腫や膠原病，消化器が原因の貧血がある場合などが対象となる．

検査前の処置・説明

- 検査の前日は消化の良いものを摂取し，夕食後からは禁食，21～22時以降は禁飲水となる．
- **血糖降下薬や降圧薬などは，休薬の有無を医師に確認**する．
- 使用予定薬剤のアレルギーがないか確認する．

実施

- 検査当日は患者に検査着を着用してもらう．
- X線検査のため貴金属類（入れ歯，眼鏡），ブラジャー，貼り薬などは外しておく．
- 点滴は基本的には不要．**点滴**をしている患者は，検査中に体動が多くなるため，**必ずロック**した状態で検査を行う．
- 検査中は患者の消化管に造影剤を十分に付着させるため，様々な体位をとる必要がある．検査中の医師や検査技師の指示に従うように説明する．

- 検査中は検査台が傾いたりすることがあることを説明し，**転落しないように**，患者には適時**手すりを離さないように握ってもらう**．
- 患者に，検査時間は約15〜30分程度であることを事前に説明しておく．検査の約5分前には腸蠕動の抑制，胃液分泌の抑制のため抗コリン薬（ブスコパン®），または膵ホルモン薬（グルカゴン）を注射する．
- 抗コリン薬と膵ホルモン薬には，**表**に示す副作用があるため注意する．
- 検査にはバリウムが使用されることが多いが，手術後の透視などで手術吻合部の状態をチェックする場合や消化管穿孔，腸管麻痺が疑われる場合は，アミドトリゾ酸（ガストログラフイン®）を使用する．

表 》 抗コリン薬と膵ホルモン薬の副作用

抗コリン薬	悪心，嘔吐，動悸，頭痛，めまい，口渇，顔面紅潮，排尿障害，便秘，眼圧上昇
膵ホルモン薬	通常，投与90分以後に低血糖（冷汗，動悸，悪心，手指振戦，脱力感，など）

検査後の管理

- 検査後は，悪心や腹部膨満感などの消化器症状の有無の観察をする．
- 口腔内にも造影剤が残っていることがあるため，含嗽を促し，口腔内物を除去する．
- 検査後は造影剤の排出を速やかに促すため，**水分と下剤を摂取**してもらう．
- 検査後24時間経過して排便がない場合や，2日以上経過しても白便が観察される場合には，医師に報告し指示を仰ぐ．
- **膵ホルモン薬**を使用した際には，検査終了後に**糖分摂取を促し，低血糖症状に注意**する．

ケアのポイント

● 術後早期では基本的に禁飲食のため，検査時，誤嚥防止に少量の水分で嚥下を確認しておく．

● 早期妊娠中の患者には禁忌である．検査に使用する薬剤禁忌の情報を得ておく必要がある．

● 検査前は禁食となるため，血糖降下薬などを服用している患者には，服用の有無について医師とともに確認する．

● バリウムが腸管内に停滞にすると腸閉塞や腸穿孔を引き起こす可能性があるため，**術後の排便観察と排出のための補助が重要**である．

● 高齢者や自身での体動が難しく，体力の低下している患者では，介助者がプロテクターを使用し体位変換の介助をする場合もある．また，疲労などにより転倒リスクも高くなる場合があるので，検査中は適宜患者に声をかけながら状態を観察する．

● 抗コリン薬のブチルスコポラミン（ブスコパン®）は，虚血性心疾患・前立腺肥大症・緑内障・甲状腺疾患のある患者には禁忌である．

● 検査後2〜3時間は，自動車などの運転は控えるよう注意する．

自施設での注意点を記載

X線検査
小腸造影

目的
- *小腸の形態学的な評価.
- *狭窄，潰瘍，炎症，腸閉塞，癒着の有無.
- *術後の小腸状態の評価.

実際

- 造影剤が小腸内を通過していく様子をX線で観察・造影を行う検査で，**直接ゾンデ法**と**経口法**の2種類の検査方法がある．

直接ゾンデ法（図）

- 鼻から十二指腸まで細いチューブを入れ，空腸から回腸までバリウム（またはアミドトリゾ酸〈ガストログラフィン®〉）と空気を注入し，小腸を観察・造影を行う検査方法．
- 広範囲に小腸を二重造影することができるため，**診断的評価が高い検査**．

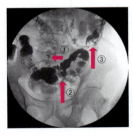

図 》小腸造影像（直接ゾンデ法）
クローン病患者の小腸造影．狭窄や潰瘍瘢痕を確認．
①狭窄，②潰瘍瘢痕，③造影用チューブ．

経口法

- 造影剤を飲み，その造影剤が小腸内を通過していく様子をX線で観察・撮影を行う．
- 詳細な診断を行うことは難しい．

検査でわかる疾患

● クローン病や腸結核，ベーチェット病，メッケル憩室，腸重積，腸回転異常，内外ヘルニア，粘膜下腫瘍，悪性リンパ腫，小腸ポリープ，小腸がん.

観察・ケアのポイント

検査前

● 食事の摂取や薬の内服，既往歴について確認する.

検査中

● 造影剤使用による気分不快がないか確認する.
● 直接ゾンデ法の場合は，チューブ挿入による違和感などがないか確認する.
● 造影剤が小腸全体を通過するのを待つ. **検査時間が長いため**，声かけを行い患者の**不安軽減を図る**.

検査後

● 食事再開後は，悪心や嘔吐がないか確認する.
● 検査後の食事内容と飲酒について指導する.
● 腸蠕動音・排ガスがないか確認する.
● 造影剤排泄のため，飲水を勧める.
● **バリウム使用時**は便秘に注意し，**ガストログラフィン®使用時は下痢**に注意する.

COLUMN

小腸造影検査の機会は少ない

● 小腸造影は対象疾患が限られているため，頻度が多い検査ではない. 当院では，1年に1〜2回の検査数である.

X線検査
注腸造影

目的
* 直腸から全結腸,回盲部までの病変の診断を行う.

実際

- 注腸造影は,造影剤を用いてX線透視下で画像写真から診断を行う検査法である.
- 腸の走行による屈曲の内側や,大腸内視鏡では見えにくいがんの粘膜下組織への浸潤による腸管壁の変形や狭窄の程度,長さを探索できる(図1, 2).
- 検査を行う際は,前日から下剤を内服し腸の中を空にしておく.
- 肛門から造影剤のバリウムを注入し,次に空気を注入して大腸を膨らませ,体位を変えてバリウムを腸壁全体に行き渡らせてX線撮影を行う.

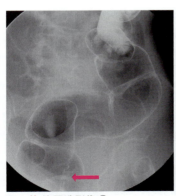

図1 》注腸造影像①
肛門からチューブを入れ(矢印),バリウムと空気を入れて造影する.直腸からS状結腸まで造影されている.

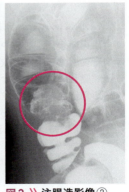

図2 》注腸造影像②
上行結腸に隆起性病変(丸印)が認められる.

禁忌

- バリウムを使用するため，穿孔している場合は，消化管外へ漏出する危険がある．
- 狭窄の程度が強い場合，バリウムが停滞することにより腸閉塞を起こす可能性があるため，水溶性造影剤（アミドトリゾ酸〈ガストログラフイン®〉など）を使用することもある．

観察・ケアのポイント

＜前処置＞
- 検査前日は低残渣食を摂り，下剤を内服する．
- 前日の消灯後から禁食となるが，便を軟らかくするため水分の摂取を行う．
- 大腸内に便が残っているとバリウムが腸管壁に付着せず異常の有無がわからなくなるため，下剤内服後の便の状態を確認する．

＜方法＞
- 検査着とディスポーザブルのパンツ（臀部が開くもの）を着用する．
- 検査前に鎮痙剤の筋肉注射を行い，消化管の蠕動運動を低下させる．
- 肛門からカテーテルを挿入し，造影剤を注入，次いで空気を注入し大腸を伸展させる．
- 造影剤が大腸全周囲の粘膜に付着するように患者の体位変換や，検査台の起倒を行い，検査機器で腹部を圧迫しX線撮影を行う．
- 検査終了後は，下剤を内服しバリウムの排泄を促す．

注意すべきこと

- 検査中は検査台が起倒するため**転落に注意する**．
- 検査後はバリウムの影響で便が白くなる．**腸内でバリウムが固まるのを防止するため，多めに水分を摂ってもらう**．

X線検査

腹部CT検査

目的
*腹部の横断面に多方向からX線を照射し，コンピュータ処理により鮮明な画像を見ることで診断に結びつける．

実際

- 検査方法には，単純CTと造影剤を使用する造影CTがある．
- 造影剤を使用すると，疾患や臓器が見えやすくなり，より正確な診断ができる．

単純CT（図1）

- 造影剤（ヨード造影剤）などの薬剤を用いずに行う検査である．

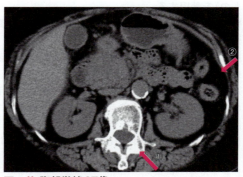

図1 》腹部単純CT像
①X線の吸収量が多いものは，高吸収域となり白く映る（骨や金属など）．「CT値が高い」と表現する．
②X線の吸収量が少ないものは低吸収域となり黒く映る（水［脳脊髄液］や梗塞，脂肪など）．「CT値が低い」と表現する．

- 造影剤を使用しなくても十分に診断できる部位や，疾患の検査で用いられる．
- 腹部石灰化に伴う病巣や胆道結石，腎結石がある場合，造影剤を注入すると見えにくくなるため単純CTを行い，その後，必要があれば造影CTを行う．

造影CT（図2）

- 造影剤を用いることで，腫瘍性病変や血管性病変などの診断が可能である．
- 一般的に，造影剤の注入は静脈注射である．

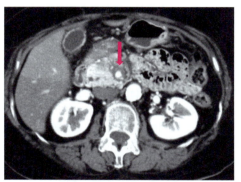

図2 》腹部造影CT像
白く映った部分（矢印）が門脈で，周辺の非造影部分が膵臓がん（病変）である．単純CTでは映らないが，造影CTでは明らかになる．

禁忌

- ヨード造影剤で発疹や血圧低下などのショック症状を起こす場合があるため，**ヨード過敏症や造影剤アレルギー，腎機能が低下している患者には禁忌である**．

造影剤による副作用

- 軽度：悪心・嘔吐, 咳嗽, 咽頭不快感, 発疹・発赤, 掻痒感など.
- 中等度：呼吸困難, 血圧低下, 喘鳴, 顔面浮腫など.
- 重度：ショック, 心停止, 呼吸停止, 咽頭浮腫, 血圧低下（80mmHg未満）.

観察・ケアのポイント

＜検査前〜検査中＞

- 造影CTを行う当日は, 絶飲食とする.
- 腎機能低下例には, 事前に点滴（生理食塩水など）を行い, 利尿を図る.
- 金属類（眼鏡, ヘアピン, 義歯, アクセサリー類）は事前に外してもらう.
- 造影剤を使用する際は, 事前に**アレルギーの有無**を確認する.
- めまいなどの症状出現がないことを確認してから検査台を降りてもらう.
- 造影剤アレルギーによるショックには, ボスミン® 0.3mLを大腿外側に筋注する.

＜検査後＞

- 造影剤の排泄を促すため, 飲水を勧める.
- 造影剤の穿刺した部位が確実に止血されているか確認する.
- 副作用の症状は, 検査中〜検査後1時間に起こる. 悪心・嘔吐, かゆみ, 蕁麻疹などの症状が出現した場合は, 速やかに報告するよう説明する.

Memo

COLUMN

大腸3D-CT

- 大腸の様子を立体構造として三次元に描き出す方法で，内視鏡を挿入することなく同等の画像を得る検査法.
- バーチャル大腸内視鏡検査とも呼ばれる.

点滴静注胆囊造影CT（DIC-CT）

- 点滴静注胆囊造影法とCTを組み合わせた検査法.
- 胆囊形態や胆管の位置，流入方向などが高精細画像として得られ，肝内胆管拡張，肝外胆管結石なども容易に判断できる.

陽電子放出断層撮影（PET-CT）

- ポジトロン放射性薬剤を静脈注射し，画像化する検査法.

腹部CT検査

CT検査時の注意点を記載

腹部MRI検査

目的
* 任意の断面で，様々なコントラストの画像を撮影することができる．
* 優れた組織分解能を活かして，腫瘍の存在，質的診断のほか，血管などの管腔構造の形態診断などを行う．

実際

- 腹部MRI検査は，非常に強い磁石と電磁波を利用し，**腹部の臓器・組織の断層**を撮影する検査である．
- 撮像法や撮像条件の違いによって，T1強調画像（**図1**），T2強調画像（**図2**）など様々なコントラストの画像を得られる．
  - T1強調画像では，水は黒く，脂肪・造影剤は白く見えるため，解剖学的構造がわかりやすい．
  - T2強調画像では，水分が多い部分は白く，出血は黒く見えるため，急性期の病変がわかりやすい．また，ほとんどの腫瘍はやや白く見える．
- T1，T2強調画像を組み合わせて観察することで，**組織の形態や性状を評価**する．
- 対象部位は，腹部臓器，消化器，胆管や膵管をはじめとした腹部血管などである．

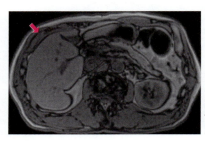

図1 》腹部MRI像①
T1強調画像．脂肪が白く見える（矢印）．

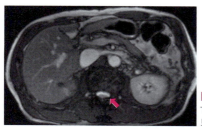

図2 》腹部MRI像②
T2強調画像．水分が白く見える（矢印）．

適応

＜消化管＞
- 食道憩室，食道裂孔ヘルニア，食道がん，大腸がん，直腸がん，腸閉塞など．

＜肝臓＞
- 肝血管腫，肝細胞がん（図3）など．

＜胆嚢・膵臓＞
- 胆石症，胆嚢炎，膵胆管合流異常，胆嚢腺筋症，胆嚢ポリープ，胆管がん，膵炎，膵嚢胞，膵臓がんなど．

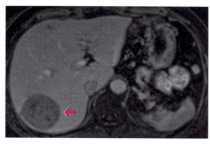

図3 》腹部MRI像③
肝右葉に5cm大の低信号の腫瘤を認める（矢印：肝細胞がん）．

Memo

禁忌

● **体内埋め込み装置や金属がある場合**（心臓ペースメーカ，体内神経刺激装置，人工内耳，添付文書でMRI禁忌となっている金属製インプラントなど）は禁忌である.

＜注意＞

● 妊婦またはその可能性がある患者の場合（胎児への影響は確立されていない）.

● 閉所恐怖症がある場合.

＜持ち込み禁止物品＞

● **金属類**：時計，眼鏡，ヘアピン，アクセサリーなど.

● **磁気カード**：クレジットカード，キャッシュカード，磁気式の診察券，駐車券など.

● その他：酸素ボンベ，点滴スタンド，車椅子，聴診器，体温計，はさみ，コンタクトレンズ，カイロ，化粧品など.

腹部 MRI 検査の実施時に注意が必要なことを記載

実施

検査前

- 患者に検査の説明をする（検査中は大きな音がしたり，狭いドームの中で15〜30分程度の検査時間がかかることなど）．
- **造影剤使用の場合は，禁食**になることもある．
- 造影剤を使用する場合は，必ず同意書が必要になる．
- 患者が身につけている**金属類**（**義歯，補聴器，眼鏡，ヘアピン，アクセサリー，時計，磁気類**など），**貼付薬，カイロ**などはすべて外す．
- 体内に金属（脳動脈クリップ，血管塞栓用コイル，血管内ステント，人工内耳，人工骨頭，人工関節など）があるか，確認する．
- 化粧品の中には顔料として金属を含んでいるものがあるので，基本的には**化粧は落とす**．
- 鎮静剤投与の準備をする（乳幼児や体動の激しい患者の場合，鎮静剤を投与することがある）．

検査中

- ストレッチャー，車椅子は検査室前で乗り換える．
- 患者は検査台に臥床する．
- 閉所での検査のため，**マイクでの連絡しかとれない**ことを説明する．
- **大きな音がするが異常ない**ことを予め説明する．
- 鎮静剤使用時は，呼吸状態，悪心，覚醒状況に注意し観察する．

Memo

腹部超音波検査

目的
* 腹部疾患（腫瘍やポリープ，炎症，結石など）のスクリーニングを目的とする．

実際

- 超音波検査は，プローブ（探触子）より発した超音波の反射波を検出して画像化する検査（図）．
- **非侵襲的で簡便に行える**ため，腹部疾患のスクリーニングとして広く用いられている．
- 消化管壁の肥厚や，腸蠕動運動の抽出などに適している．

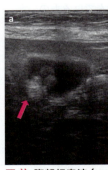 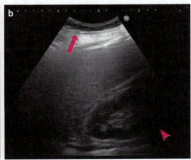

図 》 腹部超音波（エコー）像

a：胆嚢内部に内部エコーが不均一な結節状の隆起（矢印）を認める．
b：肝臓に沈着した脂肪により，肝臓（矢印）が白く，腎臓（矢頭）が黒く描出されている．

適応

- 肝臓や胆嚢，腎臓，膵臓，膀胱，前立腺，さらに子宮や卵巣が対象となる．腫瘍やポリープ，炎症，結石などの検索が可能である．

- 超音波診断は白黒の断層像が基本であるが，白く描出される場合は「高エコー」と表現され，脂肪の混在が多い組織などが高エコーに描出される．黒く描出される場合は「低エコー」と表現され，水，筋肉，リンパ節などが低エコーに描出される．
- **腫瘍の場合は内部不均一**であることが多い．

禁忌

- 禁忌は特にない．

方法

検査前

- 患者に検査の説明（目的や方法，所要時間など）をし，不安の軽減を図り，協力を得る．
- 禁食，内服の指示を確認する．
- インスリンを使用している患者は，インスリン量の変更の指示もあるかを確認する．
- **通常，消灯以降から検査終了まで禁飲食**とする．検査時間が午後の場合，朝食後，禁飲食にすることもある．
- 婦人科，または泌尿器科の場合，膀胱を充満させるため，検査前は排尿を我慢してもらうこともある．

検査中

- 検査は超音波検査室で医師または検査技師が行う．
- 衣類は腹部が簡単に出せるようなものとする．
- 画像を見やすくするため，**検査中は室内が暗くなる**ことを説明する．
- 検査台に仰臥位となり，腹部を広く出す．
- 腹部に検査用ゼリーを塗ることを説明する．
- 指示に従った呼吸法ができるように援助する．

核医学検査(シンチグラフィ)

目的
* CTやMRIなどでは得られにくい臓器の形態や機能,病気の有無や病変部の状態などを診断する.

実際

- 患者へ微量の放射性医薬品(RIを含んだ医薬品)を体内に投与し,目的の臓器や組織に集まった時に放出される**放射線をシンチレーションカメラなどで撮影**する.
- 骨シンチグラフィは,CTやMRIなどでは得られにくい臓器の形態や機能,病気の有無や病変部の状態などの診断が可能である(図).
- ごく微量のRIを使用することで,安全で苦痛もなく,身体の各部分の働きや化学的変化を画像にできる.

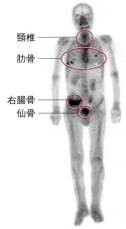
頸椎
肋骨
右腸骨
仙骨

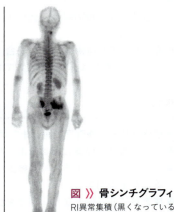

図 》 骨シンチグラフィ
RI異常集積(黒くなっている箇所)が骨転移病巣である.

- 診断だけでなく治療にも応用され，甲状腺機能亢進症や甲状腺がん，転移性骨腫瘍に対する疼痛緩和療法や骨転移などでも用いられている．

適応

- 対象は，心臓や脳，呼吸器，消化器，腎尿路系，内分泌疾患，骨関節など多岐にわたる．
- 消化器疾患では，胃がんや大腸がんなどの骨転移検索に有用．また，悪性腫瘍の骨転移や圧迫骨折，疲労骨折などにも有用．

禁忌

- 原則として，**妊娠している患者**．
- 検査中の安静が保てない患者．

方法

検査前

- これまでに，核医学検査の薬剤でアレルギーがなかったか確認する．
- 女性の場合は妊娠の有無や可能性を確認する．
- アクセサリーやベルトなどの金属類を外す．

検査中

＜骨シンチグラフィ＞
- RIを静脈注射し，薬剤が身体に行き渡る2〜4時間後に撮影を開始する．
- 食事や水分の制限はない．
- 膀胱内の尿が障害陰影となるため，**排尿はできるだけ我慢**し，**撮影直前**に排尿に行ってもらう．

核医学検査

- ベッドの上で仰臥位になってもらう．撮影時間は約30分．
- 体動により画像がぶれないように，検査中は**同一の体位を保持**する（表）．
- 痛みがある場合，常用している鎮痛剤があれば使用する．
- 安静が保持できない場合，鎮静することもある．

表 》》同一体位を保持するための確認事項

● 意識レベル	● 腰痛や脊椎彎曲の有無
● 精神状態	● るい痩
● 理解度	● 閉所恐怖症

検査後

- 放射性物質が速やかに体外へ排泄されるように，腎・心疾患で水分規制がある患者以外は**水分摂取（約1.5L）を指導**する．
- トイレでの排泄時は，水洗トイレで**水を2回以上流す**ように指導する．
- オムツの処理は**直接手で触れぬように注意**し，各医療施設の廃棄方法で処理する．
- RIによる副作用はごくまれにある．そのほとんどが軽度であり，顔面紅潮やめまい，頭痛，悪心，気分不快，皮膚発赤，動悸，かゆみなどがある．

＜オムツの廃棄方法（例）＞

- オムツはビニール袋に入れた後，患者専用の感染性廃棄物に入れる．
- Gaシンチグラフィ，心筋シンチグラフィ，副腎シンチグラフィの管理期間は7日間のため，管理期間中は上記の処置を続ける．
- 患者のID番号を記載して，核医学検査室に持参する．

COLUMN

心筋血流シンチグラフィ

● 心臓に負担をかけた状態と安静時の2回検査を行い，画像の差で心筋の評価をする．

脳血流シンチグラフィ

● 脳血管の障害により引き起こされる虚血状態を早期に見つけることができる．

脳ドーパミントランスポーターシンチグラフィ

● パーキンソン症候群やレビー小体型認知症の診断に有用．

神経内分泌腫瘍シンチグラフィ

● インスリノーマやガストリノーマ，グルカゴノーマ，カルチノイドなどの神経内分泌腫瘍の診断に有用．

肺血流シンチグラフィ

● 肺動脈に血栓が詰まって引き起こされる肺血栓症の診断に有用．

腎レノグラム

● 腎機能の状態を左右の腎臓を別々に評価できる．

腫瘍PET-CT

● 悪性腫瘍の有無や広がり，転移巣の検索に有用．
● CT画像と併用して診断する．

核医学検査

自施設でのオムツの廃棄方法を記載

肝生検

目的

* 肝疾患全般の診断.
* 疾患の重症度，活動性の程度を把握.
* 治療効果の判定.
* 画像診断だけでは診断が困難な悪性腫瘍の診断.

実際

● 体外から**直接肝臓に生検針を刺し**，検体（肝臓の組織）を得た後，**病理学的に評価，診断**する.

適応

● 薬物性肝障害の原因を診断.
● 肝機能障害の原因を診断.
● 肝硬変の進行度の評価.
● 慢性肝炎の程度を判定.
● アルコール性肝炎の程度を判定.
● 肝移植後の拒絶反応を評価.
● 肝腫瘍性病変の確定診断.
● 肝内胆汁うっ滞の評価.
● 肝組織培養による不明熱の評価.
● 病原体の培養目的.

COLUMN

経皮的肝生検

● 局所麻酔下で行う生検．超音波で穿刺部と穿刺角度を決定し，超音波ガイド下で穿刺して組織を採取する.

合併症

- **出血**（腹腔内出血）.
- ショック.
- 気胸.
- 肝機能値上昇.
- 胆汁性腹膜炎（数時間後に激しい腹痛・腹膜刺激症状）.
- 検査後の安静による静脈血栓症.

注意事項

- 検査後のベッド上安静が必要なため，ベッド上での食事摂取や排泄となる.
- 検査による不安や穿刺後の疼痛の状態により，精神的負担が生じるため，苦痛緩和が必要.

禁忌

- **血小板数低下**（5万/μL以下），**血液凝固系因子の低下**がみられる場合.
- 治療を要する虚血性疾患，不整脈や酸素投与を必要とする呼吸器疾患がある場合.
- 高度な腹水貯留が見られる場合.
- 皮膚や胸膜，腹膜の感染を伴う場合.

検査実施前の準備・確認事項

- 同意書.
- 薬剤アレルギーの有無，禁忌薬剤の有無.
- **血液検査データ**（血液凝固系因子・血小板数）.
- 抗凝固薬・抗血小板薬・血糖降下薬・インスリン注射などの**休薬指示の有無**.
- 前投薬や治療前後の内服・点滴の指示.
- 治療前後の延食・禁食の指示.

肝生検

必要物品（図1）

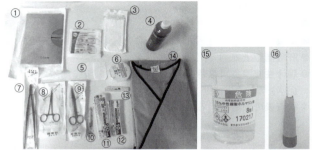

図1 》肝生検時の必要物品例

① 滅菌ドレープ撥水丸穴 　（60cm×90cm）　1個	⑨ 滅菌剪刀　1個
② 滅菌手袋　1個	⑩ 23Gカテラン針　1個
③ ガーゼ　1個	⑪ 20mLシリンジ　1本
④ 消毒液	⑫ 10mLシリンジ　1本
⑤ 伸縮固定テープ（30cm）　2枚	⑬ 局所麻酔薬　1本
⑥ 綿球　1カップ	⑭ 検査着　1着
⑦ 攝子（23cm）　1本	⑮ ホルマリン液
⑧ モスキートペアン鉗子　1個	⑯ 生検針　1本

観察・ケアのポイント

検査前

- 検査時間を確認し，患者に説明する．
- 不安，緊張の状況の観察．
- バイタルサインの確認．
- 検査前に排尿を済ませる．
- 点滴ラインを確保．
- 金属類や，義歯，眼鏡，コンタクトレンズなどを外し，検査着を着用する．
- 前投薬の投与．

検査中

- 穿刺を安全かつ，確実に行うため，穿刺時は息を止めるよう患者に説明する．
- 穿刺時は動くと危険なため，動かないように説明する（図2）．
- 穿刺時，**患者の顔色**や**呼吸状態**，**疼痛**，**出血の有無**を確認する．
- 疼痛や穿刺に対する恐怖をやわらげるため，**ねぎらいの言葉**をかける．
- アナフィラキシー症状や迷走神経反射の有無，悪心・嘔吐の有無を確認する．

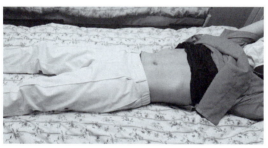

図2 》 肝生検穿刺時の体位
仰臥位になり，両上肢を上げ，腹部全体を露出させる．

検査後

- バイタルサインのチェック，穿刺部の疼痛，出血，血腫，悪心・嘔吐，腹痛，ショック症状の有無を観察する．
- 患者へ安静度，飲食開始時間，内服開始時間などについて説明する．
- 安静時の同一体位による腰痛などに対し，枕などを使用し，安楽な体位の工夫を行う．
- **身体状態に異常が見られたら，すぐに医師に報告**する．

血液検体検査値の見方

目的

＊異常の早期発見や診断指標，病態・病状の把握を目的とし，血液中の血球成分や各酵素系，ビタミン，電解質などを測定する．

主な消化器系の検査値

AST（GOT）

- 基準値：13〜30 U/L
- 腎臓や肺，心臓，筋，肝臓，骨格筋，血球に多く含まれており，その組織に障害が生じた場合，高値になる．

[高値で考えられる疾患]

肝硬変，肝炎（急性・慢性，アルコール性，ウイルス性），肝細胞がん，脂肪肝，胆汁うっ滞，胆道疾患，心筋梗塞，溶血性疾患，筋ジストロフィ，など．

ALT（GPT）

- 基準値：男性　10〜42 U/L
　　　　　女性　 7〜23 U/L
- 肝細胞中に多く存在するため，肝臓が障害された場合，高値になる．

[高値で考えられる疾患]

肝硬変，肝炎（急性・慢性，アルコール性，ウイルス性），肝細胞がん，脂肪肝，胆汁うっ滞，伝染性単核球症，など．

＜AST・ALTのポイント＞

● 一般的に**肝細胞の破壊を示している**.

● 肝細胞中の絶対量として，**ASTはALTの3倍多く含まれる**.

● 半減期は，**ASTで10〜20時間，ALTで40〜50時間**．肝細胞が破壊されて**先に検査値が上昇するのはAST**である.

● **溶血性貧血や心筋梗塞ではASTが上昇**.

● 非代償性肝硬変の末期では肝細胞の枯渇化によりAST，ALTは正常値となることがある.

ALP（アルカリホスファターゼ）

● **基準値：106〜322 U/L**

● 主に**肝臓や胆管，骨**に分布しており，一般的には**胆道系逸脱酵素**として測定される.

● 肝臓疾患や胆汁うっ滞，骨疾患，悪性腫瘍転移を疑う時に用いられる.

[高値で考えられる疾患]

肝臓・胆道系疾患（薬物性肝障害，肝細胞がん，肝腫瘍，胆管炎，総胆管結石，胆道がん，膵頭部がん，閉塞性黄疸，など）.

＜ALPのポイント＞

● 一般的に**胆道系の閉塞を示している**.

● 閉塞性黄疸などでALPは上昇するが，肝細胞性黄疸では軽度の上昇にとどまる.

● 間接型ビリルビンが高値となる溶血性黄疸などでは**異常とはならない**.

Memo

血液検体検査値の見方

T-BIL（総ビリルビン）

● **基準値**：**0.4〜1.5 mg/dL**
● 直接ビリルビンと間接ビリルビンの和である.
● 血清の黄色色素の主成分のため，**3.0mg/dL以上**になると黄疸を呈する.

> **[高値で考えられる疾患]**
> 肝臓・胆道系疾患，胆汁うっ滞，体質性黄疸，溶血性貧血，無効造血，など.

D-BIL（直接ビリルビン）

● **基準値**：**0〜0.3 mg/dL**
● 肝機能に障害がある場合，胆道が閉塞している場合，赤血球が多量に壊れている場合，高値となる.

> **[高値で考えられる疾患]**
> 肝硬変，肝炎（急性・慢性，アルコール性，ウイルス性），閉塞性黄疸，など.

＜T-BIL・D-BILのポイント＞

● 黄疸とは，総ビリルビンが**2.0〜3.0mg/dL以上**に上昇し，皮膚や眼球結膜が黄染した状態（顕性黄疸）である.
● 2mg/dL以下で黄疸が視覚的に不明瞭（不顕性黄疸）な場合もある.
● T-BILとD-BILを測定することは，肝前性黄疸，肝性黄疸，肝後性黄疸の鑑別に役立つ.
● 肝細胞障害がある場合，**AST（GOT）**，**ALT（GPT）**，**LDHの上昇**を伴う.
● 閉塞性黄疸（胆汁うっ滞）では，ALP，LAP，γ-GTPなど，胆道系酵素の顕著な上昇を伴う.
● D/T比とは，直接ビリルビン／総ビリルビン比であり，肝臓の抱合能を示す.

LDH（乳酸脱水素酵素）

- **基準値**：**124〜222 U/L**
- 肝臓やその他の臓器が壊れると，壊れた細胞からLDHが出る．
- 肝疾患や心筋疾患などの大きな臓器での疾患で上昇する．

γ-GTP

- **基準値**：**男性　13〜64 U/L**
  　　　　　女性　　9〜32 U/L
- タンパク合成分解に関係する酵素．
- 肝臓から胆汁へ排泄される酵素で，**胆汁の流出障害があると血中に多く含まれる**．

［高値で考えられる疾患］

肝硬変，肝炎（急性・慢性，アルコール性，ウイルス性），肝細胞がん，胆汁うっ滞（肝内・肝外），閉塞性黄疸，など．

＜γ-GTPのポイント＞

- 検診などでγ-GTPのみ異常値の場合は，脂肪肝や飲酒に起因する可能性がある．
- アルコール性肝障害では，γ-GTPが特異的に上昇する．
- 禁酒によるγ-GTP値の**半減期は7〜10日**とされている．
- 胆汁うっ滞時にはALPとともに上昇するが，γ-GTPの方が特異性は高い．

Memo

血液検体検査値の見方

AMY（アミラーゼ）

- **基準値：44～132 U/L**
- でんぷんを分解する酵素で唾液と膵臓で作られるため，膵臓の病気で高値になる．
- 腰痛や背部痛で膵臓疾患を疑う場合や唾液腺疾患を疑う場合に用いられる．
- 全身麻酔時，気管内挿管の際に唾液腺を圧迫することによっても上昇する．

[高値で考えられる疾患]

膵炎（急性・慢性，薬剤性），膵臓がん，膵嚢胞，消化管からの膵液漏出，膵液瘻，など．

＜AMYのポイント＞

- 急性膵炎の場合，血清アミラーゼの活性上昇は，**1～12時間以内に始まり，1～2日でピーク**に達する．しかし，アミラーゼ値の高さと重症度は比例しないとされており，全身状態や腹部所見も合わせて重症度を評価する．
- 高アミラーゼ血症の場合，**アミラーゼ/クレアチニンクリアランス比（ACCR）**を測定すると急性膵炎と非膵炎性疾患との鑑別に有用である．また，尿中のアミラーゼ値の把握も診断上重要となる．
- 十二指腸穿孔では小腸由来型のＳ型アミラーゼが上昇する．

腫瘍マーカー

- がんに由来する物質であり，主に腫瘍細胞が産生するタンパク質である．
- 特に，消化器において重要な腫瘍マーカーは，CEA，AFP，CA19-9の３つである．

CEA

- **基準値：5.0 mg/mL 以下**
- 消化管の悪性腫瘍を中心に最も汎用的に用いられる腫瘍マーカー．

[高値で考えられる疾患]

胃がん，大腸がん，胆管がん，膵臓がん，など．

AFP

- **基準値：10 ng/mL 以下**
- 各種腫瘍マーカーの異常と併せてスクリーニング，診断補助，慢性肝疾患からの腫瘍発生の推測に有用．肝細胞がんで上昇，肝炎や肝硬変でも軽〜中等度上昇する．

[高値で考えられる疾患]

肝細胞がん，肝硬変，胆管がん，食道がん，胃がん，肺がん，卵巣嚢腫，睾丸・卵巣腫瘍，など．

＜AFP のポイント＞

- **AFP 200ng/mL 以上**では肝細胞がんの可能性が高い．

CA19-9

- **基準値：37 U/mL 以下**
- 膵臓がんに臓器特異性が高いが早期発見には適さず，治療効果判定に用いられる．

[高値で考えられる疾患]

膵臓がん，胆道がん（胆管がん，胆嚢がん），など．

血液検体検査値の見方

COLUMN

膵液瘻

- 術中に膵臓周囲のリンパ節郭清や膵体尾部，脾臓の合併切除を行っている場合に発生しやすい．
- ドレーン排液の性状が白色〜褐色，灰白色，黄白色の場合は膵液瘻が疑われる．
- ドレーン排液のアミラーゼ値を測定するとわかる．
- 膵液瘻が生じると排液は白色になり，胆汁と混ざることで淡黄色，組織の融解が生じると腹腔内出血を起こし赤ワイン色となる．どれも酸臭がする．
- 膵液は強いアルカリ性であり，ドレーン周囲の皮膚に触れると疼痛やびらんの原因となる．弱酸性の皮膚を守るため，清拭や皮膚保護クリームの使用を検討する．
- 腹部造影CTにて膵液瘻の評価や膿瘍腔形成の有無，ドレーン留置位置を確認する．

検査値からのアセスメントを記載

* 基準値については，日本臨床検査標準化協議会（JCCLS）の共用基準範囲に準ずる．なお，腫瘍マーカー（CEA，AFP，CA19-9）については，東京都立豊島病院の臨床検査基準値に準ずる．

薬物療法

目的
* 病気の治癒や患者のQOL改善を目指すこと.
* 内服・坐薬・注射では投与経路が異なるため、それぞれに合わせた症状の確認が必要である.

胃に対する薬物療法

胃酸分泌抑制薬

- プロトンポンプ阻害薬（PPI）：非常に強力な胃酸分泌抑制薬である.
- H_2受容体拮抗薬（H_2ブロッカー）：PPIに次ぐ強力な胃酸分泌抑制薬.
- その他：抗ガストリン薬や抗コリン薬、抗ムスカリン薬などがあるが、胃酸分泌抑制作用は弱い.

<看護のポイント>
- 胃酸を抑えるため、胃液が無菌でなくなり**誤嚥性肺炎**の出現の可能性があり、症状の観察が必要である. また、H_2ブロッカーは抗コリン作用があるため、**せん妄のリスク**があるので投与前に症状の確認を行い、場合によって医師への報告を行う.

胃酸中和薬

- 即効性があるが作用時間が短い.

<看護のポイント>
- アルミニウム塩は**便秘**、マグネシウム塩は**下痢**になりやすい. 排便状況や便の性状を確認する.

胃粘膜保護薬

- 胃酸分泌抑制薬と併用投与されることが多い.
- プロスタグランジン（PG）製剤.

＜看護のポイント＞
● 子宮収縮作用があるので**妊婦には禁忌**である.

大腸に対する薬物療法

漢方薬・制酸薬・止痢薬・整腸薬

● 腸蠕動改善による排ガス・排便コントロールを促す.
＜看護のポイント＞
● 上記薬剤で便秘・下痢になる場合があるが, 疾患によっては休薬できないこともあるため確実なアセスメントが必要である.
● **水分摂取量が低下**していないかも確認する.

肝臓・胆道に対する薬物療法

肝庇護薬・利尿薬

● 慢性肝疾患における肝機能異常の改善, 胆汁うっ滞改善作用, 低アルブミン血症の改善, 肝性浮腫の改善, 肝性脳症の予防・治療.
＜看護のポイント＞
● 適宜, 検査データの確認や食事摂取量・体重の増減がないか確認する.

膵臓に対する薬物療法

タンパク分解酵素阻害薬・膵酵素補充薬

● 急性・慢性膵炎の改善や, 膵臓がん・胆道がんの治療.
● 膵消化酵素製剤（リパクレオン®ほか）.
＜看護のポイント＞
● **血管痛や静脈炎**を起こしやすいため, 事前の患者への指導や緩和が必要となる.

X線TV室でのCOVID-19の感染対策

目的

* 消化器内視鏡診療では，患者の咳を誘発する場合もあり，エアロゾル発生の可能性がある．
* 標準予防策と飛沫・接触感染予防策に加え，空気感染予防策も追加して曝露を防ぐ．
* 体液の飛散も考えられるため，眼の保護も重要．
* 長時間でより複雑な処置をするため，継続した感染対策が必要．

* 本稿は，感染症法上の分類の「新型インフルエンザ等感染症（2類相当）」における対策について解説する．

- 急性閉塞性化膿性胆管炎では，敗血症ショックから生命の危険に陥る可能性があり，内視鏡的逆行性胆管膵管造影（ERCP）や経皮経肝胆道ドレナージ（PTBD）の緊急処置が必要となる．COVID-19患者でも感染対策を行い，実施することは可能であり，実施しなくてはならない．
- 本稿では，X線TV室での緊急処置の際の感染対策について解説する．

部屋準備

- 使用する物品のみ部屋に入れ，緊急時に必要なものはビニール袋に入れておく．
- 可能な限り，ディスポーザブル製品（例：マウスピースなど）にする．
- 使用機器はビニールで覆う（**図1**）．拭ける素材や，終了後に清拭消毒できる場合は，覆わなくてもよい．
- 扉はすべて閉鎖し，関係者以外が入室しないように扉に表示する（**図2**）．

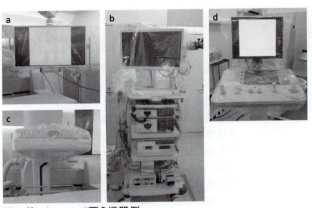

図1 》 ビニールで覆う機器例
a：モニター，b：内視鏡光源，c：Cアーム，d：操作盤.

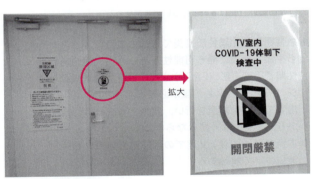

図2 》 扉の表示例
関係者以外の職員が入室しないようにポスターなどで表示する.

自施設で行っている感染対策のポイントを記載

- HEPAフィルター付きパーテーションを設置する（図3）（施設による）.
- 基本は術者側にプッシュタイプ，患者の後ろ側にプルタイプにするが，患者後ろ側にCアームがあるため，プルタイプは患者足元に設置する．開始後は「HIGH」で設定する．

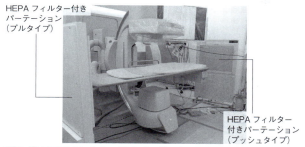

図3 》 HEPAフィルター付きパーテーション

ゾーニング

- 病原体によって汚染されている区域（汚染区域）と，汚染されていない区域（清潔区域）を区分けする（図4）.
- 「COVID-19の感染対策のゾーニング」（p.65）を参照.

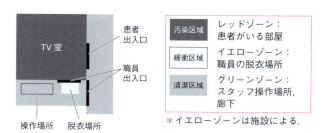

汚染区域	レッドゾーン：患者がいる部屋
緩衝区域	イエローゾーン：職員の脱衣場所
清潔区域	グリーンゾーン：スタッフ操作場所，廊下

＊イエローゾーンは施設による．

図4 》 X線TV室のゾーニング例

個人防護具（PPE）

- 実施医師・介助スタッフ：長袖ガウン，N95マスク，アイガード，キャップ，ニトリル手袋，必要時シューズカバー（血液・胆汁・便などの汚染が予想される場合）．
- PPEの着脱の順番は，p.65を参照．
- 患者：検査前後はサージカルマスクを着用してもらう．

終了後の片付け

換気・環境清拭

- 扉は開放せず，約1時間の換気を行う（施設による）．
- 換気終了後，PPEを着用する（マスクはサージカルマスクでも可）．
- ディスポーザブルのリネンや器具は，感染性廃棄物として廃棄する．
- 部屋はアルコールクロスで清拭消毒する．飛沫が飛散した有機物は環境クロスで拭き取り，アルコールクロスで清拭消毒する．
- 室内を紫外線照射する（施設による）．

使用後の内視鏡の処理

- 室内で内視鏡をビニール袋に入れる．
- 室外で別のスタッフがビニール袋に入った内視鏡を受け取り，二重のビニール袋にする．または，ビニールを敷いた蓋付容器に入れ，蓋を閉めて密封し，洗浄室へ搬送する．
- 内視鏡の洗浄は，周囲の環境を汚染させないようにして通常通り用手洗浄する．**洗浄後，PPEを交換して内視鏡洗浄機に入れる**．

第1章

消化器科領域の看護ケア

3 内視鏡におけるケア

- 上部消化管内視鏡検査
- 内視鏡的粘膜切除術(EMR)・ポリペクトミー
- 内視鏡的粘膜下層剥離術(ESD)
- 内視鏡的静脈瘤結紮術(EVL)
- 内視鏡的硬化療法(EIS)
- 内視鏡的食道拡張術
  (バルーン拡張・ステント留置)
- 超音波内視鏡検査(EUS)
- 下部消化管内視鏡検査
- 内視鏡的逆行性胆管膵管造影検査(ERCP)
- 内視鏡的逆行性胆管ドレナージ術(ERBD)・
  内視鏡的経鼻胆管ドレナージ術(ENBD)
- 経皮内視鏡的胃瘻造設術(PEG)
- 内視鏡室でのCOVID-19の感染対策

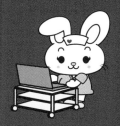

上部消化管内視鏡検査

目的

* 食道，胃，十二指腸の観察や写真撮影，組織を採取することで，これらの所見を総合して疾患の診断と病態の把握を行う．
* 食道・胃粘膜下層切除術のような内視鏡的小手術を目的として施行される．

実際

● 内視鏡を鼻，または口から挿入して，消化管の観察・写真撮影・組織を採取する（**図1**）．また，食道・胃のポリペクトミー，粘膜切除術，粘膜下層切除術などの内視鏡的小手術時に施行される．

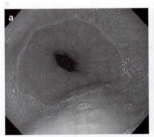
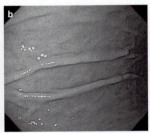
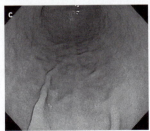

図1 》 上部消化管内視鏡像
（カラー口絵：p.viii）
a：噴門部（食道より），異常所見なし．
b：胃体上部，異常所見なし．
c：胃体中部，異常所見なし．

適応

- 腹痛，悪心・嘔吐，食欲不振などの有症状者.
- 検診，疾患の経過観察，手術前検査などの観察.
- 緊急時の処置や治療(異物誤飲，吐血の止血術など).

禁忌[1]

- 全身状態が不良な患者.
- 重篤な呼吸器疾患や循環器疾患がある患者.
- 腸閉塞や消化管穿孔が疑われる患者.
- 咽頭・上部食道に狭窄や閉塞がある患者.
- 酸性・アルカリ性の強い薬品やガソリンなどを服用した可能性のある患者.

必要物品(例)

前処置

- 前処置用消泡剤（ジメチルポリシロキサン〈ジメチコン内用液2%〉4mL＋プロナーゼ1包＋重曹1g＋水100mL）.
- 紙コップ，キムタオル®.
- 咽頭麻酔薬（リドカイン〈キシロカイン®ビスカス〉2% 4mL）.
- 5ccシリンジ.
- 経鼻内視鏡検査の場合
- 0.05%プリビナ®液，4%キシロカイン®液.
- 経鼻的内視鏡用前処置スプレー.
- 1mLシリンジ.
- 綿棒.
- 鎮静剤，血管確保用点滴.
- 診察券，問診票，同意書.

検査時

- 光源装置，上部消化管用スコープ，経鼻用スコープ．
- 咽頭麻酔・経鼻麻酔（リドカイン〈キシロカイン®〉ポンプスプレー，またはゼリー）．
- 処置用消泡剤（ジメチルポリシロキサン〈ジメチコン内用液2%〉適量＋水250mL）．
- マウスピース，エプロン，処置シーツ．
- 各種処置鉗子類．
- 呼吸心拍観察モニター．
- 経鼻内視鏡検査の場合
- 5ccシリンジ，16Frネラトンカテーテル．

方法

検査前

- 患者確認：**患者自身にフルネームで名乗ってもらい確認する**．
- 義歯の有無の確認：あれば除去する．
- 既往歴の確認：鎮痙剤（ブチルスコポラミン，グルカゴン）禁忌の既往疾患を確認する（**表1，2**）．

表1 》 ブチルスコポラミン（ブスコパン®）の禁忌

既往歴	禁忌理由
心疾患(不整脈, 狭心症, 心筋梗塞など)	心拍数を増加させ，症状悪化や不整脈を起こす
緑内障	房水の出口を塞ぎ排出を阻害することで眼圧が上昇する
前立腺肥大	膀胱の排出力を弱め，尿道を収縮し，尿の出を悪くする
麻痺性腸閉塞	消化管運動を抑制する

（文献2を元に作成）

表2 》》 グルカゴンの禁忌

禁忌対象は少なく，ブチルスコポラミン（ブスコパン®）と比べて作用時間が短い.

既往歴	禁忌理由
糖尿病	血糖を上げる作用がある（慎重投与）
褐色細胞腫	急激な昇圧発作を起こすことがある

（文献3を元に作成）

- 服用中の薬の確認：降圧薬・抗凝固薬（休薬期間の有無）・血糖降下薬・抗精神病薬・睡眠導入剤を確認する. **本人の自覚がないままに抗凝固薬を長期間内服しているケースが多くある.**
- 服薬内容が不明の場合は，**家族への問診，お薬手帳のチェック**が必要！
- リドカイン（キシロカイン®）アレルギーの有無の確認：過去の歯科麻酔使用歴から確認する.
- 前日の20時以降，絶食の確認.
- 検査約15分前に前処置用消泡剤服用：胃粘液と胃泡を除去し，粘膜面を十分に観察しやすくするため服用する.
- 咽頭麻酔薬：リドカイン（キシロカイン®ビスカス）2% 4mLを咽頭に含み，ゆっくり飲み込む.
- 経鼻麻酔時：左右の鼻腔に0.05%プリビナ®液を0.15mLずつ投与. その後，キシロカイン®ゼリーを充填したシリンジにカットした16Frカテーテルを装着し，鼻腔より挿入投与する.
- 鎮静剤使用前の確認：鎮静剤を希望する場合，同意書の有無と検査後は翌朝まで，乗り物を運転しないこと，危険な作業を行わないことを再説明する.

検査前の看護のポイント

- 患者確認と，検査前確認事項の徹底！
- 検査中・後の注意点などの説明と再確認.

上部消化管内視鏡検査

検査中

- 患者確認：光源**画面上の患者名**と**患者自身にフルネームを名乗ってもらい確認**する．
- 検査体位：衣類の腹部を緩め，左側臥位（図2）になり，マウスピースを軽く噛んでもらう．
- 静脈路確保：鎮静剤使用の場合．
- 副交感神経遮断薬の投与：蠕動や分泌を抑制し，検査を円滑に行う．ブチルスコポラミンあるいはグルカゴンは，筋肉注射か点滴で側管注する．
- 注意点を説明する．
  - 溜まってくる唾液は飲み込むとむせるため，口角より垂れ流すよう説明する．
  - 声を出したり動いたりすると危険なため，苦しい時は右手を挙げるよう説明する．
- 不安緩和：介助者は患者頭部後方から声かけやタッチングで不安や緊張の緩和に努める．
- 検査介助：医師の指示に従い，生検・色素散布・止血処置などの介助をする．

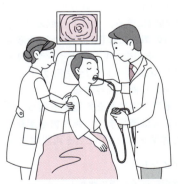

図2 》 検査時の体位
左側臥位で安楽な姿勢をとれるよう身体を支えたり，声かけなどを行う．

検査中の看護のポイント

- 声かけやタッチングなどにより不安や緊張の緩和に努める．

- 色素散布（インジゴカルミンなど）や着色した試薬を使用する際は，患者の衣服に付着しないよう，タオルなどで患者の上半身を中心に覆う．

- 緊急内視鏡実施時は，モニタリングをして全身状態観察と迅速な対応！

検査後

＜検査後の留意点＞

- 口腔内の唾液は飲み込まずに出してもらう．
- 検査台が完全に下がってから起きてもらう．
- 気分不快感，腹痛，ふらつきなどの症状を確認し，検査開始前に外したもの(時計や眼鏡，義歯，バッグなど)を忘れずに渡す．

＜検査後の注意事項の再説明＞

- 鎮痙剤・鎮静剤の副作用：自動車などの運転を控えてもらう．
- 飲食は，**観察のみの場合は1時間後に摂取可．生検した場合は1時間後に飲水可，2時間後に食事可**となる．いずれの場合も時間になったら水分を一口摂り，むせないことを確認してから開始する．
- 経鼻内視鏡の場合，検査後は鼻を強くかまないように注意してもらう．
- 生検後の食事内容について，出血の原因となるアルコール，辛い物などの刺激の強い食べ物，タバコは控えてもらう．
- 出血・激しい腹痛・発熱などが見られた場合は，速やかに連絡してもらう．

＜後片付け＞

- 唾液および体液のついたものは，感染性廃棄物として廃棄する．

上部消化管内視鏡検査

検査後の看護のポイント

● 注射薬（鎮痙剤・鎮静剤）の副作用の観察！
　①抗コリン薬（ブチルスコポラミンなど）：口渇，目が眩しい，尿が出にくい.
　②鎮静剤：眠気，ふらつき.

● 検査終了後の覚醒状況が不良の場合は，観察ベッドで休ませる！
　⇒抗精神病薬や睡眠導入剤を服用している患者には鎮静剤の拮抗薬が使えない（本来の薬の作用も減弱させてしまう）ため，高齢者を含め十分覚醒したことを確認してから帰宅させる.

● 検査後の注意点などの説明と再確認！

COLUMN

生検
● 患部の組織の一部を採取し，顕微鏡などで調べ診断する.

色素散布
● 色素液の陥凹面への溜り現象を応用し，凹凸を強調させるコントラスト法（インジゴカルミンなど）や，色素と粘膜の分泌物や細胞成分との特異反応を利用する反応法（ルゴール液など）によって，病変の認識，病変範囲の確定，深達度を評価する．食道疾患はルゴール液，胃疾患はインジゴカルミンが使われる.
● ルゴール液使用の際は，ファイバー抜去前に中和剤のチオ硫酸ナトリウム（デトキソール®）を散布する.

文献
1）猪又克子ほか：ケアに活かす消化器系検査・処置マニュアル．p6，学研メディカル秀潤社，2013.
2）ブスコパン医療用医薬品基本情報（添付文書）．(https://www.e-mr.sanofi.co.jp/products/buscopanより，2023年7月検索).
3）グルカゴン医療用医薬品基本情報（添付文書）．(https://pro.novonordisk.co.jp/products.html?profession=physician より，2023年7月検索).

116 ｜ 内視鏡におけるケア

内視鏡的粘膜切除術（EMR）・ポリペクトミー

目的 *胃や大腸の病変やポリープを内視鏡下で切除・摘出する.

適応

- 食道病変：表在型食道がん（粘膜固有層にとどまるがん）.
- 胃病変：早期胃がん，粘膜内がん，胃腺腫，出血などの症状を伴う過形成性ポリープ.
- 大腸病変：腺腫，粘膜がん，粘膜下層への軽度浸潤がん．原則2cm以下の大きさのもの.

禁忌

- **出血傾向の強い患者**（高度の肝硬変や血液疾患など）.
- **抗凝固薬や抗血小板薬の休薬ができない患者**.
- **重篤な心疾患・肺疾患など全身状態が不良な患者**.

必要物品（例）

- 上部または下部消化管内視鏡検査に準ずる（p.111, p.143参照）.
- 高周波スネア，回転クリップ鉗子，クリップ.
- サクション ポリープ トラップ.
- EMRの場合は，高周波電源装置，対極板，局所用注射液，局所注射針.

方法

処置前

- 患者確認：**患者自身にフルネームで名乗ってもらい確認する**.
- 金属類の有無確認：患者の身体に**金属類や湿布が装着されていないことを確認する**.
- 対極板貼付：対極板は腰背部や大腿部などの広い場所で体毛の少ない部分に貼る．対極板と術部の間に金属がないように注意する.
- 各装置準備：光源および高周波スネアに高周波電源装置のコードを接続，高周波電源装置のスイッチを入れ，設定を確認する.
- 処置前準備：前処置・検査説明は，上部または下部消化管内視鏡検査に準ずる（p.112, p.144参照）.
- モニター装着：血圧・心電図・SpO_2モニタリング.
- 点滴血管確保：鎮静剤，鎮痙剤投与.

> **処置前の看護のポイント**
> - 患者確認の徹底！
> - 処置前確認事項の徹底！
> - タイムアウトを行い，患者や処置内容などを確認！
> - バイタルサイン（血圧，脈拍，呼吸状態，SpO_2）をモニタリングする.
> - 不安・緊張の緩和に努める.
>   ⇒手術時間の目安を説明するなど，会話を通じて緊張をほぐすことを心がける.
> - 金属を埋め込んでいる患者は，術部と対極板の間に金属がないよう注意！

Memo

処置中

- 患者確認:光源画面上の患者名を確認し,患者自身にもフルネームを名乗ってもらい確認する.
- 局所注射針操作:局注針に局注用注射液を満たし,鉗子口から局注針を挿入,粘膜下層に局注用注射液を注入し病変を人工的に隆起させる(図1).実施しない場合,ポリペクトミーとする.
- スネア操作:鉗子口から高周波スネアを挿入し,病変・ポリープの上で広げてから締めていき,病変・ポリープを把持し,切除する(図1, 2).EMRの場合,通電しながら切除する.
- 必要があれば,切除部位をクリップで縫縮し止血処置を行う.
- 処置中の観察:処置,使用薬剤,患者のバイタルサイン,腹痛,顔色などを観察し経時的に記録する.

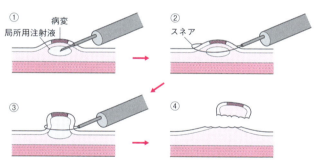

図1 》 EMR手技
①局所用注射液を注入,②スネアをかける,③通電する,④切除.

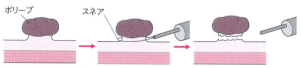

図2 》 ポリペクトミー手技
ポリープの上でスネアを広げて,ポリープを切除する.

処置中の看護のポイント

- 患者の全身状態に注意し異常の早期発見に努める！
  ⇒通電中の疼痛は，穿孔の危険性があるため直ちに医師に報告.
- 注射薬の副作用の観察を徹底！
- 声かけやタッチングなどにより不安や緊張の緩和.
- 合併症や偶発症発症時に備えた準備！（救急カート・止血処置用物品）.

処置後

- 合併症の観察：穿孔・出血などに注意し，腹部膨満・腹痛の有無を観察する.
- 高周波通電後の観察：対極板を除去し，皮膚のやけどの有無を観察する.
- 処置後の注意事項の説明：上部または下部消化管内視鏡検査に準ずる（p.115, p.147参照）.

処置後の看護のポイント

- 最終バイタルサインと覚醒状態，全身状態の観察から異常の早期発見！
- 異常があった場合は直ちに医師に報告！
- 処置後の日常生活（安静，入浴，食事）について説明する.
- 出血や激しい腹痛，発熱などの症状が出現した時や，処置後，便の色を2～3日観察して出血や黒い便が続く場合は，病院へ連絡するよう指導！

自施設での処置前・中・後の注意点を記載

内視鏡的粘膜下層剥離術（ESD）

目的

*消化管の内腔から粘膜層を含めた粘膜下層までを広い範囲で剥離，切除して，早期がんの病変を一括切除する．

実際

- 内視鏡的粘膜下層剥離術（ESD）は，内視鏡および専用の処置具を用いて筋層以下（粘膜下層の奥）に傷害を与えずに，粘膜下層を広く剥離切除し組織を回収する．
- EMRは2cm以下と制限があるのに比べ，ESDは広範囲に病変を切除することが可能で，より正確な病理診断と治療に役立つ．

適応

- 早期胃がんや胃腺腫，早期食道がん，早期大腸がん（粘膜がんと粘膜下層上層までの浸潤がん），

禁忌

- **出血傾向の強い患者**（高度の肝硬変や血液疾患など）．
- **抗凝固薬や抗血小板薬の休薬ができない患者**．
- **重篤な心疾患・肺疾患など全身状態が不良な患者**．

必要物品（例）

- 上部または下部消化管内視鏡検査に準ずる（p.111, p.143参照）．

内視鏡的粘膜下層剥離術

- 高周波電源装置，対極板．
- 局注用注射液，局注針．
- 各種ナイフ類，各種鉗子類．
- ジェルマット（褥瘡予防）．

方法

処置前

- **患者確認**：**患者自身にフルネームで名乗ってもらい確認する**．
- **金属類の有無確認**：患者の身体に**金属類や湿布が装着されていないことを確認する**．
- **対極板貼付**：対極板は腰背部や大腿部などの広い場所で体毛の少ない部分に貼る．
- **各機器準備**：光源および高周波スネアに高周波電源装置のコードを接続，高周波電源装置のスイッチを入れ，設定を確認する．
- **処置前準備**：前処置・検査説明は，上部または下部消化管内視鏡検査に準じる（p.112, p.144参照）．
- **モニター装着**：血圧計，心電図，SpO_2．
- **点滴血管確保**：鎮静剤，鎮痙剤投与．

処置前の看護のポイント

- 患者確認の徹底！
- 処置前確認事項の徹底！
- タイムアウトを行い，患者や処置内容などを確認！
- バイタルサイン（血圧，脈拍，呼吸状態，SpO_2）をモニタリングする．
- 不安・緊張の緩和に努める．
  ⇒手術時間の目安を説明するなど，会話を通じて緊張をほぐすことを心がける．
- 金属を埋め込んでいる患者は，術部と対極板の間に金属がないよう注意！

処置中

- 図の①→⑥の流れに沿って行う.
- 処置中は,処置,使用薬剤,患者の**バイタルサイン**,観察内容などを経時的に記録する.

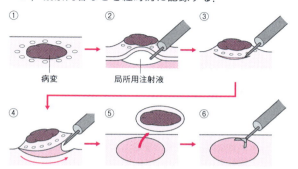

図 》 ESD手技
①マーキング:内視鏡下で病巣を確認後,病変周囲に切除範囲の目印をつける.
②局注:粘膜下層にインジゴカルミンで染色した局所用注射液を注入し,浮かせた状態にする.
③切開:マーキングを切り囲むようにナイフで病変部の周囲の粘膜を切る.
④粘膜下層の剥離:専用ナイフで病変を少しずつ慎重に剥ぎ取る.
⑤切除完了:ナイフを使い最後まで剥離する,または最後にスネアで切り取る.
⑥止血:切除した後の粘膜の表面に止血処置を施行し,切除組織を回収する.

(文献1を参考に作成)

処置中の看護のポイント

- 鎮静下で施行するため,患者の全身状態に注意し,異常の早期発見!
- 患者が無意識に動いたり,手を動かしたりすることがあるため注意する.
- 通電中の疼痛は穿孔の危険性があるため,直ちに医師に報告!
- 声かけやタッチングなどで,不安・緊張の緩和を!
- 合併症や偶発症発症時に備えた準備(救急カート・止血処置用物品).
- 長時間の処置になるため,褥瘡予防および保温に配慮する.

処置後

● 鎮静下で施行した場合は，医師の指示で拮抗薬を投与しバイタルサインを測定する．

● 合併症の観察：穿孔・出血などの合併症に注意し，腹部膨満・腹痛の有無を観察する．

● 高周波通電後の観察：対極板，モニターを除去し皮膚のやけどの有無を観察する．

処置後の看護のポイント

● 最終バイタルサインと覚醒状態，全身状態の観察から異常の早期発見！
● 異常があった場合は直ちに医師に報告！
● 処置後の日常生活（安静，入浴，食事）について説明する．
● 出血や激しい腹痛，発熱などの症状が出現した時や，処置後，便の色を2〜3日観察して出血や黒い便が続く場合は，病院へ連絡するよう指導！

その他のポイント

● ペースメーカ使用中の患者は誤動作を生じる可能性があり，術前術後の設定変更が必要なため，事前に主治医を通して業者に立ち合いを依頼する．

文献
1) 田村君英：技師＆ナースのための消化器内視鏡ガイド：検査 治療 看護．p237-47，学研メディカル秀潤社，2010.

自施設での処置前・中・後の注意点を記載

124 ｜ 内視鏡におけるケア

内視鏡的静脈瘤結紮術（EVL）

目的
* 食道・胃静脈瘤を結紮し，壊死・脱落させて消失させる．

実際

- 内視鏡的静脈瘤結紮術（EVL）は，食道・胃静脈瘤に対しO（オー）リングという輪ゴムを用いて結紮し，静脈瘤を壊死・脱落させて消失させる（図1, 2）．

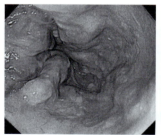

図1 》 連珠状に拡張した静脈瘤
（カラー口絵：p.ix）
食道下部に連珠状に拡張した静脈瘤を認める．

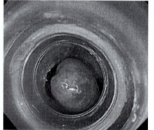

図2 》 内視鏡的静脈瘤結紮術
（カラー口絵：p.ix）
静脈瘤に対しゴムバンドで結紮し，止血を確認．

適応

- 出血を伴う静脈瘤，出血既往のある静脈瘤．
- 静脈瘤の形態がF2以上であるもの（表1）．
- 発赤所見（表2）がRC2＋以上のもの．

表1 》 静脈瘤の形態

静脈瘤の形態は4段階評価である.

F0	治療後に静脈瘤が認められなくなったもの
F1	直線的な比較的細い静脈瘤
F2	連珠状の中等度の静脈瘤
F3	連節状あるいは腫瘤状の太い静脈瘤

（文献1を元に作成）

表2 》 発赤所見

発赤所見は4段階評価である.

RC0	発赤所見を全く認めない
RC1	限局性に少数認めるもの
RC2	RC1とRC3の間
RC3	全周性に多数認めるもの

禁 忌

- 緊急例を除く大きな胃静脈瘤に対するEVL単独治療は，再発率・再出血リスクが高く，禁忌である.

必要物品（例）

- 上部消化管内視鏡検査に準ずる（p.111参照）.
- オーバーチューブ.
- EVLデバイス（EVLデバイスとOリングがセット）.
- 2.5mL緑シリンジ，固定用テープ.

自施設で使用する物品を記載

方法

処置前

- 患者確認：**患者自身にフルネームで名乗ってもらい確認する**.
- 処置前準備：前処置・検査説明は上部消化管内視鏡検査に準ずる（p.112参照）.
- モニター装着：血圧・心電図・SpO$_2$モニタリング.
- EVLデバイスをスコープに固定.
- EVLは術者，介助者，全身状態を観察する看護師の**3名以上のスタッフで行う**ことが，術中の医療事故防止につながる.

> **処置前の看護のポイント**
> - 患者確認の徹底と，バイタルサイン（血圧，脈拍，呼吸状態，SpO$_2$）をモニタリングする！

処置中

＜EVLデバイス操作（図3）＞

- 内視鏡をガイドにオーバーチューブを挿入する.
- 目的の静脈瘤を確認したらスコープを引き抜き，Oリングを装着したスコープを挿入する.

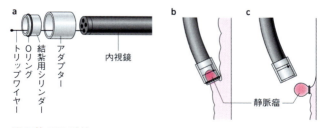

図3 》EVL手技
a：内視鏡にOリングなどを装着する.
b：静脈瘤を吸引し，Oリングを用いて結紮する.
c：静脈瘤が結紮される.
（文献2より引用）

- デバイスを目的の静脈瘤に当て吸引する.
- シリンジ内の空気を速やかに注入しOリングをリリースして結紮する.

＜処置中の観察＞

- 処置や使用薬剤，患者のバイタルサイン，観察内容などを経時的に記録する.

処置中の看護のポイント

- オーバーチューブ挿入時は，咽頭・上部食道損傷の危険性があるため注意！ 下顎を伸展させスムーズに挿入できるよう介助！
- 静脈瘤の吸引に伴う痛みなどで体動があるため，鎮静剤の効果の確認や声かけを行う！
- 出血症例はモニター管理しバイタルサインの変化に注意！
- 急変に備え，救急カートの準備を忘れずに！

処置後

- 医師の指示で拮抗薬を投与し，バイタルサインの測定と全身観察を行う.

処置後の看護のポイント

- 最終バイタルサインと覚醒状態・全身状態の観察から異常の早期発見！
- オーバーチューブ挿入に伴う胸痛，咽頭痛など身体的な異常の有無の観察！
- 処置後に胃内に凝結痕が残っていると嘔吐する可能性があることを説明！

文献

1) 工藤進英（監）：内視鏡的硬化療法（EIS）・内視鏡的静脈瘤結紮術（EVL）. ナースのための やさしくわかる内視鏡検査・治療・ケア. p129, ナツメ社, 2013.
2) 針原 康ほか：消化器疾患ビジュアルブック 第2版. p49, 学研メディカル秀潤社, 2014.

内視鏡的硬化療法（EIS）

> **目的**
> ＊内視鏡を挿入し，その先につけた局注針を静脈瘤に刺し，硬化剤を注入して静脈瘤を固める．

実際

- 内視鏡的硬化療法（EIS）は，食道静脈内，あるいは食道粘膜に局注針という処置具を用いて硬化剤を注入して静脈瘤を固める治療法．
- 内視鏡を入れ，その先につけた局注針を静脈瘤に刺し，モノエタノールアミンオレイン酸（オルダミン®；EO）を注入し静脈瘤を固める．この際，血管内に注入されているか**透視しながら行う**（図1）．
- 血管外注入の場合は，ポリドカノール（エトキシスクレロール®）を使用する．

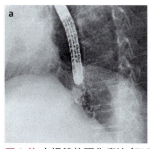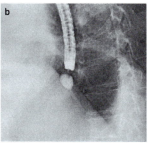

図1 》 内視鏡的硬化療法（EIS）
透視下に硬化剤と造影剤の混合液を静脈瘤内（a），または近傍（b）に注入した像．

適応

- 内視鏡的静脈瘤結紮術（EVL）に準ずる（p.125参照）．

禁忌

● **進行した肝不全**（総ビリルビン 4.0mg/dL 以上，アルブミン 2.5g/dL 以下，血小板数 2万/μL 以下），**大量の腹水貯留，高度脳症，高度腎機能不良**．

必要物品（例）

● 上部消化管内視鏡検査に準ずる（p.111参照）．
● 食道静脈瘤局注針（硬化療法用注射針）．
● 硬化剤：モノエタノールアミンオレイン酸（オルダミン®）など．

方法

処置前

● 患者確認：**患者自身にフルネームで名乗ってもらい確認する**．
● 処置前準備：前処置・検査説明は上部消化管内視鏡検査に準ずる（p.112参照）．
● モニター装着：血圧・心電図・SpO₂モニタリング．
● 使用薬品の準備：鎮静剤や硬化剤，ハプトグロビンなど確認する．
● EIS は術者や介助者，全身状態を観察する看護師の **3名以上のスタッフで行う** ことが術中の医療事故防止につながる．

処置前の看護のポイント

● 患者確認の徹底を行う．
● バイタルサイン（血圧，脈拍，呼吸状態，SpO₂）をモニタリングする．

処置中

＜EIS処置介助（図2）＞
- 内視鏡下で穿刺する静脈瘤の部位まできたら、バルーンを拡張させ硬化剤の口側への流出を防ぐ。局注針で静脈瘤を穿刺し、硬化剤を注入する。
- バルーンを虚脱し、穿刺部にファイバースコープを進め、バルーン拡張させて穿刺部を圧迫止血する。

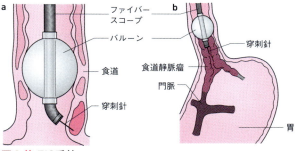

図2 》EIS手技
a：血管周囲注入，b：血管内注入．
（文献1より引用）

＜処置中の観察＞
- 処置や使用薬剤、患者のバイタルサイン、観察内容などを経時的に記録する。

自施設で使用する物品を記載

内視鏡的硬化療法

処置中の看護のポイント

- 大量吐血の可能性があるため，急変に即時対応できるよう準備する．
- 周囲の汚染防止（ベッドや床をディスポーザブルシーツなどで覆う）を行う．
- 医療者の感染防御対策を行う．
- バルーン拡張時や硬化剤注入時には，痛みのため体動しやすいので注意する．
- 声かけやタッチングなどにより不安や緊張の緩和に努める．
- 血管注入後，溶血による腎不全を予防するために素早くハプトグロビンを投与できるように準備！

処置後

● 合併症（穿孔・再出血・硬化剤による肝障害・腎不全・ショックなど）の早期発見のため，定期的にバイタルサインを測定する．

処置後の看護のポイント

- 最終バイタルサインと覚醒状態・全身状態の観察から異常の早期発見！
- 患者に胸痛，圧迫感が強い場合は穿孔の可能性があるので医師に報告！
- 治療後に胃内の凝血痕を嘔吐する場合があり，誤嚥に注意！

文献
1) 針原 康ほか：消化器疾患ビジュアルブック 第2版．p49，学研メディカル秀潤社，2014．

Memo

内視鏡的食道拡張術
(バルーン拡張・ステント留置)

目的
* 食道狭窄を伴う通過障害の緩和.
* 経口摂取の維持.
* 誤嚥リスクの低下.

実際

- 食道狭窄に伴う様々な症状を改善する治療法.

適応

食道バルーン拡張(図1)

- 食物の通過困難症状のある患者.
- 食道がんなどによる狭窄.

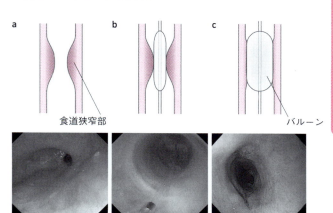

図1 》食道バルーン拡張術(カラー口絵:p.ix)
a:狭窄部. b:拡張用バルーンチューブ挿入. c:狭窄部のバルーン拡張.

食道ステント留置（図2）

● バルーン拡張術が無効な食道狭窄．

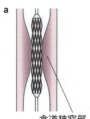 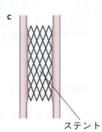

図2 》 食道ステント留置術
a：狭窄部にガイドワイヤーを通じてステント挿入．
b：狭窄部のステント拡張．
c：狭窄部のステント留置．

禁忌

● 食道拡張後に経口摂取や嚥下が全く望めない患者（意識障害や高齢者，脳梗塞後遺症，認知症，反回神経麻痺など）．
● 狭窄部，病変部に深い潰瘍や瘻孔，食道静脈瘤が認められる場合．
● 放射線治療により，高度の食道炎がある患者．
● 出血傾向のある患者．

必要物品（例）

食道バルーン拡張

● 上部消化管内視鏡検査に準ずる（p.111参照）．
● 拡張用バルーンチューブ，加圧用ピストル，蒸留水，加圧器．

食道ステント留置

- 上部消化管内視鏡検査に準ずる（p.111参照）.
- 造影剤（アミドトリゾ酸〈ウログラフイン®〉），ガイドワイヤー，ステント用品.

自施設で使用する物品を記載
食道バルーン拡張時

食道ステント留置時

検査方法

処置前

- 処置前準備，前処置は上部消化管内視鏡検査に準ずる（p.112参照）.

処置前の看護のポイント

- 初回の患者の場合には，処置に対する受け止め方や不安の有無を確認！
- 2回目以降の患者には，前回からの変化や食事，体調を把握する！
- 出血の可能性があるため，治療前に必ず救急薬品や物品の準備・点検を行う！

内視鏡的食道拡張術

処置中

＜食道バルーン拡張＞

- 内視鏡を食道狭窄部の直前まで進め，狭窄の程度を確認し，適したサイズの拡張用バルーンカテーテルを選択する．
- 加圧用ピストル内に蒸留水を吸い上げ，拡張用バルーンと接続．加圧器にセットする．
- 内視鏡の鉗子口からバルーンを挿入し，狭窄部がバルーンの中央部になるように留置する．
- 患者の状態を観察しながら，加圧器で徐々に加圧していく．**加圧はバルーンの破裂を防ぐため最大拡張圧を超えないように注意**する．
- 拡張が終了したらバルーン内の蒸留水を完全に抜き，バルーン内を完全にしぼませてから引き抜く．
- 拡張部の拡張状態および出血，穿孔がないことを確認し終了する．

＜食道ステント留置＞

- 事前に狭窄部位，長さ，瘻孔の有無を造影検査で確認しステントを準備．
- 内視鏡を挿入し狭窄位置を確認．鉗子口よりガイドワイヤーを挿入．
- ガイドワイヤーを通じてステントを挿入し留置する（ステントが完全に広がっていない場合でも2〜3日待てば自然に広がるため，無理に急速に広げる必要はない）．

処置中の看護のポイント

- 拡張中は痛みによって体や手を動かすため，転落など安全に配慮！
- 食道狭窄が強い場合は，狭窄部に溜まった唾液が多量に分泌されるため，適宜吸引する．
- 治療は繰り返し行われるため，バルーンのサイズ，拡張圧，疼痛の有無を記録する．

処置後

- 処置後は上部消化管内視鏡検査に準ずる（p.115参照）.
- 処置後の飲食の時間は医師に確認する.

＜疼痛に注意＞

- 拡張直後は不快感や軽い痛みを訴えることがあるが, 通常, 時間の経過とともに軽快していく.
- 痛みが増強したり, 呼吸困難やバイタルサインの変動を認める場合は, **穿孔**を疑う.

＜穿孔に注意＞

- バルーンの間違った留置によって起こりやすい.
- 緊急手術や抗菌薬の投与, 消化管の減圧が必要になる.

＜出血に注意＞

- 軽度の粘膜損傷は必発であり, 少量の出血はみられるが, ほとんど自然に止血する.
- 大出血の場合は, 状態に応じて止血剤の散布やクリッピングによる処置を行う.

> **処置後の看護のポイント**
>
> - 穿孔, 疼痛, 出血が起こるリスクがあり, 異常を早期に発見し医師に報告！
> - 食事内容の説明！　狭窄の改善程度により摂取可能な食事を説明する. 治療当日は刺激のある食事は避け, 消化の良い物を摂取するように伝える.

内視鏡的食道拡張術

処置前・中・後の観察ポイントを記載

超音波内視鏡検査（EUS）

目的
* 消化管の内腔から膵臓・胆道および周囲の臓器，血管，リンパ節などを観察する．
* 早期がんの深達度の診断．

実際

- 超音波内視鏡検査（EUS）は，消化管の中（内腔）から超音波検査（エコー検査）を行う（図）．
- 内視鏡検査の可能な上部および下部消化管系の内腔から，各臓器の壁構造および周囲臓器の変化，周囲臓器および周囲血管との関係，壁外のリンパ節腫脹などの情報を得る．

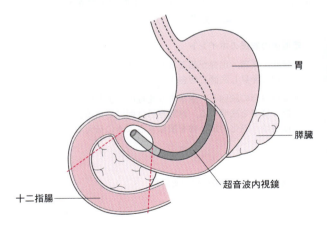

図 》EUS手技
内視鏡先端に超音波プローブを装着し，消化管内腔からエコー検査を行う．

適応

- 消化器がんの深達度や浸潤，リンパ節転移の診断と治療効果の判定.
- 粘膜下腫瘍の発生部位の診断，再発予防，治療効果の判定.
- 消化性潰瘍や縦隔疾患，腹腔内腫瘍，炎症性腸疾患などの診断.

禁忌

- 全身状態不良の患者.
- **腸閉塞**.
- **消化管穿孔**.
- **手術後**.
- **重篤な循環器疾患や呼吸器疾患**.

必要物品（例）

- 上部または下部消化管内視鏡検査に準ずる（p.111, p.143参照）.
- 超音波内視鏡プローブ.
- 超音波内視鏡スコープ.
- 脱気水または蒸留水，送水器.

方法

検査前

- 患者確認：**患者自身にフルネームで名乗ってもらい確認する**.
- 検査前準備：前処置・検査説明は，上部または下部消化管内視鏡検査に準ずる（p.112, p.144参照）.

超音波内視鏡検査

- 超音波内視鏡準備：超音波内視鏡スコープのプローブの装着時には，空気が入らないように注意する．
- 検査説明：脱気水が注入されるのでお腹が張ることを説明する．

検査前の看護のポイント
- 患者確認の徹底！
- バイタルサイン（血圧，脈拍，呼吸状態，SpO$_2$）をモニタリングする．
- 通常の内視鏡検査との違いや必要性を十分に説明する．

患者への声かけ

例1：スコープに超音波の出る装置の付いた内視鏡を使います．胃の壁の表面からもっと奥の深いところの病変を断面図で見ることができ，病気の進行状況を診断する検査です．

例2：以前行った内視鏡より少し太い感じがするかもしれません．通常の検査より長くかかることもありますが，今後の治療方針を決めるうえで大切な検査ですので，頑張りましょう．

検査中

- 患者確認：光源**画面上の患者名**と**患者自身にフルネームを名乗ってもらい確認**する．

＜EUS処置介助＞

- 通常の内視鏡に比べて**先端が太い**ため，**咽頭麻酔をしっかり行う**．
- 脱気水が胃内に溜まると腹部膨満，嘔吐しやすいため，**誤嚥防止に努め**，口腔内に溜まった貯留物は適宜，吸引する．

● 大腸EUSでは，排ガスとともに脱気水が漏れ出すこともあるため，臀部の下に吸水パッドを敷き不快感を最小限にする．

検査中の看護のポイント

● 声かけやタッチングなどにより不安や緊張の緩和に努める．
● 検査に伴う不快の緩和に努める．

検査後

● 検査後は，上部または下部消化管内視鏡検査に準ずる（p.115，p.147参照）．
● 脱気水により腹満感を感じてしまうことがあるが，徐々に軽減することを説明する．
● 超音波専用スコープは先端硬性部が長いため，**食道入口部に穿孔**を起こしやすい．また，進行がんで狭窄がある場合，スコープ操作により**粘膜の損傷**を起こしやすい．
● 検査後の胸痛や腹痛とバイタルサインの変化，吐血・下血に注意して観察する．

検査後の看護のポイント

● 最終バイタルサインと全身状態の観察から異常の早期発見！

自施設で使用する物品を記載

下部消化管内視鏡検査

目的
* 直腸・結腸・大腸粘膜・組織の所見を診断し,病態を把握する.
* 大腸ポリープ切除術のような内視鏡的小手術の施行.

実際

- 内視鏡を肛門から挿入し,直腸・結腸・大腸粘膜の観察・写真撮影・組織を採取する.これらの所見を総合して疾患を診断するとともに,病態を把握する(図1).
- 大腸ポリープ切除術,粘膜切除術,粘膜下層切除術のような内視鏡的小手術を目的として施行される.

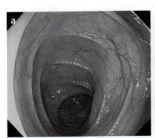 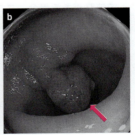

図1 》 下部消化管内視鏡像 (カラー口絵:p.x)
a:横行結腸(異常所見なし),b:S状結腸(矢印:大腸ポリープ).

適応

- 下血・腹痛・排便障害などの有症状者.
- 便鮮血反応陽性者,注腸検査で異常指摘者.
- 検診,疾患の経過観察,手術前検査などの観察目的.
- 緊急検査(直腸異物,下血の止血術など)の治療目的.

禁忌

- 急性腹膜炎や腸閉塞，消化管穿孔，中毒性巨大結腸症，全身状態不良者．
- 腹部大動脈瘤症例，妊娠中，あるいは重篤な炎症性腸炎，腹部術後の癒着既往症例などは相対的禁忌．

必要物品（例）

前処置

- 経口腸管洗浄剤．
- 紙コップ，穴あきディスポーザブルパンツ．
- 鎮静剤（医師の指示時），血管確保用点滴．
- 診察券，問診票，同意書．

検査時

- 光源装置．
- 下部消化管用スコープ．
- 潤滑用ゼリー．
- 処置用消泡剤，高吸収シート．
- 各種処置鉗子類．

自施設で使用する物品を記載

下部消化管内視鏡検査

方法

検査前

＜検査前日まで＞
- 禁飲食：夕食は注腸検査食．消灯後の食事は禁止，飲水は検査当日まで可．
- 常用薬：**抗凝固薬は，処方した医師，医療機関と休止について相談**する．糖尿病薬，整腸薬，下剤などは休止．**降圧薬は，服用を継続**する．
- 前処置：就寝前に指示された下剤を内服する．

＜検査当日＞
- 患者確認：**患者自身にフルネームで名乗ってもらい確認**する．
- 既往歴の確認：鎮痙剤（ブチルスコポラミン，グルカゴン）禁忌の既往疾患を確認する（**表1, 2**）．

表1 》 ブチルスコポラミン（ブスコパン®）の禁忌

既往歴	禁忌理由
心疾患（不整脈，狭心症，心筋梗塞など）	心拍数を増加させ，症状悪化や不整脈を起こす
緑内障	房水の出口を塞ぎ排出を阻害することで眼圧が上昇する
前立腺肥大	膀胱の排出力を弱め，尿道を収縮し，尿の出を悪くする
麻痺性腸閉塞	消化管運動を抑制する

（文献2を元に作成）

表2 》 グルカゴンの禁忌

禁忌対象は少なく，ブチルスコポラミン（ブスコパン®）と比べて作用時間が短い．

既往歴	禁忌理由
糖尿病	血糖を上げる作用がある
褐色細胞腫	急激な昇圧発作を起こすことがある

（文献3を元に作成）

- 服用中の薬の確認：降圧薬・抗凝固薬（休薬期間の有無）・血糖降下薬・抗精神病薬・睡眠導入剤を確認する．本人の自覚がないままに抗凝固薬を長期間内服しているケースが多くある．
- **服薬内容が不明の場合は，家族への問診，お薬手帳のチェックが必要！**
- 前処置用下剤を服用してもらう．服用中は，気分不快・悪心・嘔吐・腹痛などの症状に注意し，症状出現時は，服用を中止し，医師の指示を受ける．

> **検査前の看護のポイント**
> - 患者確認と，検査前確認事項の徹底！
> - 検査中・後の注意点などの説明と再確認！

検査中

- 患者確認：光源**画面上の患者名と患者自身にフルネームを名乗ってもらい確認**する．
- 検査体位：検査台に左側臥位，またはシムス位（図2）．
- 静脈路確保：鎮静剤使用の場合や急変時の対応ができるように静脈路を確保する．

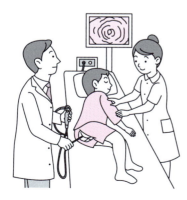

図2 》検査時の体位
左肩を下にして横向きにする．
看護師は左側臥位を保持できるように介助する．

- 鎮痙剤の投与：蠕動を抑え分泌を抑制し，検査を円滑に行うことが目的．ブチルスコポラミンあるいはグルカゴンは，筋肉注射か点滴で側管注する．
- 注意点を説明する．
  - スコープ挿入に伴う空気貯留による腹部膨満感は我慢しないで排出するよう説明．
  - お腹や肛門に力を入れないように軽く口で呼吸するよう説明．
- 不安緩和：介助者は患者頭部後方から声かけやタッチングで不安や緊張の緩和に努め，タオルケットなどを使用し，プライバシーの保護に努める．
- 検査介助：スコープの挿入に応じた患者対応を行う．
- 送気の際，二酸化炭素を使用すると腹部膨満感は軽減される．

検査中の看護のポイント

- 声かけやタッチングで不安や緊張の緩和に努める．
- 緊急内視鏡実施時は，モニタリングをして全身状態観察と迅速な対応！

患者のプライバシーに配慮した介助方法とポイントを記載

検査後

<留意点>

● 検査台が完全に下がってから起きてもらう.

● 検査のためお腹に空気が溜まっているのでトイレで排気するよう説明する.

● 気分不快感, 腹痛, ふらつきなどの症状を確認し, 検査開始前に外したもの(時計や眼鏡, 義歯, バッグなど)を忘れずに渡す.

<注意事項の再説明>

● 鎮痙剤・鎮静剤の副作用:自動車などの**運転を控えてもらう**.

● 禁飲食:検査終了後より摂取可能だが, 腹部の張りがとれてから摂ってもらう. また, 腸管を洗浄するため水分が失われているので, **水分を多めに摂る**よう促す.

● 生検後の食事内容について:出血の原因となる**アルコール, 辛い物, 刺激の強い食べ物, タバコは控えてもらう**.

● 出血・激しい腹痛・発熱などが見られた場合は, 速やかに連絡してもらう.

検査後の看護のポイント

● 注射薬(鎮痙剤・鎮静剤)の副作用の観察!
　①抗コリン薬(ブチルスコポラミン〈ブスコパン®〉など):口渇, 目が眩しい, 尿が出にくい.
　②鎮静剤:眠気, ふらつき.

● 検査終了後の覚醒状況が不良の場合には, 観察ベッドで休息してもらう!
　⇒抗精神病薬や睡眠導入剤を服用している患者には, 鎮静剤の拮抗薬が使えないため, 高齢者を含め, 十分覚醒したことを確認してから帰宅してもらう.

● 検査後の注意点などの説明と再確認!

下部消化管内視鏡検査

COLUMN

直腸通過時の患者対応

- 患者に全身の力を抜くよう伝える.

S状結腸通過時の患者対応

- S状結腸通過までは疼痛を伴うことがある.
- 鎮静剤投与時には呼吸状態やSpO_2モニターを常にチェックし，身体の力を抜くよう伝える.

下行結腸〜脾彎曲部通過時の患者対応

- 仰臥位にするとS状結腸がたわみにくく，スコープを進めやすくなる.
- 必要に応じて用手圧迫法などの介助を行う.

横行結腸通過時の患者対応

- 腸管がたるみやすい部分のため，用手圧迫法などの介助を行う.

肝彎曲部通過時の患者対応

- 必要に応じて用手圧迫法などの介助を行う.

上行結腸通過時の患者対応

- もう少しで盲腸へ到達し，挿入が終わることを患者へ伝える.

回盲末端到着時の患者対応

- ここからスコープを抜きながら観察していくことを患者に伝える.

肛門内反転時の患者対応

- 肛門部はスコープを反転させて観察する場合があるため，違和感があることを説明し，力を抜くように伝える.

文献

1) ブスコパン医療用医薬品基本情報（添付文書）. (https://www.e-mr.sanofi.co.jp/products/buscopan より，2023年7月検索).
2) グルカゴン医療用医薬品基本情報（添付文書）. (https://pro.novonordisk.co.jp/products.html?profession=physician より，2023年7月検索).

内視鏡的逆行性胆管膵管造影検査（ERCP）

目的
* 膵・胆道疾患の診断や病変の確認，病変部位の決定を行う．
* 十二指腸乳頭部病変の診断や，膵・胆道系の内視鏡的治療を行うための基本的手技．

実際

- 内視鏡的逆行性胆管膵管造影（ERCP）とは，内視鏡とX線（造影）を用いて行う膵・胆道系の検査である（図1）．
- 膵・胆道疾患の診断や病変の確認，病変部位の決定，さらに，十二指腸乳頭部病変の診断，および膵・胆道系の内視鏡的治療を行う上での基本的手技でもある．

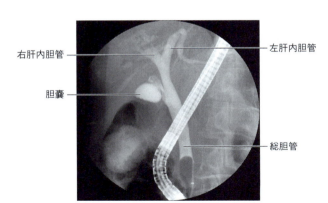

図1 》ERCPによる造影画像
ERCPカニューレをファーター乳頭へ挿入し，胆管を造影している様子．

適応

- 膵臓・胆道の形態的変化をきたす腫瘍，炎症，外傷，発生異常のすべてが適応.
- 膵疾患：膵臓がん，慢性膵炎，粘液産生腫瘍，膵管縫合不全など.
- 胆道疾患：胆管がん，胆嚢がん，総胆管結石，胆管狭窄，膵・胆管合流異常など.

禁忌

- 内視鏡検査が行えないほど全身状態が不良な患者.
- スコープの通過が困難な消化管狭窄を認める場合.
- **造影剤アレルギーのある患者**.
- **急性膵炎などの炎症が生じている病態では増悪の危険があるため禁忌**（総胆管結石が原因の胆石膵炎や急性閉塞性化膿胆管炎などは適応）.

必要物品（例）

- 上部消化管内視鏡検査に準ずる（p.111参照）.
- 側視鏡（ERCP用ファイバースコープ）.
- 造影カニューレ・ガイドワイヤー.
- その他処置器具.

方法

検査前

- 患者確認：**患者自身にフルネームで名乗ってもらい確認する**.
- 検査前準備：前処置・検査説明は，上部消化管内視鏡検査に準ずる（p.112参照）.

150 ｜ 内視鏡におけるケア

- 金属類の有無確認：患者の身体に金属類が装着されていないことを確認する．
- 対極板貼付：対極板は直視下で観察ができ，大腿内側や臀部など，肉厚で体毛の少ない部分に貼る．
- モニター装着：血圧，心電図，SpO_2のモニタリング．

検査前の看護のポイント

- 患者確認の徹底！
- バイタルサイン（血圧，脈拍，呼吸状態，SpO_2）をモニタリングする！
- 左側臥位にする可能性があるため，末梢点滴は右腕が望ましい！

検査中

- 検査体位：患者は右側を向いた伏臥位が基本．体位変換枕などを使用し，安楽な体勢を整える．
- 左側臥位で内視鏡を挿入した方が十二指腸乳頭部までの挿入が容易なため，左側臥位で検査を開始し，伏臥位に体位を変えることもある．
- 操作介助：医師がスコープ挿入．乳頭が確認できたら，介助者が術者に造影用のカニューレを手渡し，胆管に入った時点で，介助者は造影剤を注入する（**図1**）．
- 必要に応じて狭窄部位のブラッシングによる細胞診や生検，胆汁や膵液の採取を行う（**図2**）．細胞診の際は，造影剤が混ざると正しく判定できなくなるため，造影前に採取する．
- 造影時，空気は陰影となり結石様に映るため，**シリンジ内に空気が混入しないよう注意**！
- 処置中の観察：処置，使用薬剤，患者のバイタルサイン，観察内容などを経時的に記録する．

内視鏡的逆行性胆管膵管造影検査

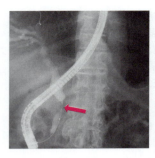

図2 》総胆管が狭窄している造影画像

がんによる総胆管の狭窄が認められる(矢印).

検査中の看護のポイント

- 術者は,透視台と口の間に隙間がないと内視鏡を操作しにくい.患者に確認しながら安楽な体位を調整する!
- 鎮静剤使用による呼吸状態を中心にバイタルサインの変動に注意!
- 造影は痛みを伴うため,鎮痛剤や鎮静剤の追加投与をすることがある.呼吸状態に注意!
- 穿孔や出血だけでなく血管迷走神経反射により血圧や脈拍の低下,SpO_2の低下に注意!
- 吐物や唾液の貯留がないかを確認し,必要があれば吸引し,誤嚥予防に努める.

検査後

- バイタルサインの確認.
- 注射薬,麻酔薬,造影剤の副作用の観察.
- ERCPの偶発症に対する観察.

<穿孔>

- 内視鏡治療中に起こる偶発症.
- **スコープの挿入時**や**EST**時にリスクが高い.
- 痛みの鑑別で急性膵炎との鑑別が必要.
  - バイタルサインの変動.
  - 痛みの有無と程度.
  - 皮下気腫の有無と呼吸状態の観察.

＜急性膵炎＞

- 病棟に戻ってから起こる偶発症.
- ERCP後の偶発症で**最も多く**，重症化した場合は死に至る危険性もある.
- **検査終了2〜4時間後**から，**腹痛**や**背部痛**，**嘔吐**などの症状で発症する.
- バイタルサインの変動.
- 痛みの有無と程度.
- 尿量（腎不全を起こしていないか）.
- 血液検査データ（AMY, CRP, WBC）.

検査後の看護のポイント

- 最終バイタルサインと覚醒状態，全身状態の観察から異常の早期発見と医師への報告！

COLUMN

内視鏡的乳頭切開術（EST）

- 内視鏡を十二指腸まで挿入し，ガイドワイヤーが狭窄部を越えるのを確認したら胆管・膵管の出口にあたる乳頭部にEST用ナイフを挿入し，高周波（電気メス）を用いて切開を行う（**図3**）.

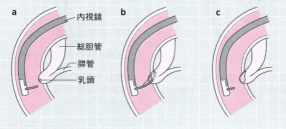

図3 》EST手技
a：乳頭部まで内視鏡を進める．b：EST用ナイフで乳頭部を切開する．
c：乳頭開口部が広がる．
（文献1を参考に作成）

文献
1) 工藤進英：ナースのためのやさしくわかる内視鏡検査・治療・ケア．
p153, ナツメ社, 2013.

内視鏡的逆行性胆管ドレナージ術(ERBD)・内視鏡的経鼻胆管ドレナージ術(ENBD)

目的

＊総胆管結石やがんにより狭窄が生じ，胆汁の十二指腸への流出が障害され，閉塞性黄疸や胆管炎を起こした場合，内視鏡的に流出路を確保する．

実際

- 内視鏡的逆行性胆管ドレナージ(ERBD)：内瘻用ステントを留置して胆汁を十二指腸内へ出す内瘻法(図1)．
- 内視鏡的経鼻胆管ドレナージ(ENBD)：経鼻的に外瘻チューブを総胆管内へ挿入し，胆汁を体外へ出す外瘻法(図2, 3)．

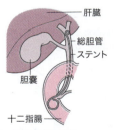 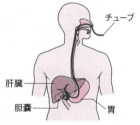

図1 》 ERBD手技
狭窄部に内瘻用ステントを挿入し，流出路を確保する．

図2 》 ENDB手技
経鼻的に総胆管へチューブを留置し，減圧する．

適応

- 膵臓がん・胆嚢がん：胆管への圧迫，浸潤による胆管の狭窄・閉塞．
- 胆管がん：腫瘍による胆管の狭窄・閉塞．
- 結石や炎症による胆管の狭窄・閉塞．

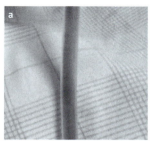 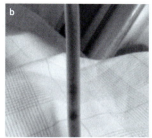

図3 》 ENBDにより体外へ出た胆汁（カラー口絵：p.x）
a：正常（黄褐色），b：感染（黄緑色）.

禁忌

- 全身状態不良な患者．
- スコープ通過が困難な消化管狭窄を認める場合．
- 造影剤アレルギーのある患者．
- **急性膵炎などの炎症が生じている病態では増悪の危険があるため禁忌**（総胆管結石が原因の胆石膵炎や急性閉塞性化膿胆管炎などは適応）．
- 著しい出血傾向がある患者．

必要物品（例）

- 上部消化管内視鏡検査に準ずる（p.111参照）．
- 側視鏡（ERCP用ファイバースコープ）．
- 造影カニューレ，ガイドワイヤー．
- ERBDチューブ，ENBDチューブ．
- 造影剤

方法

処置前

- 患者確認：**患者自身にフルネームで名乗ってもらい確認する**．

- 処置前準備：前処置・検査説明は上部消化管内視鏡検査に準ずる（p.112参照）．
- モニター装着：血圧，心電図，SpO_2モニタリング．

処置前の看護のポイント

- 患者確認の徹底！
- バイタルサイン（血圧，脈拍，呼吸状態，SpO_2）をモニタリングする．
- 造影剤アレルギーの有無を確認する．

処置中

- 処置体位・操作介助：ERCPに準ずる（p.151参照）．

＜ERBD＞

- ガイドワイヤーに沿ってガイディングカテーテルを通したステントを入れる．
- プッシングチューブで先進させ，ステントが狭窄部を越えて目標地点まで到達したところでリリースし，ガイドワイヤー，ガイディングカテーテル，プッシングチューブを抜去する．

＜ENBD＞

- ガイドワイヤーに通したENBDチューブが目的地点に到達したところでガイドワイヤーを抜去する．
- **ENBDチューブが抜けないようにスコープを抜去する**．
- 口腔に出たENBDを鼻腔へ通し固定する．

処置中の看護のポイント

- バイタルサインと鎮静剤の覚醒状態の確認，全身状態の確認！
- 鎮静剤使用による呼吸状態を中心にバイタルサインの変動に注意！

- 造影は痛みを伴うため鎮痛剤や鎮静剤の追加投与をすることがある．呼吸状態に注意！
- 穿孔や出血だけでなく血管迷走神経反射による血圧や脈拍の低下，SpO_2の低下に注意！
- 吐物や唾液の貯留がないかを確認し，必要があれば吸引して誤嚥予防に努める．
- 処置中，術者は手技や画像に集中しているため患者の状態観察に努める．
- 患者が疼痛により急に体動することがある．激しく動いてしまうとスコープや処置具の位置がずれてしまうので，カテーテルやステントの挿入中は特に患者の変化に注意！

処置後

- バイタルサインの確認．
- 注射薬，麻酔薬，造影剤の副作用の観察．
- 腹痛，悪心・嘔吐，皮下気腫の有無の観察．
- ERCPの偶発症に対する観察：急性膵炎，胆管炎，穿孔，出血．
- **ENBDチューブは抜かないよう十分に説明する**．

処置後の看護のポイント

- 急性膵炎：血清アミラーゼ値のチェック！
- 胆管炎，穿孔，出血：発熱，腹痛，吐下血の有無に注意！
- ENBDチューブの違和感，固定不十分による自己抜去を予防する．
- 移乗の際はENBDチューブの事故抜去に注意！

Memo

経皮内視鏡的胃瘻造設術（PEG）

目的

＊経口から栄養摂取できない患者の胃に，直接栄養剤や水分，薬を投与する．
＊腸管の通過障害に対する減圧．

実際

● 経皮内視鏡的胃瘻造設術（PEG）は，経口から栄養が摂取できない患者や腸管の通過障害に対する減圧を目的とする．
● 胃に直接栄養剤や水分，薬を投与できるように，内視鏡を用いて腹壁から胃内へ人工的に直接チューブを非開腹的に留置する治療法である．

適応

● 脳血管障害などにより自発的に経口より摂取ができない場合．
● 咽頭がんや食道がんに伴い咽喉頭や食道が狭窄している場合．
● 経口摂取ができるが誤嚥を繰り返している場合．

禁忌

● 内視鏡が通過できない咽頭や食道狭窄がある場合．
● コントロールできない出血傾向がある場合．
● 留置する腹壁と胃前壁の間に臓器が介在し直接留置できない場合．

Memo

必要物品（例）

- 上部消化管内視鏡検査に準ずる（p.111参照）.
- PEGセット.
- 滅菌手袋.
- 局所麻酔剤（リドカイン〈1％キシロカイン®〉10mL）.
- 潤滑剤，消毒薬.

自施設で使用する物品を記載

＊当院ではイディアルPEGキットを使用している．他のPEGセットを使用する場合は，個人に合わせて取り寄せている.

方法

造設前

- 患者確認：**患者自身にフルネームで名乗ってもらい確認する**．氏名を名乗れない場合，ネームバンドなどで確認する.
- 造設前準備：前処置・検査説明は上部消化管内視鏡検査に準ずる（p.112参照）.
- モニター装着：血圧，心電図，SpO_2モニタリング.

造設前の看護のポイント

- 患者確認の徹底！
- 前日の消灯以降，禁飲食，鼻胃チューブから栄養剤を投与しないよう注意！
- 医療者の指示に従うことが困難な患者が多いが，声かけを行い安全に努める.

経皮内視鏡的胃瘻造設術

造設中

<イントロデューサー変法介助（図1）>

- イントロデューサー変法は，一度の内視鏡挿入で済み，機材が咽頭部を通らないため感染の危険が少ない．
- 腹壁に細い穿刺針を介した後，ダイレータにて鈍的に拡張し，胃瘻カテーテルを胃内へ挿入する．
- 患者負担が少なく，安全にPEG挿入を行うことができるPEGキットが開発されている．

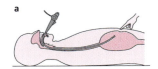
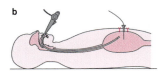
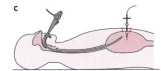
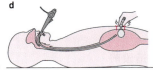

図1 》イントロデューサー変法
a：内視鏡を挿入し，胃瘻を造る位置を確認．
b：局所麻酔し，胃壁固定後，皮膚切開して針を刺してガイドワイヤーを胃内へ挿入．
c：ダイレータを挿入して拡張し，胃瘻カテーテルを挿入．
d：固定を確認する．
（文献1を参考に作成）

造設中の看護のポイント

- 造設中は患者に声かけし，意識レベル，バイタルサインを確認！
- 鎮静剤使用時は，呼吸抑制に注意！　舌根沈下の有無や胸郭の動きも確認！
- 鎮静が不十分なことによる転落のリスクに注意！

造設後

- 患者の状態観察：意識状態，呼吸状態，血圧，腹痛，腹部膨満感，悪心・嘔吐の有無，胃瘻チューブ周囲の皮膚状況を確認．
- PEG挿入による合併症の観察：出血，腹膜炎，挿入部からの栄養剤漏出．
- 患者記録カード（図2）の記録：PEGのしおり（患者向け）と一緒にカードを渡す．

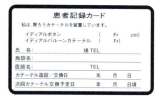 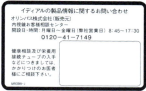

図2 》患者記録カード
（写真提供：オリンパス株式会社）

造設後の看護のポイント

- 胃瘻チューブの自己・事故抜去予防！
- 造設後2週間後の瘻孔完成までは，瘻孔からの出血や腹膜炎の出現に注意！
- 2週以降，挿入部からの栄養剤漏出，挿入部皮膚炎，胃食道逆流，誤嚥性肺炎，下痢，便秘の出現に注意！
- 胃瘻への注入は造設後24〜48時間，水または5％ブドウ糖液から開始．除々にステップアップし，5〜10日かけて増量する．

文献

1) 田村君英：改訂第2版 技師＆ナースのための消化器内視鏡ガイド．p242-8, 学研メディカル秀潤社, 2017.

内視鏡室でのCOVID-19の感染対策

目的
* 消化器内視鏡診療では、患者の咳を誘発する場合もあり、エアロゾル発生の可能性もある.
* 標準予防策と飛沫・接触感染予防策に加え、空気感染予防策も追加して曝露を防ぐ.
* 体液の飛散も考えられるため、眼の保護も重要.

＊本稿は、感染症法上の分類の「新型インフルエンザ等感染症（2類相当）」における対策について解説する.

部屋準備

- 当院では、COVID-19患者の内視鏡をする場合は、陰圧室を使用する.
- 使用する物品のみ部屋に入れ、緊急時に必要なものはビニール袋に入れておく.
- 可能な限り、ディスポーザブル製品（例：マウスピースなど）にする.
- 使用機器はビニールで覆う（p.105参照）. 拭ける素材や、終了後に清拭消毒ができる場合は、覆わなくてもよい.
- 扉はすべて閉鎖し、パーテーションや表示などで関係者以外が入室しないようにする（図1）.

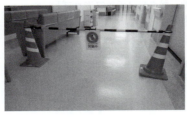

図1 》 患者入室側の立ち入り制限の対策例

ロードコーン（カラーコーン）や標識で通行できないようにする.

ゾーニング

- 病原体によって汚染されている区域（汚染区域）と，汚染されていない区域（清潔区域）を区分けする（図2）.
- 「COVID-19の感染対策」のゾーニングを参照（p.65）.

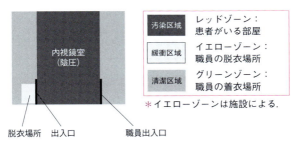

＊イエローゾーンは施設による.

図2 》内視鏡室のゾーニング例

個人防護具（PPE）

- 「X線TV室での感染対策」と同様（p.108参照）.

終了後の片付け

- 「X線TV室での感染対策」と同様（p.108参照）.

自施設で行っている感染対策のポイントを記載

付録　血液検査データ

※基準値は，日本臨床検査標準化協議会（JCCLS）が紹介している数値を元に作成（＊は除く）

≫ 血液一般

検査項目	基準値	説明
WBC （白血球数）	3.3～8.6×10³/μL	● 好中球，好酸球，好塩基球，リンパ球，単球の総称 ● 炎症時などは CRP と相関することが多い ● WBC が低下している場合は，易感染の状態であり，感染防止に努める必要がある
Hb （ヘモグロビン）	男性： 13.7 ～ 16.8g/dL 女性： 11.6 ～ 14.8g/dL	● 赤血球中に含まれる血色素量で，肺でのガス交換に重要な役割を担っている ● Hb が減少する状態を貧血という
Plt （血小板数）	158～348×10³/μL	● 血液凝固系を促進し，止血に関与している ● 上昇時は，血栓形成のリスクが高まり，低下時は，出血傾向が出現する

≫ 炎症反応

検査項目	基準値	説明
CRP（C 反応性 タンパク）	< 0.14mg/dL	● 組織の炎症や破壊がある時に上昇し，炎症病巣の程度を反映する

≫ 膵・肝機能

検査項目	基準値	説明
AMY （アミラーゼ）	44 ～ 132U/L	● 膵臓から分泌される消化酵素の一つで，急性膵炎などで上昇する
リパーゼ	5 ～ 35U/L＊	● 脂肪を分解する消化酵素で，膵臓由来の糖タンパク ● 急性・慢性膵炎などの膵疾患で逸脱酵素として血中に上昇する
ALP （アルカリホス ファターゼ）	106 ～ 322U/L	● 血清 ALP の由来臓器である肝臓や小腸，骨などの障害を反映する ● 閉塞性黄疸，転移性骨腫瘍で上昇する
NH₃ （アンモニア）	12 ～ 66ug/dL＊	● NH_3 は，ほとんどが肝臓で尿素に合成された後，尿中に排泄される ● 高度に肝実質が障害された場合，尿素合成が低下し，血中 NH_3 量が上昇することによって肝性脳症が起こる
AST（GOT）	13 ～ 30U/L	● 組織が障害された時に血中に流出する酵素 ● ほぼすべての細胞に存在するが，特に肝臓と心筋に多い
ALT（GPT）	男性：10～42U/L 女性： 7～23U/L	● 細胞が障害された時に血中に流出する酵素 ● AST < ALT は慢性肝炎，胆石症など ● AST/ALT 比が 2 以上で肝細胞がんなど

≫ 栄養状態

項目	基準値	説明
TP （総タンパク）	6.6 ～ 8.1g/dL	● 血清中のタンパク質の総量 ● 50 ～ 70 ％が栄養を維持するアルブミンであり，その他免疫防御に働くグロブリンなど 100 種類以上のタンパク質が存在する ● 低タンパク血症では浮腫を伴う場合が多いため，褥瘡予防に努める
Alb （アルブミン）	4.1 ～ 5.1g/dL	● Alb < 3.0g/dL で浮腫が出現しやすい ● 肝硬変で低値になる

第1章

消化器科領域の看護ケア

4 周術期におけるケア

- 術前ケア
  - 術前オリエンテーション・全身状態の評価・自己血輸血
  - 手術前日から当日まで
- 周術期ケア
  - 食道の手術
  - 胃の手術
  - 大腸の手術
  - 肝臓の手術
  - 胆嚢の手術
  - 膵臓の手術
  - 虫垂炎の手術
  - 腸閉塞の手術
  - 鼠径ヘルニアの手術
  - da Vinciによるロボット支援下手術
- がん化学療法とケア
  - 食道がん
  - 胃がん
  - 大腸がん
  - 肝細胞がん
  - 胆道がん
  - 膵臓がん
- がん化学療法施行による多職種連携
- 放射線治療とケア
- 術後のポジショニング
- 早期離床
- 深部静脈血栓症・肺血栓塞栓症の予防と対応
- 術後合併症管理
- 誤嚥予防の体位
- 口腔ケア
- 転倒・転落防止
- 術後感染対策
- 術後ドレーン管理
- 術後創部管理
- 術後疼痛管理
- 輸液管理
- 術後睡眠・排泄管理
- 術後せん妄の予防と対応
- ストーマ造設の術前オリエンテーション
- ストーマケア
- 術前・術後の食事指導と栄養サポート
- 退院指導
  - 食道・胃切除
  - 大腸切除
  - 膵臓切除

術前ケア

術前オリエンテーション・全身状態の評価・自己血輸血

術前オリエンテーション

目的

- 術後合併症の予防や，生活上必要なことについて術前オリエンテーションを実施し，**患者の不安を最小限にし，術後の回復促進，不安軽減を図る**．
- 周術期の各段階で起こりうる経過を説明することで，**患者が手術に対して主体的に，前向きに取り組む**ことができる．
- キーパーソンを確認し退院後の生活も含め，入院時から情報収集し，退院後の日常生活を踏まえたかかわりをすることで，**早期回復・退院**ができる．

オリエンテーションの主な項目

＜術前＞

- 主治医と麻酔科医より，予定されている術式と麻酔法の説明がある．その後に**患者の疑問点や理解度などを確認**する．
- 手術日や手術開始予定時間，手術終了予定時間について説明する．
- 入院から退院までの**日常生活や安静度，排泄，食事，清潔について説明**する．
- 術前に必要な処置について説明する．
- 術前訓練の内容と方法を患者に説明し，実施の確認をする．
- 術前に準備しておく物品について説明する．

166 　周術期におけるケア

- 手術室の場所や環境，手術室入室から退室までの流れについて，手術室看護師がパンフレットを用いて説明する．

＜術中＞

- 手術チェックリストに沿って，アレルギーの有無，絶飲食時間，内服薬の有無，点滴の内容，最終排尿，身の周りの除去品などについて確認し，手術室看護師に申し送りする．

＜術後＞

- 術後の疼痛対策，全身管理について説明する．
- 術後の日常生活や安静度，排泄，食事，清潔について再度説明する．
- 退院後の日常生活，仕事復帰の時期などについて，パンフレットを用いて説明する．

全身状態の評価

血液一般検査

- 基本的な検査として，栄養状態や貧血状態，肝機能障害，腎機能障害，脂質代謝異常，感染症の有無について評価する．
- **術前に点滴や経腸栄養よる栄養状態の改善**や，**輸血による貧血の改善**が必要な場合もある．

呼吸機能検査

- スパイロメトリーによる呼吸機能検査で，肺を通過する空気の量と速度を測定し，肺の換気能力を知る．

動脈血液ガス分析

- 動脈の血液ガスを測定し，肺のガス交換機能を知る．
- 体の酸塩基平衡状態を知る．

心電図

- 心電図の解析により，不整脈，虚血性心疾患，心肥大，伝導障害の有無を知る．

画像検査

- 術前の画像診断では，胸部の異常や気道確保に必要な情報を得るために，胸部単純X線撮影を実施する．また，特殊検査としてCT撮影やMRI検査，超音波検査（エコー）などがある．

口腔内の状況

- 術後の肺炎予防や全身麻酔時に歯が折れたり抜けたりしないように，口腔内の状態や嚥下状態を知ることが大切である．

身体的機能

- 入院による環境の変化，術前の認知機能の低下は，術後せん妄を起こすリスクが高いため，術前の認知力，身体状況を確認し，予防に努める．

自施設での注意点を記載

自己血輸血

● 輸血実施の際，患者自身の血液を用いる治療法である．

● **表1**に自己血輸血のメリットとデメリットを示す．

表1 》自己血輸血のメリットとデメリット

メリット	● 副作用の出現が少ない ● 自己血を用いるため，肺炎やエイズなどの感染症のリスクを軽減できる ● 拒絶反応などのリスクを軽減できる
デメリット	● 採血針が太いため，採血時の血管損傷や神経損傷，強い痛みの可能性がある 　→血管が細い患者は苦痛が大きい可能性がある
	● 1回にできる自己血の採取量には限りがあるため，緊急手術時には準備ができない
	● 血液をまとめて貯血することはできないため，採血のために何度も通院する必要がある
	● 最長42時間は自己血を保存できるが，保存中に細菌が繁殖する可能性がある
	● 貧血改善のために内服する鉄剤で，悪心などの副作用が発生する可能性がある

適応

● 患者の全身状態が良好であり，かつ手術中の出血量が予測できて輸血の可能性が高い場合．

● 術前貧血のない患者なら，現在の消化器手術で輸血が必要な症例は極めて少ない．

輸血開始時の手順

● 輸血開始から5分間はベッドサイドで**患者状態を観察**し，**バイタルサイン測定**と**副作用の有無を観察**する．

● 輸血開始から15分後に，**再度バイタルサイン測定**と**副作用の有無を観察**する．

● 輸血開始から15分間は**60mL/時で滴下**する．

術前ケア

- 15分後からは医師の指示速度で滴下する（輸血開始前に必ず医師の指示を確認する）.
- 退室前に，副作用（**表2**）などの異常を感じたら，ナースコールを押すよう患者に説明する.

表2 》 輸血時の主な副作用

- 熱感，疼痛，呼吸苦
- 悪心，戦慄，掻痒感，蕁麻疹の出現
- 胸部の違和感

実施時の注意点

- 輸血バッグ接続時と交換時は，必ず**医療従事者2人でダブルチェックを**行う.
- 輸血ルートは原則として**単独ルート**を使用する.
- 副作用が出現した場合，**直ちに輸血を中止**し，**担当医師と輸血科へ連絡**する.

COLUMN

術前検査の役割

- 術前評価において術前検査のもつ主な役割は，病歴や身体所見，検査結果から病的状態の程度を評価し，周術期の管理計画を立てる手がかりとすることである.
- 術前検査の内容は，患者のもっている疾患や予定術式，検査の特性などから決定される.

Memo

術前ケア
手術前日から当日まで

術前処置（前日）

口腔内，鼻腔，気道の清潔（ネブライザー，含嗽）

- 全身麻酔では，気管挿管・経鼻チューブの挿入が行われる．
- 二次感染症を予防するため，口腔や鼻腔，気道の浄化や除菌を行う．

皮膚の準備（シャワー，臍処置，爪切り）

- 皮膚の常在菌は手術部位感染（SSI）の起因菌となることが多いため，皮膚に付着した垢や汚れの除去を行う．
- 臍部の垢による**二次感染を予防**する．
- **無理に臍垢を拭きとると発赤・疼痛など炎症を起こすので注意**．

消化管前処置

- 全身麻酔下において気管挿管時の嘔吐による**誤嚥予防**，術後の腸管運動低下による**便秘予防**．
- 消化管手術（特に大腸・直腸）では，腸内容物による**術野汚染の予防**，術直後の**腸管吻合部の安静**，術後の**消化器合併症予防**のために重要な処置である．
- **血圧変動，腹痛，脱水症状の出現に注意**する．脱水の可能性がある場合は，**あらかじめ輸液**を行う．
- 腸管の通過障害がある患者では，**強い下剤による腸穿孔の危険がある**ため，医師の指示を確認する．

術前ケア

飲食・飲水制限

目的

● 麻酔導入時の胃内容物の嘔吐による誤嚥を防ぎ、重篤な呼吸器合併症を予防する.

手術室への入室準備（当日）

必要物品（例）

● 患者カルテや診察券、手術前申し送りチェックリスト（図）、術中点滴など.

自施設で使用する物品を記載

	123-456-7	昭和57年12月30日	手術予定日
	としま　たろう 豊島　太郎 様（男性）	40歳2ヵ月	年　月　日（　）　　：

	確認項目	サイン： 前日まで確認	当日　確認	手術室入室時確認
同意書	手術同意書（日付・サイン）	□有	□有	□有
	麻酔同意書（日付・サイン）　局麻時不要	□有　□該当無	□有　□該当無	□有　□該当無
	輸血同意書（日付・サイン）	□有　□該当無	□有　□該当無	□有　□該当無
	静脈血栓症予防処置説明同意書	□有　□該当無	□有　□該当無	□有　□該当無
検査結果	血液検査（血型・血算・生化・凝固）	□有	□有	□有
	感染症（HBS・HCV・HIV・梅毒）【6ヵ月以内】	□有	□有	□有
	心電図	□有	□有	□有
	レントゲン	□有	□有	□有
	スパイロ or 血ガス　　局麻時不要	□有　□該当無	□有　□該当無	□有　□該当無
指示確認他	担当医術前指示確認（禁食・禁飲水・下剤・浣腸・輸液・輸血など）	□済	□済	□済
	麻酔科術前指示確認（経口補水・前投薬・術前経口薬・術前、当日薬確認）	□済	□済	□済
	最終飲水時間（　）時　飲水量（　）mL	□済	□済	□済
	内服時間（　）時（　　　　　　　　）内服	□済	□済	□済
	静脈血栓症予防チャートの確認	□済	□済	□済
	アレルギー確認（内容　　　　　　　　　）	□済	□済	□済
患者確認他	リストバンドの装着		□済	□済
	弾性ストッキングの装着		□済	□済
	マーキング部位の確認	□済	□済	□済
	臍処置		□済	□済
	爪切り	□済	□済	□済
	化粧・マニュアの除去	□済	□済	□済
	ひげそり	□済	□済	□済
	長髪は結ぶ		□済	□済
	身長・体重	□済	□済	□済
	挿入物（　　　　　　　　　　　）		□済	□有　□無
	最終バイタルサイン入力		□済	□済

除去物品確認	左側のチェックボックスは申し送りをする部署が記入，右側のチェックボックスは手術室が記入する．		
	□□義歯　　□□眼鏡	□□コンタクトレンズ	□□補聴器
	□□指輪　　□□ヘアピン	□□マニュキュア（手・足）	□□ピアス
	□□腕時計　□□針灸	□□磁気シール・シップ薬	□□ネックレス
	□□化粧	□□つけまつ毛	□□かつら（ウィッグ）

共通持参物	同意書	□手術　□麻酔　□輸血　□輸血・血液製剤依頼票Ｔ＆Ｓ　□静脈血栓　□クロス採血
	紙カルテ	□入院　□外来
	共通物品	□IDカード　□点滴　□抗生剤　□弾性ストッキング

各診療科必要物品	外科	□ストーマ造設時　ボスバック（　K　・　ライト　・　B　）＋輪ゴム
	泌尿器科	□ウロストミー造設時　サージドレーンジッパー
	整形外科	□サージカルアクアセル　□アイシングバット　□装具　□アブダクション枕　□弾性ストッキング
	耳鼻科	□綿球　□ティッシュ
	精神科	□拘束帯鍵　□足用拘束帯2本　□足用拘束帯1本　□胴拘束帯　□上肢拘束帯 □ミトン（　）個　□その他（　　　　）
	婦人科	□除去物（ラミナリア，ラミセル（　）本，ガーゼ（　）枚）　□持参物（パッド　　　　）
	小児科	□シーネ　□紙おむつ　□横シーツ　□抑制着　□抑制紐　□小児科酸素マスク

申し送り看護師サイン（　　　　　）病棟

手術室看護師サイン

※　外来は，当日確認欄のみ記入　　　　※　患者退院時に，シュレッダー廃棄

図 》 手術前申し送りチェックリスト（例）

術前ケア

手順

①バイタルサイン測定・睡眠状況の確認をする.

- 体温38℃以上,最高血圧180mmHg以上の場合,手術中止の場合もある.

②絶飲食と内服薬の確認をする. **降圧薬**や**抗けいれん薬**など特別な内服薬がある場合は,主治医および麻酔科医に内服時間を確認する.

③入室前に排尿を済ませてもらい,最終排尿,排便時間,消化管前処置方法（下剤,浣腸）をカルテに記載する.

④手術衣に着替える. 時計や眼鏡,コンタクトレンズ,指輪,ヘアピンなどの装身具を外す.

⑤弾性ストッキングの目的を患者に説明し,了解を得て着用する.

- 着用時はしわを作らないように均一に伸ばし,着用後は血行障害が起きていないか足先の色の変化を観察する.

⑥輸液ラインの確保をする. **術中,術後に輸血**を行う場合を考慮し**18〜20Gを挿入**. 指示に従い輸液を開始し,滴下速度を調整する.

⑦手術室への入室時間を厳守し手術室に到着する. 患者の様子を観察し,不安を与えないよう配慮する.

⑧手術室看護師へ引き継ぎを行う.

- リストバンドや記録物を活用し**本人確認と予定術式の確認**を行う.
- チェックリストを用いて,持参物品（**診察券,指示の輸液,手術同意書,麻酔同意書,輸血同意書,静脈血栓予防同意書,静脈血栓チャート**など）や,必要な情報を申し送る.

174 | 周術期におけるケア

- 氏名，年齢，性別，病棟，病名，予定術式，感染症，アレルギー，絶飲食，消化管前処置，前投薬（種類，量，時間），最終バイタルサイン，最終排尿・排便時間，手術当日の輸液，留置針の挿入部位とサイズなどを申し送る．

手術を受ける患者の家族への看護ケア

手術患者の家族の置かれている状況

- 患者の家族は，手術が決定した時から手術への期待や，大きな不安を抱いている患者とともに生活し，患者を支えている状況である．
- 患者は家族の存在や励まし，家族の支えがあることで手術を受けることを決定する．
- 特に，がん患者においては**手術後の社会復帰や生活調整も含め家族の存在は大きなもの**である．しかし，患者と同様に家族も大きな不安や複雑な思いを抱えていることも事実であり，**家族へのケア**も重要視されている．
- 入院期間の短縮により，手術宣告から入院まで在宅で過ごす期間が長く，その間，家族は患者を支え続けなければいけない状況にある．

手術患者の家族のケアの方向性

- 病気の診断，手術によって家族自身も複雑な思いを抱き不安定な状態に陥っている．
- 看護師は**家族の持つ力を十分に引き出し，術後は家族が混乱することなく手術を終えることができるよう，術前からかかわる**必要がある．

Memo

周術期ケア
食道の手術

目的

* 食道の手術の主な適応疾患は，食道がん，食道アカラシア，食道胃静脈瘤，食道裂孔ヘルニアなどがある．

* 食道がんの手術は，病巣の切除やリンパ節の郭清などの切除と，胃や腸管を代用して再建し，経口摂取を可能にすることを目的として行う．

食道がん

ケアの実際

術前情報収集

● 栄養状態：身長，体重（体重減少の有無・程度），食事摂取状況，通過障害の有無，血液検査（TP, Alb, Hb, BUN, Cr, Na, Cl, K）など．
● 呼吸状態：経皮的動脈血酸素飽和度（SpO_2），スパイロメトリー，喫煙歴，労作時の呼吸疲労感，喀痰排出状況など．
● 既往歴．
● 内服薬．
● 精神的状態．
● 社会的状態．

Memo

術前準備

- ● 入退院支援グループの入院サポートを受診.
- ● 外科医師, 麻酔科医師, リハビリテーション部門 (理学療法士, 言語聴覚士), 歯科医師, 看護師, 薬剤師, 臨床栄養士の介入.
- ● 手術前からのリハビリテーションの実施.
- ● 口腔内衛生状態の改善.
- ● 周術期のリスク評価とその管理.
- ● 栄養管理:低栄養, 貧血の有無・程度を確認.
- ● 中心静脈カテーテルを挿入して栄養管理.
- ● 経腸栄養チューブを挿入して栄養管理 (経口摂取不十分な患者).
- ● 呼吸管理.
- ● 呼吸器合併症の予防に向けた取り組み.
- ● **禁煙, 口腔ケア**, 歯科受診, 深呼吸法 (腹式呼吸), 口すぼめ呼吸, 喀痰排出法指導, 呼吸訓練装置を使用した呼吸練習, ネブライザー実施.
- ● 不安の軽減.
- ● 術前の処置 (当院の場合).
- ● 消化管の処置:消灯前に, センノシド (プルゼニド®) 2錠を内服.
- ● 前日の入浴, またはシャワー浴.
- ● 飲食・飲水制限 (胃内容逆流による誤嚥防止).
- ● 手術前日昼食より禁食, 消灯以降は禁飲水.
- ● 臍処置 (感染リスクの軽減).

自施設で使用する物品を記載

周術期ケア

胸部食道がんの手術

- 麻酔方法は，全身麻酔＋硬膜外麻酔である．
- 開胸および胸腔鏡時は分離肺換気を行う．
- 食道手術は長時間に及ぶ侵襲の大きい手術である．
- 長時間手術に加え，側臥位や腹臥位といった特殊体位での手術となり神経皮膚損傷予防が必要である．術前から皮膚の保湿を行い，皮膚トラブルの軽減に努める．
- 特殊体位時は，患者の可動域制限の有無を事前に確認し，無理のない体位固定を行う．

＜右開胸開腹手術（図1a）＞

- 術中体位は，左側臥位（胸部操作時）→仰臥位（腹部・頸部操作時）で行う．

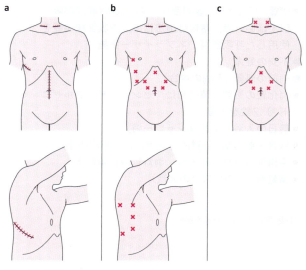

図1 》創部のシェーマ
a：開胸開腹時，b：胸腔鏡下・腹腔鏡下時，c：縦隔鏡下・腹腔鏡下時．

＜胸腔鏡下食道切除術（図1b）＞
- 術中体位は，左側臥位または腹臥位（胸部操作時）→仰臥位（腹部・頸部操作）で行う．

＜縦隔鏡下食道切除術（図1c）＞
- 術中体位は，仰臥位（頸部および腹部からの操作のみで食道切除を行う術式）で行う．
- 分離肺換気を行わずに手術が可能である．

＜食道再建＞
- 食道切除後は，食道の再建を行う．胃を管状にして胃管を作成する方法が主流だが，結腸や小腸を用いることもある．食道再建経路は，胸骨前・胸骨後・後縦隔の3経路があり，それぞれ長所と短所がある（表1）．

表1 》食道再建経路の長所・短所

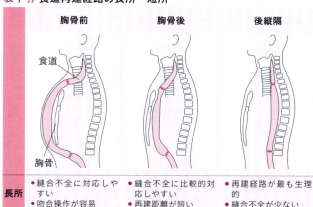

	胸骨前	胸骨後	後縦隔
長所	・縫合不全に対応しやすい ・吻合操作が容易	・縫合不全に比較的対応しやすい ・再建距離が短い	・再建経路が最も生理的 ・縫合不全が少ない
短所	・再建距離が長く，縫合不全になりやすい ・美容上外見が好ましくない ・屈曲による通過障害が生じやすい	・前縦隔に新たにトンネルを作成する ・再建臓器で肺や心臓を圧迫することがある	・縫合不全に対応しにくい ・逆流しやすい

観察のポイント

● 食道がんの手術後は，多くのドレーンが留置される（図2）ため，それぞれのドレーンの挿入目的を理解しておくことが重要である（表2）．

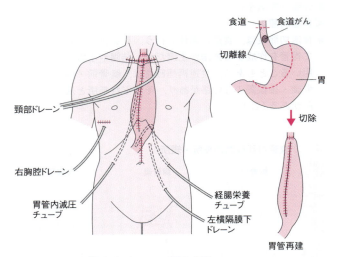

図2 》 術後ドレーンの挿入部位
各ドレーンの種類と目的を理解し，管理を行う（表2参照）．

表2 》 ドレーンの種類と目的

頸部ドレーン	●縫合不全の有無の観察
胸腔ドレーン	●術後に貯留する胸水を排出する ●排液の性状・量を観察
横隔膜下ドレーン	●術後出血の有無の観察 ●膵液瘻の有無の観察
経腸栄養チューブ	●術後の栄養管理
減圧チューブ	●吻合部の負荷を減らす

術後の観察とケア

- 術後数日間はICU管理.
- 術当日は，既挿管のままICUへ帰室し呼吸管理を行う場合が多い.

術後合併症と看護

- 特に，**呼吸器合併症**と**縫合不全**，**術後出血**は注意が必要である.

＜呼吸器合併症＞

- 食道手術後は，**長時間の手術**であることや，術中の片肺換気に伴う**肺虚脱**，**気道内分泌物の増加**，**手術創が大きい**ことに伴う疼痛が原因で，呼吸運動が制限されることなどによって**呼吸器合併症**が生じやすい.
- 観察項目：呼吸音，呼吸回数，呼吸困難感，経皮的動脈血酸素飽和度（SpO_2），チアノーゼの有無，末梢冷感，皮下気腫，喀痰喀出状況，痰の性状・量，胸部X線検査，血液ガス分析結果，無気肺の有無，気胸・胸水貯留の有無，in-outバランス，疼痛の有無・程度，疼痛時は指示薬の使用状況.

＜縫合不全＞

- 食道には漿膜がなく，縫合の固定力が弱いため**縫合不全が起こりやすい**.また，再建距離も長く，**血流障害**が発生しやすい.
- 観察項目：創部発赤・腫脹・熱感，発熱の有無，ドレーン排液の性状を観察.
- ケア：頸部の過伸展を防ぐ，頸部の後屈や左右捻転の防止.

＜術後出血＞

- ドレーン排液の量・性状，バイタルサインの変動，尿量など水分バランスの観察.

周術期ケア

＜反回神経麻痺＞

● 術中操作によって生じやすい.

● 反回神経麻痺が生じると嗄声が生じたり, 声門の閉鎖不全となり, **誤嚥のリスク**が上がる.

＜乳び胸＞

● 胸腔内のリンパ管を損傷することで乳びが流出し, 貯留した状態のこと. **ドレーンからの排液が乳白色に変化**する.

＜感染予防＞

● 発熱, 創部の発赤・腫脹・熱感の有無, ドレーン刺入部の状態を観察.

● 血糖コントロールを行う.

＜栄養状態改善＞

● 術後は中心静脈カテーテルにて栄養管理を行う. 腸蠕動の回復とともに経腸栄養チューブより栄養管理を行う.

● 吻合部に問題がないことを確認後, 食事を開始する.

● 反回神経麻痺の有無を確認し, **嚥下機能の評価**を行う.

＜吻合部狭窄＞

● 術後1ヵ月程度経過した頃に起こる合併症, 嚥下障害の有無を観察.

● 狭窄時は内視鏡的バルーン拡張術を行う.

＜急性呼吸窮迫症候群(ARDS), 多臓器不全(MOF)＞

● 食道がん手術は, 胸部・腹部・頸部の3領域で行われる.

● 侵襲の大きな手術のため, ARDSやMOFを発症し, 重篤化することがある.

Memo

周術期ケア
胃の手術

目的

*胃の手術は，病変を摘出し，再建する目的がある．

*病変の状況に応じて開腹手術，または腹腔鏡下手術を行う．

● 胃の手術の適応疾患は，主に胃がんである．
● 胃潰瘍（十二指腸潰瘍）などの予定手術は非常にまれである．
● 消化管間質腫瘍（GIST）などの粘膜下腫瘍も手術適応である．

胃がん

ケアの実際

術前情報収集

● 栄養状態：身長，体重（体重減少の有無・程度），食事摂取状況，通過障害の有無，血液検査（TP, Alb, ChE, プレアルブミン, Hb, BUN, Cr, Na, Cl, K）など．
● 呼吸状態：経皮的動脈血酸素飽和度（SpO_2），呼吸機能検査結果，喫煙歴，労作時の呼吸疲労感，喀痰排出状況など．
● 既往歴．
● 内服薬．
● 精神的状態．
● 社会的状態．

周術期ケア

術前準備

- インフォームド・コンセントの受け止め方を確認.
- 術後合併症の予防に向けた取り組み.
  - 呼吸器合併症：深呼吸訓練，排痰訓練，禁煙指導，トリフロー訓練，ネブライザーなど.
  - 早期離床：起き上がり動作訓練，ベッド上での下肢運動について説明.
  - 食事：術後の食事摂取方法について説明.
- 術前の処置.
  - 食事：前日昼食後より禁食，消灯前から手術当日朝まで清澄水，またはOS-1（オーエスワン®）1,000mLまで飲水可.
  - 腸管処置：消灯前に，センノシド（プルゼニド®）2錠内服.
  - 清潔：前日の入浴，またはシャワー浴．臍処置.

胃がんの手術

- 手術時間：開腹3〜4時間，腹腔鏡4〜5時間.
- 麻酔方法：全身麻酔＋硬膜外麻酔併用.
- 術中体位：開腹時仰臥位，腹腔鏡時開脚仰臥位.
- **病巣の占拠部位とがんの進行度によって術式が決まる（図1）.**

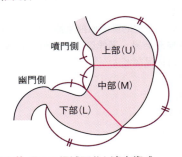

図1 》 胃の3領域区分と適応術式
病巣の占拠部位によって術式が選択される.

<噴門側胃切除術>

- 対象:早期の上部1/3に限局する上部胃がん. 胃上部の早期胃がんの切除に適応されることが多い.
- 進行胃がんでは胃全摘術を行う.
- 胃の機能を温存することが可能.
- ダンピング症候群になりにくい.
- 残胃が小さくなってしまう場合は,胃全摘が検討される.
- 切除部位は**図2**, 再建方法は**表1**に示す.

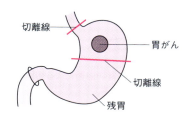

図2 》噴門側胃切除術による切除部位
噴門側を含めて1/3切除する.

表1 》噴門側胃切除術の再建方法

食道残胃吻合	ダブルトラクト法	空腸間置法
●食道と残胃を直接つなぐ	●空腸を持ち上げ,食道断端と空腸,残胃をつなぐ	●空腸を切離し,食道と残胃の間に空腸をつなぐ

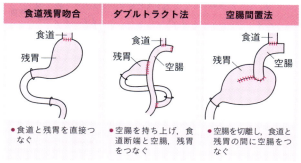

Memo

＜幽門側胃切除術＞

- 対象：幽門側の胃がん．
- 幽門を含む胃下部2/3を切除する．
- 切除部位は**図3**，再建方法は**表2**に示す．

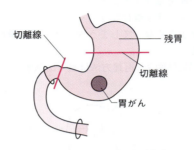

図3 》 幽門側胃切除術による切除部位
噴門側を1/3残し，幽門側を2/3切除する．

表2 》 幽門側胃切除術の再建方法

Billroth-Ⅰ法	Billroth-Ⅱ法	Roux-en-Y法
・残胃と十二指腸を吻合	・残胃と空腸を吻合	・空腸を切離し，肛門側空腸を横行結腸の前（または後）でつり上げ残胃と空腸を吻合 ・その肛門側で十二指腸からつながる空腸と空腸を吻合

Memo

＜胃全摘術＞

- 対象：胃中部から上部にかけての胃がん．
- 切除部位は**図4**，再建方法は**表3**に示す．

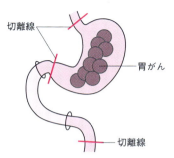

図4 》胃全摘術による切除部位
噴門側と幽門側を含めて胃をすべて切除する．

表3 》胃全摘術の再建方法

Roux-en-Y法	空腸間置法	ダブルトラクト法
・空腸を切離しつり上げ，食道と挙上空腸を吻合 ・肛門側で十二指腸からつながる空腸と空腸を吻合	・空腸を切離し，食道と十二指腸の間につなげる	・空腸を持ち上げ，食道と吻合 ・空腸十二指腸吻合，空腸空腸吻合を行う

Memo

観察のポイント

- 開腹術後のドレーンの挿入部位を**図5**に示す.

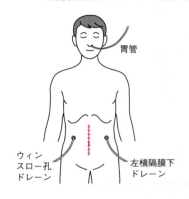

図5 》術後ドレーン挿入部位
胃管は,術中に位置を調整して固定しているため,挿入の長さの確認が必要.

術後早期合併症と看護

<術後出血>
- 術後24時間以内に発生することが多い.
- ドレーンからの排液が血性**100mL/時以上**を認めた場合は排液量,バイタルサイン,その他の身体症状を観察し医師へ報告.

<胃管の管理>
- 胃管は,術中に**吻合部の位置**を確認しながら**挿入位置を調整し固定**している.
- 吻合部の減圧,吻合部出血の監視.挿入されている長さ,屈曲・圧迫の有無,排液の性状・量を確認.
- 鮮紅色の血液が続く場合は,吻合部の出血を考慮.

<膵液漏>
- 膵周囲のリンパ節郭清による手術操作などによって発生.膵液が腹腔内の血管を溶解し大出血をまねく恐れがある.腹痛,発熱の有無,ドレーン排液の観察を行う.ドレーン排液のアミラーゼ値を測定することが多い.

＜呼吸器合併症（無気肺，肺炎）＞
● 早期離床，体位ドレナージ，ネブライザー，喀痰喀出の推進.

＜逆流性食道炎と誤嚥性肺炎＞
● 術後，逆流防止のためセミファーラー位としておく.
● 食道胃接合部の括約筋機能が術後になくなることで，逆流が起こりやすい.

＜下肢静脈血栓塞栓症＞
● 弾性ストッキング，IPCポンプ（間欠的空気圧迫装置）使用，ベッド上での運動，早期離床の取り組み.

＜縫合不全＞
● 術後4〜10日に多く発症．胃全摘後は，食道空腸吻合を行っているため縫合不全を起こしやすい.
● 発熱，腹痛，ドレーンからの排液（消化管内容物や膿汁排液の有無），血液データなどを観察.

＜創部感染＞
● 創部発赤，腫脹，疼痛，発熱の有無.

＜術後腸閉塞＞
● 術操作による刺激，癒着などが原因で発症.
● 腹部膨満感，悪心・嘔吐の有無，腸蠕動音を聴取.

＜輸入脚症候群＞
● 輸入脚の屈曲や癒着などにより，腸管が閉塞・狭窄し，胆汁や膵液が貯留し腹痛，嘔吐をきたす.

食事摂取後

＜吻合部通過障害＞
● 狭窄症状（腹部膨満感，胃部停滞感，嘔吐など）の確認.

＜ダンピング症候群＞
● 食物が急激に腸管に流れ落ちることによって起こる.

＜鉄欠乏性貧血，ビタミンB_{12}欠乏性貧血＞
● 胃酸量の低下や，胃酸分泌の減少により鉄吸収が障害されるため起こる.
● 胃を切除すると内因子の分泌が減少するためビタミンB_{12}欠乏が起こりやすい.

周術期ケア

周術期ケア
大腸の手術

目的

＊大腸の手術適応の多くは大腸がんである．しかし，良性疾患として大腸憩室炎や憩室出血，炎症性腸疾患，重症の虚血性大腸炎なども適応疾患に挙げられ，病変の切除と再建を行う．

大腸がん

ケアの実際

術前準備

- 腸管前処置．
  - 前日，夕方にピコスルファートナトリウム（ラキソベロン®）1本，またはクエン酸マグネシウム（マグコロール®）1包を摂取する．
  - **大腸閉塞時は禁忌**である．
- 食事制限．
  - 2日前から低残渣食軟菜，1日前から禁食．
  - 午前手術時：消灯前から翌朝まで清澄水，またはOS-1（オーエスワン®）1,000mLまで飲水可．
  - 午後手術時：消灯前から翌10時頃まで清澄水，またはOS-1（オーエスワン®）1,500mLまで飲水可．
- 呼吸訓練：腹式呼吸法，トリフロー，ネブライザー，術後早期離床の重要性．
- ストーマサイトマーキング（ストーマ造設予定患者）．
- 全身状態の改善：貧血，脱水，低栄養，肺疾患，心疾患，腎疾患，糖尿病など．
- 肛門機能の問診．

> COLUMN
>
> ### 術前絶飲食の基本
>
> - 麻酔導入までの絶飲食時間を設定し守ることで,麻酔導入時の嘔吐および誤嚥を予防するとともに,口渇感や空腹感の苦痛,脱水や周術期の合併症を減らす.
> - 『術前絶飲食ガイドライン』では,待機的手術患者を対象とした絶飲時間が示されているため(清澄水:2時間,母乳:4時間,人工乳・牛乳:6時間)[1],これを基に術前絶飲水時間を設定する.
> - 消化管狭窄や消化管機能障害,緊急手術の患者などは,上記を適用せず,患者の状態に合わせた対応をする.

大腸がんの手術

- 大腸がんの発生部位によって切除範囲が異なる(図1,表1,2).
- 患者の全身状態,病変の状態などを考慮し,腹腔鏡下手術またはロボット支援下手術,開腹手術を選択する.

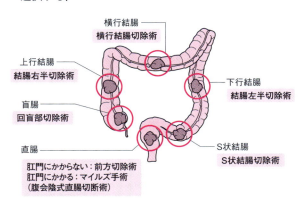

図1 》大腸がんの病巣部位別の手術様式

表1 》》病変部位に応じた切除・再建方法（結腸切除手術）

病変部位と切除範囲	再建方法
● 結腸右半切除	● 切離した腸管と腸管を吻合する
● 横行結腸切除	● 切離した腸管と腸管を吻合する
● S状結腸切除	● 切離した腸管と腸管を吻合する ● ハルトマン手術（吻合せずストーマ造設）：切離した先を体外へ出す

（文献2を参考に作成）

192 ｜ 周術期におけるケア

表2 》 直腸手術

高位前方切除	低位前方切除
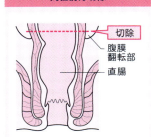 切除／腹膜翻転部／直腸	切除
●吻合が腹膜翻転部より口側	●吻合が腹膜翻転部より肛門側

超低位前方切除	内肛門括約筋切除（ISR）
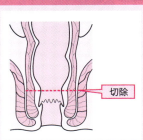 切除	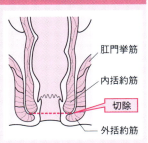 肛門挙筋／内括約筋／切除／外括約筋
●肛門と直腸の付着部付近で切除,吻合する ●自動吻合器,または肛門から大腸と肛門管を手縫いで吻合する	●内肛門括約筋を切除し,外肛門括約筋を温存する ●肛門から大腸と肛門管を手縫いで吻合する

- 縫合不全の危険が高い場合は,一時的に人工肛門を造設する.数ヵ月後,吻合部が安定し,腹腔内癒着が安定した時期にストーマ閉鎖術を実施する.

Memo

周術期ケア

193

＜腹会陰式直腸切断術（マイルズ手術）＞
- 肛門にかかる直腸がんの場合に実施する．
- 肛門は閉鎖し切離，口側断端で永久ストーマが造設される．

＜低位前方手術の吻合とドレーン＞
- 肛門から自動吻合器を挿入（図2）し，直腸と口側結腸を端々吻合する（図3）．
- 経肛門減圧ドレーン，仙骨前ドレーンを挿入する．

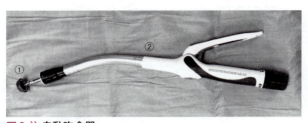

図2 》 自動吻合器
①アンビルヘッド，②本体．

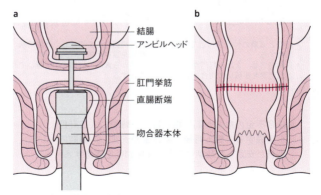

図3 》 結腸直腸の吻合
a：直腸を切離した後，口側腸管にアンビルヘッドを挿入し，肛門から本体を挿入．
b：アンビルヘッドと本体を合わせてからしぼりこみ，自動吻合する．

観察のポイント

術後合併症と看護

＜術後出血＞
- ドレーン排液 100mL/ 時や，血性排液の場合，医師へ報告する．

＜縫合不全＞
- ドレーン性状観察，創部観察（熱感，腫脹，発赤），発熱，血液検査データを観察する．

＜腸閉塞＞
- 早期離床により腸管蠕動を促進する．腸閉塞と診断された場合は，胃管またはイレウス管を挿入し**減圧を図る**．

＜呼吸器合併症＞
- 無気肺や肺炎の場合，早期離床，喀痰排出，ネブライザー，気道内分泌物吸引を行う．

＜感染＞
- **大腸手術は腸管操作があるため，汚染されやすい**．ドレーン排液や創部発赤，発熱，腫脹，疼痛，硬結の有無を観察する．
- 手術部位感染が疑われる場合は**培養提出**を行う．

＜排尿・排便障害，性機能障害＞
- 下腹神経や仙骨内臓神経損傷の場合，射精機能が障害される．
- 骨盤内臓神経損傷の場合，排尿・勃起障害が起こる．
- 陰部神経損傷の場合，便失禁．
- 排尿障害は，尿路感染の原因になる．

文献
1) 公益社団法人日本麻酔科学会. 術前絶飲食ガイドライン. (https://anesth.or.jp/files/pdf/kangae2.pdf より, 2023年7月検索).
2) 日本消化器外科学会－大腸の病気. (http://www.jsgs.or.jp/modules/citizen/index.php?content_id=8 より, 2023年7月検索).

周術期ケア

周術期ケア
肝臓の手術

目的

＊肝臓の手術の適応疾患には，肝細胞がん，転移性肝がん，肝内胆管がんなどがあり，病変を切除する目的で行われる.
＊肝嚢胞では，開窓術が行われる.

肝細胞がん

ケアの実際（開腹術）

術前準備

＜肝臓の予備能の把握＞
- 肝炎や肝硬変を併発している場合，**肝予備能が低下していることが多いため，麻酔・手術侵襲を受けるリスクが高い**.
- 医師からの指示のもと，輸液・薬剤投与管理を行う.

＜呼吸機能対策＞
- 長時間手術，創痛に伴う呼吸器合併症発生のリスクが高い. また，肝臓は横隔膜下にあり，術操作に伴い**無気肺・術後肺炎**が起こりやすい.
- 術前から，喀痰喀出方法，腹式呼吸方法の訓練，トリフローを使用した呼吸訓練を行う. 手術決定時から**禁煙を指導**する.

＜腹水コントロール＞
- 腹水が貯留している場合，利尿薬の使用，低アルブミン血症に対するアルブミン製剤の投与を行い補正が行われる.

＜不安の軽減・緩和＞
- 患者・家族が抱える不安へのサポートを行う.

肝細胞がんの手術

- 腫瘍の大きさや部位，個数，肝予備能などを考慮し，切除範囲が決定される（表1）．

表1 》肝切除術による切除範囲

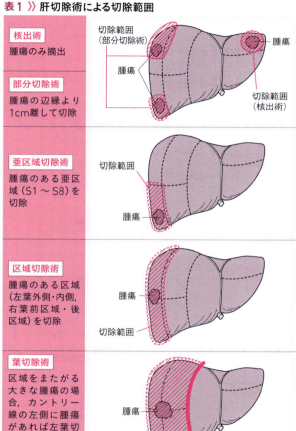

核出術 腫瘍のみ摘出	
部分切除術 腫瘍の辺縁より1cm離して切除	
亜区域切除術 腫瘍のある亜区域（S1～S8）を切除	
区域切除術 腫瘍のある区域（左葉外側・内側，右葉前区域・後区域）を切除	
葉切除術 区域をまたがる大きな腫瘍の場合，カントリー線の左側に腫瘍があれば左葉切除，右側にあれば右葉切除	

（文献1, 2を参考に作成）

観察のポイント

術創とドレーン挿入部位

- 肝切除部位とドレーンの挿入部位を**表2**に示す.
- ドレーンの長期留置は, 感染・出血の原因になりかねないため, 注意が必要である.

表2 》肝切除部位とドレーン挿入部位

肝切除後のドレーンは切離面付近に置かれる.

肝左葉切除, 外側区域切除

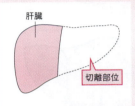
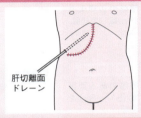

肝前区域切除, S4, S5亜区域切除

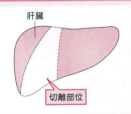
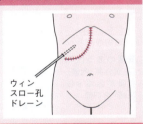

肝右葉切除, 前区域切除, S7, S8亜区域切除

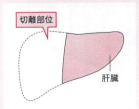
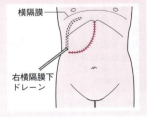

(文献2を参考に作成)

術後合併症と看護

＜肝不全＞
- **術後最も重篤な合併症**.
- 手術侵襲，術中出血による肝循環不全，術後出血，感染などの影響により発生する.
- 肝血流を保つために，酸素投与や循環促進剤投与の指示を確認し実施する.

＜術後出血＞
- 肝臓は血管が豊富な臓器であること，肝硬変などに伴う凝固因子の低下に伴う出血傾向，肝切離面の血管露出などによる**出血が起こりやすい**.
- ドレーン排液の性状や量の観察，バイタルサイン（血圧低下，心拍数の変化，意識レベル）の観察.
- ドレーンから**血性排液を100mL/時以上**を認めた場合は**医師へ報告**.

＜呼吸器合併症＞
- 全身麻酔に伴う気道内分泌物の増加，術操作，安静臥床，輸液の大量投与などにより呼吸器合併症を起こしやすい.
- 酸素投与，深呼吸法の促し，創痛コントロールを行いながら**喀痰喀出を促す**.

＜腹腔内膿瘍＞
- 肝断端の胆汁瘻，出血などから膿瘍形成をきたす場合がある.
- ドレーンの排液を観察し，術後1週間以上経過してからの悪寒や発熱の有無を確認する.

  - 対応が遅れると，敗血症や播種性血管内凝固症候群（DIC）に移行し，致死的になる場合があるため注意する.

＜消化管出血＞
- 食道・胃静脈瘤を併発している場合があるため，上部消化管出血を起こす可能性がある.

周術期ケア

- **胃管からの排液を観察**し，コーヒー残渣様や血性排液を認めた場合は，**上部消化管出血の可能性**があるため医師へ報告する．

＜創治癒遅延・創感染＞

- タンパク合成能，免疫能が低下することにより起こりやすい．

＜栄養状態改善＞

- 高タンパク食や高エネルギー食を摂取する．

＜腹水コントロール＞

- 低タンパク血症，電解質バランス，低栄養に注意する．
- 利尿薬の投与，ドレーンの排液の性状・量の観察，血液検査データチェック，腹部膨満感を観察する．

COLUMN

肝区域の2種類の分類方法

- PNA分類：カントリー線（胆嚢と下大静脈を結ぶ線）によって左葉と右葉に分け，左葉は外側区域と内側区域，右葉は前区域と後区域に分けられる．
- クイノーによる肝亜区域分類：PNA分類の肝区域がさらに8個の亜区域（S1〜S8）に分けられる．

肝予備能

- Child-Pugh分類（脳症，腹水，ビリルビン，アルブミン，プロトロンビン時間）で評価．
- 肝障害度分類（腹水，ビリルビン，アルブミン，プロトロンビン時間，ICGR$_{15}$）で評価．
- 術前CTなどの画像からボリュームアナライザー「SYNAPSE VINCENT」などの画像処理装置を用いて切除後の残肝機能を推定できる．

文献
1) 日本消化器外科学会－肝臓の病気–肝細胞がん．(http://www.jsgs.or.jp/modules/citizen/index.php?content_id=18 より，2023年7月検索).
2) 針原 康ほか：消化器疾患ビジュアルブック 第2版．p252，304，学研メディカル秀潤社，2014.

周術期ケア
胆嚢の手術

目的

*胆嚢の手術の適応疾患は，胆嚢内結石症や胆嚢炎，胆嚢ポリープ，胆嚢腺筋腫症，胆嚢がんなどがあり，病変を切除する目的で行われる．

胆嚢内結石症

ケアの実際

- 胆嚢内結石症は腹腔鏡下手術が第一選択となる．
- 視野不良や手技が困難な場合は開腹手術となる．
- 腹腔鏡下手術と開腹手術の違いを表に示す．

表 》 腹腔鏡下手術と開腹手術の違い

腹腔鏡下手術	開腹手術
・創が小さく術後疼痛が少ない ・美容的利点 ・開腹手術に比べ侵襲が少ない ・早期回復が可能 ・手術操作に限界がある	・視野不良時や高度な癒着など，手技が複雑な際に適応

術前準備（腹腔鏡下胆嚢摘出術）

＜観察項目＞
- 疼痛（仙痛発作：右季肋部〜背部痛）の有無・程度，鎮痛剤使用状況，発熱（胆嚢の炎症・胆汁うっ滞によるもの）の有無，黄疸の有無，掻痒感の有無・程度，バイタルサイン，血液検査データ．

＜心身の準備＞
- 術前オリエンテーション，不安緩和．

<手術前一般検査>
- 血液検査,胸部・腹部X線検査,呼吸機能検査,心電図など.

<病変に対する検査>
- CT,MRI(MRCP),胆嚢造影,腹部超音波検査など.

<創感染予防>
- 臍処置.腹腔鏡下手術時ポートを臍部から挿入するため,**臍処置は怠らないこと**.
- 手術前日の入浴,またはシャワー浴.

<前処置確認>
- 手術前日:消灯前にセンノシド(プルゼニド®)2錠内服.消灯前より禁食,当日朝まで清澄水,またはOS-1(オーエスワン®)1,000mLまで飲水可.

胆嚢内結石症の手術(腹腔鏡下胆嚢摘出術)

- 手術時間:1~2時間.
- 麻酔方法:全身麻酔.
- 手術体位:仰臥位(頭高位).

<手術方法>
- ポート(図1)を挿入し,気腹を行う.

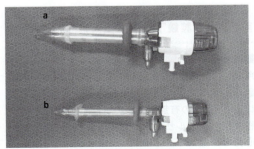

図1 》腹腔鏡下手術で使用するポート
鉗子・スコープの挿入と二酸化炭素を腹腔内に送気する役割がある.使用する鉗子や手術器具により,12mmポート(a)と5mmポート(b)を使い分ける.

- ポートを介して手術操作に必要な器具を腹腔内に挿入し手術を行う（図2）．
- 胆嚢動脈・胆嚢管を剥離・切離し，胆嚢床から胆嚢を剥離し，胆嚢を完全に切離する（図3）．
- 検体はポート刺入部の創から体外へ摘出する．
- 腹腔鏡で腹腔内を観察し，生理食塩水で十分な洗浄を行った後，肝下面ドレーンを挿入し閉創する．

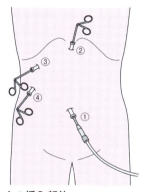

図2 》 ポートの挿入部位
①臍部，②剣状突起下，③右肋弓下，④右肋弓下（外側）．

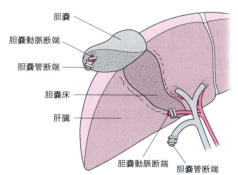

図3 》 胆嚢動脈，胆嚢管の切離
胆嚢動脈，胆嚢管を金属クリップなどではさみ，切離する．

- 気腹には，血液に溶けやすく助燃性のない二酸化炭素を使用する．
- 腹腔内圧が上昇している中で**血管（静脈，特に肝静脈）を損傷**すると，**二酸化炭素によるガス塞栓症という致死的合併症**が起こる可能性がある．

観察のポイント

- 術後の創傷とドレーンの挿入部位を図4に示す．
- 胆汁漏や術後出血のリスクが高い場合は，ドレーンを肝下面に留置する．

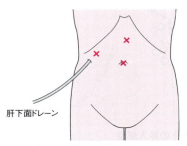

図4 》術後ドレーン挿入部位
右肋弓下（外側）のポート刺入部を使用して，肝下面にドレーンを留置する．

術後合併症と看護

＜体温低下＞
- 腹腔内に乾燥した二酸化炭素を注入したことにより，腹腔内が冷却され体温が低下しやすくなる．術中の加温・保温と退室後の**継続した体温管理**が必要．

＜術後出血・胆汁漏＞
- 肝下面に留置したドレーンの排液の観察を行う．

＜肺合併症＞
- 無気肺，肺炎．

＜術後疼痛＞

● 創痛，肩への関連痛（気腹により二酸化炭素が横隔膜神経を刺激することで発生）．

＜皮下気腫＞

● 気腹のために使用した二酸化炭素がポート刺入部から皮下に漏れることによって生じる．

● 触ると**捻髪音・握雪感**が出る．

● 通常2〜3日で自然に消失するが，皮下気腫が広範囲な場合，呼吸器系に影響することがあるため注意して観察する．

● 範囲を確認し，**辺縁をマーキング**すると，その後の増減が明らかになる．

＜静脈血栓塞栓症＞

● 頭高位での手術，気腹などの影響で下肢静脈血のうっ血が生じやすく，**下肢静脈血栓を形成**しやすい．

● 弾性ストッキングやIPCポンプ（間欠的空気圧迫装置）を使用し予防する．

胆嚢手術後のケアで注意すべきことを記載

周術期ケア
膵臓の手術

目的

*膵臓の手術の適応疾患は，膵臓疾患，胆嚢・胆管疾患がある．その他にも，膵腫瘍（インスリノーマなど）や膵頭部がん，胆道がん・胆嚢がん，膵体尾部がん，膵管内乳頭粘膜性腫瘍（IPMN）などがあり，病変を摘出すること，切除部位により再建することを目的とする．

膵臓がん

ケアの実際

術前準備

＜閉塞性黄疸＞
● 腫瘍が下部胆道を閉塞させることで生じる．
● **術前から減黄処置**を行う必要がある．
● 方法：経皮的経肝胆道ドレナージ（PTCD），経皮的経肝胆嚢ドレナージ（PTGBD），内視鏡的経鼻的胆道ドレナージ（ENBD）．

＜血糖コントロール＞
● 血糖値の推移をチェックする．
● 膵頭部病変の場合，耐糖能異常を伴うことが多いため，**術前からの血糖コントロール**が必要となる．

＜呼吸器合併症予防＞
● 腹式呼吸法，トリフローの実施，必要時はネブライザーの実施，喀痰喀出の練習．

＜早期離床の必要性＞
● 術後に早期離床が必要であることの説明を行う．
● 呼吸器合併症・静脈血栓・腸閉塞・筋力低下予防，創治癒促進．

膵頭部がんの手術

<膵頭十二指腸切除術(PD;図1)>

- 適応疾患は,膵頭部がん,十二指腸がん,下部胆管がん,十二指腸乳頭部がん,胃がんの膵頭部浸潤など.
- 幽門側胃,十二指腸,胆管・胆嚢,膵頭部を切除する.
- 膵空腸吻合,胆管空腸吻合,胃空腸吻合を行い,再建する.

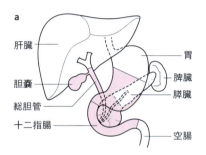

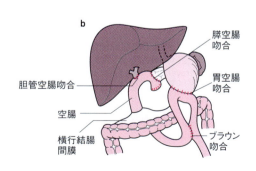

図1 》 PDの切除部位と再建方法
a: ▭ 切除部位.
b: 再建方法.
(文献1, 2を参考に作成)

＜幽門輪温存膵頭十二指腸切除術（PPPD；図2）＞

- 幽門周囲リンパ節に転移がなく，胃・十二指腸球部に浸潤がないこと，切除可能な範囲である場合に適応される．
- 良好な消化吸収機能を保つために胃を温存する．

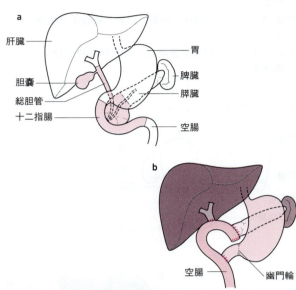

図2 》PPPDの切除部位と再建方法

a：■ 切除部位．
b：Traverso法
（文献1を参考に作成）

膵体尾部がんの手術

＜膵体尾部切除術（DP；図3）＞

- 適応疾患は膵体部がん，膵尾部がん．
- 膵体尾部を脾臓や周囲のリンパ節，神経，脂肪などと一緒に切除する．
- DPでは膵臓と腸管の吻合をする必要はない．

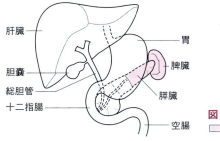

図3 》DPの切除部位
☐ 切除部位.

観察のポイント

ドレーン挿入部位と管理

- 膵頭部がん手術のドレーン挿入部位を図4に示す.
- ドレーン排液の性状・量を経時的に観察する.
- 膵管チューブ:膵腸吻合部の縫合不全・狭窄予防. 正常排液は無色透明.
- 胆管チューブ:胆腸吻合部の縫合不全・狭窄予防.
- 胆腸吻合部ドレーン:再建部位の縫合不全予防. 胆汁の混入を認める場合は,胆汁漏を疑い医師へ報告.
- 膵腸吻合部ドレーン:再建部位の縫合不全予防. 粘稠度の高い排液や混濁を認める場合は,膵液漏を疑い医師へ報告.腹水のアミラーゼ値を測定する.

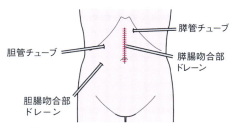

図4 》膵頭部がん手術のドレーン挿入部位
再建部位付近にドレーンを留置する.

術後合併症と看護

＜膵液漏・腹腔内出血＞

● 膵液漏は，膵液が腹腔内に漏れることである．**膵液は強アルカリ性消化液**のため，血管を溶かし，**大出血につながる危険**がある．

● 術後のドレーン排液の性状・量の観察，アミラーゼ値を測定し，膵液漏発生の有無を確認する．

＜縫合不全＞

● 各吻合部で血流障害，感染などを起こし，つなぎ合わせた臓器が癒合しない状態．

● 観察項目は，バイタルサイン，ドレーン排液の性状・量，腹痛，発熱，血液検査データ，感染徴候．

● 術後1週間程度経ってのドレーンからの出血は，少量でも注意が必要である．**大出血の前兆**！

＜胃内容停滞＞

● 胃空腸吻合を行うため，ダンピング症候群を起こしたり，食事が胃に停滞することがある．

● 食事開始時の悪心・嘔吐に注意し，食事指導を行う．

＜下痢＞

● 膵切除後は脂肪が分解されにくくなるため，下痢を起こしやすい．

＜糖尿病＞

● 膵切除後は，インスリン分泌能の低下や手術・麻酔侵襲により血糖が上昇し，耐糖能が低下する．

● 血糖コントロールが不良だと感染や創治癒遅延などのリスクが高くなるため，術後の血糖コントロールが必要．

文献

1) 北島政樹ほか：ビジュアル＆アップデート外科手術と術前・術後の看護ケア― 手術室から病棟まで／ナース・研修医のための最新ガイド．p579-80，南江堂，2004．

2) 下間正隆ほか：カラー版まんがで見る手術と処置．照林社，1993．

周術期ケア
虫垂炎の手術

目的
* 典型的な急性虫垂炎や穿孔性腹膜炎の併発がある虫垂炎に対し，病変を切除する目的で行われる．

ケアの実際

手術の適応

- 炎症の進行（白血球数増加，CRP上昇，体温上昇），腹膜刺激症状（反跳痛，ロブシング徴候，ブルンベルグ徴候，ローゼンシュタイン徴候，筋性防御），悪心・嘔吐などの所見より判断する．

術前準備

- 外来を受診→診察・各種検査（採血，腹部超音波，腹部CT）→**緊急手術となる場合が多い**．
- 全身状態の観察と評価を行いながら，手術に向けた準備と精神的ケアを実施する．
- 腹痛，悪心などにより**経口摂取困難**な状況である場合が多く，**脱水に注意**．全身状態が悪化している可能性があることを念頭に置く．
- 手術に備えた検査項目実施の確認：採血，感染症検査，X線撮影，心電図，血液ガスなど．
- 末梢静脈ライン確保：水分補給，電解質補正，抗菌薬投与．
- **最終飲食時間の確認**：麻酔管理に影響するため．
- 除去物確認：除去不能なもの（ジェルネイルなど）があれば手術室へ連絡し相談．

- 臍処置：感染防止．腹腔鏡下手術の場合，臍や臍周辺からトロカールを挿入するため，特に注意が必要．
- 不安の緩和：突然の入院と手術になる場合が多いため，精神的ケアが重要．
- 苦痛の緩和：発熱，腹痛，嘔吐などの症状緩和のため，医師の指示に従い必要時投薬．
- 術後の経過についてイメージができるよう，患者にオリエンテーション．

虫垂炎の手術

＜開腹虫垂切除術＞
- 交差切開法（図1①），または傍正中切開（図1②），明らかに汎発性腹膜炎を伴っている場合などは下腹部正中切開（図1③）がある．
- 麻酔は，全身麻酔，または脊椎くも膜下麻酔．
- 炎症が高度な場合，回盲部切除へ移行する可能性もある．
- 穿孔症例，膿瘍形成した症例は，温生理食塩水での腹腔内洗浄を行う．
- ドレーンは，腹腔内汚染が強い場合や，膿瘍形成を伴う場合などに挿入する（骨盤底，ダグラス窩，右傍結腸窩など）．

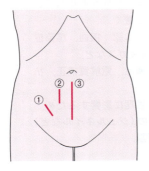

図1 》開腹虫垂切除術の術創
①交差切開法．
②傍正中切開．
③下腹部正中切開．

＜腹腔鏡下虫垂切除術（図2）＞

- 麻酔は，全身麻酔．
- 二酸化炭素を使用した気腹を行い実施する．腹腔内の観察を十分に行える利点があり，多くの場合で選択される術式．
- 膿瘍形成時や穿孔を認めた場合は，温生理食塩水で腹腔内洗浄を行い，ドレーンを挿入する．

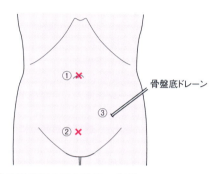

図2 》腹腔鏡下虫垂切除術の術創
①臍部，②下腹部，③左下腹部．
膿瘍形成や穿孔などがない場合は，ドレーンは挿入されない．

観察のポイント

- 手術当日に観察すべきことを表に示す．

表 》手術当日に観察すべきこと

- 麻酔覚醒状態
- 呼吸状態：深呼吸の促し，咳嗽促し
- 循環状態：血圧，脈拍，水分出納バランス
- 出血，手術創，腹部膨満，血圧
- 深部静脈血栓出現の有無
- 創痛

術後合併症と看護

● 穿孔前に手術すれば，合併症はほとんど起こることはない．穿孔し膿瘍形成した虫垂炎や，周囲臓器に広く炎症が及んだ症例では注意が必要である．

＜創感染＞

● 創周囲の発赤，腫脹，疼痛，発熱，滲出液の性状の観察を行う．

＜腹腔内遺残膿瘍＞

● 術後に熱が遷延する．その後，解熱するが術後1週間前後に再び発熱する．
● 膿瘍形成周囲の圧痛を認める．
● CT撮影を行い，膿瘍形成の有無を確認．状況により経皮的にドレーンを挿入し，膿瘍ドレナージが必要となる場合あり．
● 膿瘍は細菌培養に提出し，**適切な抗菌薬に変更**する．

＜腸閉塞＞

● 穿孔症例や膿瘍形成症例，広範囲に炎症が及んだ症例で起こりやすい．
● 腸蠕動音，腹部膨満感，悪心・嘔吐の有無，排ガス・排便状態を観察する．
● 禁食・輸液管理を行い，経鼻胃管またはイレウス管を挿入し，**腸管の安静を図る**．

＜皮下気腫（腹腔鏡下手術の場合）＞

● ポート挿入部から皮下に二酸化炭素が流入したことにより生じる．ポートの不十分な腹壁固定が原因．
● ほとんどの場合，自然に吸収される．
● 辺縁部をマーキングし，出現範囲の変化を観察する．

＜深部静脈血栓＞

● 気腹，同一体位，安静臥床に伴い下肢静脈血栓が起きやすい．
● 弾性ストッキングやIPCポンプ（間欠的空気圧迫装置）を使用し，**早期離床を図る**．

周術期ケア
腸閉塞の手術

目的

＊保存的治療の効果が得られない場合や，血行障害を伴う場合など外科的治療の必要のある患者に対して行われる．

ケアの実際

● 腸閉塞（イレウス）で手術となる患者は，脱水，電解質バランスの異常をきたしている場合が多い．
● 胃管やイレウス管からの排液量や尿量の観察と，輸液管理を行う．

術前準備

● 腸閉塞と診断されてからは**禁飲食**．
● **下剤や浣腸は実施しない**．
● 可能な限り保清し，清潔を保つ．

＜術前検査＞
● 腹部単純Ⅹ線検査．
● 注腸造影検査．
● 腹部超音波検査．
● 腹部CT検査．

＜保存的治療＞
● 電解質補正．
● 胃管・イレウス管挿入による腸管内の減圧．
● 蠕動の促進．
● **保存的治療の効果が得られない場合**や**血行障害がある場合**は，**手術適応**．
● 絞扼性腸閉塞の場合，腸管に血行障害をきたし腸管壊死に至る場合があり，迅速な対応が必要．
● 腸管壊死の場合，腸切除も伴うことになる．

周術期ケア

癒着性腸閉塞の手術

- 癒着は，腸管と腸管，腹壁，腹膜炎部位などに生じることが多い．
- 主な症状は，**腹痛**や**悪心・嘔吐**，腹部膨満，排便・排ガスの消失，**腸蠕動音亢進（金属音）**，腸管浮腫・拡張，脱水など．

＜開腹癒着剥離術＞

- 癒着部位を確認しながら開腹し，腹腔内の観察を行う．
- 腸管癒着部を起点に腸がねじれて腸閉塞が発生することがある．
- 癒着により，索状物が形成され腸閉塞の原因となっている場合（図）は，索状物を結紮切離する．腸管同士が癒着し捻転・屈曲している部位は，鈍的に剥離する．
- 癒着や索状物を解除した後，腸管の色調を確認し，腸管切除を行うか判断する．

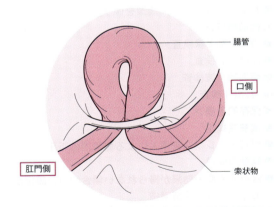

図 ≫ 索状物が形成され腸閉塞の原因となっている例
何らかの原因で発生したバンド状癒着によって腸管を絞扼している．
（文献1を参考に作成）

＜腹腔鏡下癒着剥離術＞

● 開腹手術に比べて新たな癒着発生の可能性は少ない.
● 創が小さく術後創痛が少ないため早期離床が可能となり, 腸蠕動の回復が早くなる.
● 癒着部位によっては視野確保が困難である.
● 広範囲な**癒着**や**腸管の血行障害**を認める場合は, **開腹手術**に移行する.

＜剥離困難な癒着による閉塞や血行障害を認める場合＞

● 閉塞部位に応じて, **腸管切除**や**バイパス術**を実施する.
● 血行障害を認める場合は腸管切除を考慮する.
● 全身状態が悪い場合は, 一時的に人工肛門や腸瘻を作成した後, 二次的に原因病変に対する手術を行う.

観察のポイント

術後合併症と看護

＜肺合併症＞

● 腸閉塞患者は腹部膨満状態で, 気管内挿管時の**誤嚥リスクが高い**.
● 長期間の腸閉塞状態から横隔膜運動の抑制や呼吸筋の運動抑制により, **無気肺のリスク**も上がる.

  ● 創痛コントロールを行いながら早期離床を図る.

＜腸蠕動の回復遅延＞

● 腸閉塞に伴う腸管浮腫の影響により, 腸蠕動の回復が遅れる.
● 胃管, イレウス管などの減圧チューブの排液量を観察する. また, 腸蠕動音や排ガスの有無なども観察する. 腸蠕動の回復を確認後, 減圧チューブを抜去する.
● 腹部膨満や悪心・嘔吐が出現しないこと, 排ガスがあることを確認し, 飲水・食事を段階的に進める.

周術期ケア

＜イレウス管抜去時期＞

- 排ガスや腸蠕動音を確認後，胃管・イレウス管の抜去を行う．
- 抜去前に一度クランプし，腹部症状など状況に変化がなければ抜去する．

COLUMN

腸閉塞とは

- 腸閉塞とは，正常な腸管運動が妨げられた状態のことで，腸管内容物の肛門側への通過が障害されることによって生じる．
- 腸閉塞は発生原因によって分類される（表）．

表 》 腸閉塞の分類

機能的腸閉塞 腸管の神経や血行障害による運動機能低下に起因	・麻痺性腸閉塞
	・痙攣性腸閉塞
機械的腸閉塞 癒着や異物などによる器質的な原因に起因	・閉塞性（単純性）腸閉塞 →腸管の血行障害を伴わない
	・絞扼性（複雑性）腸閉塞 →腸管の血行障害を伴う

- 絞扼性腸閉塞は，腸管の血行障害から腸管壊死をきたすため，迅速な対応が必要であり，緊急手術対応の疾患である．
- 癒着性腸閉塞は，治療の原則はイレウス管を挿入し腸管の減圧，全身管理などの保存的治療となるが，保存的治療の効果が得られない場合は手術適応となる．
- 欧米では腸閉塞とは通常，機能的腸閉塞（麻痺性腸閉塞）を意味し，機械的腸閉塞はbowel obstructionとして区別して呼称される．わが国では，両者を腸閉塞として総称していることが多い．

文献
1) 北島政樹ほか：ビジュアル＆アップデート外科手術と術前・術後の看護ケア― 手術室から病棟まで / ナース・研修医のための最新ガイド．p274-82，南江堂，2004.

周術期ケア

鼠径ヘルニアの手術

目的

＊成人の鼠径ヘルニアは自然治癒することはなく，経過とともに増大し，常に嵌頓・絞扼（嵌頓臓器の壊死）の危険性があるため，特殊なリスクがない限り根治療法として手術を行う．

ヘルニアの構成要素

● ヘルニアには，3つの構成要素（**表1**）があり，鼠径ヘルニアは3つに分けられる（**表2**，**図1**）．
● 恥骨と坐骨により形成される穴から出現する閉鎖孔ヘルニアもまれに認める．
● ヘルニアの主な症状は，鼠径部の膨隆や違和感，疼痛，便秘，下痢，嘔吐である．

表1 》ヘルニアの3要素

ヘルニア門	● 内鼠径輪，鼠径管後壁，大腿輪
ヘルニア嚢	● 腹膜の袋
ヘルニア内容	● 腸管，大網，卵巣などの腹部臓器

表2 》鼠径ヘルニアの3分類

外鼠径ヘルニア	● 下腹壁動静脈の外側の内鼠径輪から出現	● 腹膜鞘状突起の開存 ● 横筋筋膜の脆弱化による内鼠径輪の開大
内鼠径ヘルニア	● 下腹壁動静脈の内側の鼠径管後壁から出現	● 加齢による横筋筋膜が弱化 ● 腹圧に抵抗できずに発生 ● 鼠径管後壁は腹膜と横筋筋膜のみで構成されており，強靭な筋肉や腱膜で守られていない
大腿ヘルニア	● 鼠径靭帯の下を潜って大腿に出る	● 分娩を繰り返した中年以降の女性に多く，大腿輪が開大して発生しやすくなる ● 大腿輪は狭いため嵌頓を起こしやすい

周術期ケア

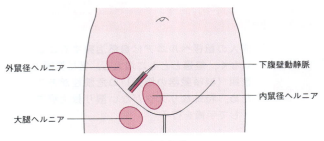

図1 》 鼠径ヘルニアの発生部位
外鼠径ヘルニア，内鼠径ヘルニア，大腿ヘルニアの3つに分類される．

COLUMN

ヘルニア嵌頓・絞扼

- ヘルニア門から脱出した腸管などが，ヘルニアの出口（ヘルニア門）で締め付けられた状態．放置すると脱出した腸の血行が悪くなり壊死してしまうため，緊急手術の適応となる．

ケアの実際

術前準備（前日入院または当日入院）

- 日常生活：**過度の腹圧をかけない**よう説明する．

例：重い荷物は持たない．

- 下剤：消灯前にセンノシド（プルゼニド®）2錠内服．
- 食事：消灯以降禁食，当日朝まで清澄水，またはOS-1（オーエスワン®）500mL×2（1,000mL）まで飲水可．
- 除毛：手術室内で麻酔導入後，必要時に実施．

鼠径ヘルニアの手術

- 鼠径ヘルニアの手術には，開腹手術と腹腔鏡下手術の2種類の手術術式がある（図2）．
- 開腹と腹腔鏡下手術時の術創の違いを図3に示す．

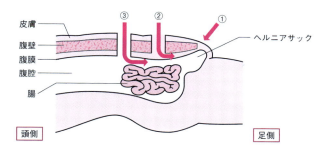

図2 》 鼠径ヘルニア手術のアプローチ法
①鼠径法：開腹手術．
②腹腔外アプローチ法（TEP）：腹腔鏡下手術．
③腹腔内アプローチ法（TAPP）：腹腔鏡下手術．

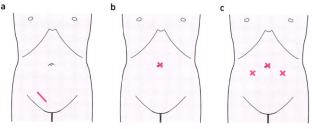

図3 》 鼠径ヘルニアの手術創
a：開腹手術（前方アプローチ）時の術創（右の場合）．
b：腹腔鏡下手術（TEP）時の術創．
c：腹腔鏡下手術（TAPP）時の術創．

<開腹手術（前方アプローチ）>

- 手術方法：メッシュプラグ法，PHS法など．組織代用人工繊維布であるメッシュ（**図4**）を挿入し，補強することでヘルニアを修復する．

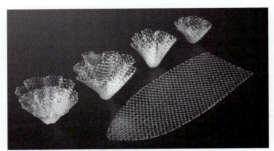

図4 》Bard®メッシュ（ライトパーフィックスプラグ）
メッシュプラグ法用．
（写真提供：株式会社メディコン）

<腹腔鏡下手術>

- 手術方法：腹腔外到達法（TEP），腹腔内到達法（TAPP）の2種類のアプローチ法がある．
- 腹膜と筋層の間にメッシュ（**図5**）を固定する．
- 両側のヘルニアの場合でも同一創で手術可能．
- 腹腔鏡下手術には，**表3**のような長所と短所がある．

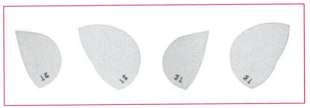

図5 》Bard® 3D Max® Light
TEP法，TAPP法用．
（写真提供：株式会社メディコン）

表3 》》腹腔鏡下手術の長所と短所

長所	● 両側ヘルニアでも一つの創で可能 ● 再発ヘルニアの治療に適する ● 創痛が軽度，通常生活への復帰が早い
短所	● 全身麻酔が必要 ● 時間・費用がかかる ● 重篤な合併症のおそれがある

観察のポイント

術後合併症と看護

＜術後出血＞
● 創部・陰嚢の腫脹の有無を観察する.
● **急激な腫脹は出血の可能性**があるため，バイタルサインを確認し医師へ報告する.

＜皮下漿液腫＞
● 鼠径部の皮下に漿液が貯留し，しこりのような状態になったもの. 医師へ診察を依頼する.

＜創感染＞
● 表層感染であれば洗浄処置で経過を見る. メッシュに及ぶ感染を起こすと，メッシュを除去するための再手術が必要となる場合がある.
● 観察項目は，発熱や炎症反応，創の腫脹，発赤，熱感，疼痛，硬結などである.

退院後の生活での留意点

● 過度な腹圧がかからないようにする.
● 重いものを持ち上げない.
● 便秘に注意.

Memo

周術期ケア

周術期ケア
da Vinciによるロボット支援下手術

目的

＊ロボット支援下手術では，開腹手術や腹腔鏡下手術で使用する鉗子に比べ，多関節機能と呼ばれる鉗子の可動域の広さによる手術操作性の高さが得られ，開腹手術や腹腔鏡下手術では困難な動きが可能となる．

ケアの実際

● ロボット支援下手術は，消化器外科領域では食道・胃・直腸・膵臓手術で保険収載されている．
● 本稿では，直腸におけるda Vinci（ダビンチ）による手術について解説する．

術前

● ロボット支援下手術における術前準備は腹腔鏡下手術と変わりない（術前準備，切除範囲については，「周術期ケア 大腸の手術」〈p.190〉を参照）．
● ロボット支援下手術では，腹腔鏡下手術に比べて手術時間が長くなる場合がある．
● 術中体位における褥瘡予防やスキン‐テア予防対策が必要である．
● 手術決定時からの皮膚の保湿を進め，スキンケアを行い，術中の皮膚トラブルが起こらないように努める．
● ロボット支援下手術に対して不安を覚える患者も多い．事前にロボット手術についての不安などを軽減するよう，外来・病棟・手術室で連携してケアを行う．

術中（図1, 2）

- ロボット支援下手術は，3つのシステムを連動させて作動させる．
- 術者がハンドコントローラーとフットペダルで操作する**サージョンコンソール**，各種デバイスやダビンチのコアを搭載し画像を映し出す**ビジョンカート**，スコープや鉗子を取り付けて実際に患部の手術を行う**ペイシェントカート**で構成されている．

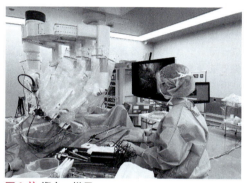

図1 》 術中の様子
サージョンコンソールで操作した動きがペイシェントカートに連動する．

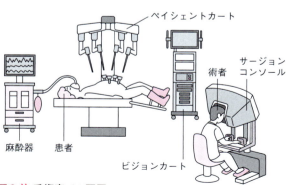

図2 》 手術室での配置
術者は同じ手術室内にあるサージョンコンソールを操作する．

観察のポイント

体位固定

- 体位は砕石位で行う.
- 術中は頭低位15°(図3), 右ローテーション12°(図4)の角度となる.
- 右ローテーションに備えて右側体幹にアクリル板を使用し固定する.
- 両上肢は体幹に沿わせて固定する.
- 右側頭部に側板を当て, ローテーションによるずれを防止する.
- 右ローテーションによる重力の影響により**左下腿内側**と**右下腿外側に体圧**がかかることがあるため, 術中は定期的に体圧を測定および除圧し, コンパートメント症候群を予防する.

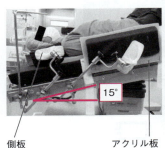

側板　　アクリル板

図3 》 術中頭低位(15°)

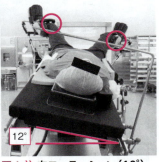

図4 》 右ローテーション(12°)
左下腿内側と右下腿外側に体圧がかかる(丸印).

Memo

術創

- ロボット支援下手術時は，腹腔鏡下手術時とポートの挿入位置が異なる（**図5**）.
  - 術中のカメラおよび鉗子操作の違いによるものであり，術後創管理については大きな違いはない.

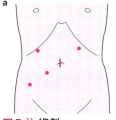 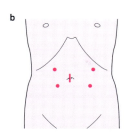

図5 》術創
a：da Vinciによる直腸手術時の手術創，b：腹腔鏡下直腸切除術時の手術創.

術後合併症と看護

- 「周術期ケア 大腸の手術」（p.195）を参照.
- ロボット支援下手術は，腹腔鏡下手術に比べて手術時間が長時間となる場合がある.
- **褥瘡発生や下腿のコンパートメント症候群を起こすリスクが高い**ため，術後の観察が必要.

ロボット支援下手術時とその他の手術時とで気をつけるべき違いを記載

がん化学療法とケア
食道がん

目的

* 食道がんの化学療法には，術前化学療法と術後補助化学療法，放射線治療を併用した化学放射線療法，および全身化学療法がある．

FP療法

スケジュール：4週間ごと（術前は3週間ごと）

一般名（略語）	Day	1	5	8	15	22	28
フルオロウラシル（5-FU） 点滴静注（24時間）5日間		→					
シスプラチン（CDDP） 点滴静注（2時間以上）		↓					

適応

● 遠隔転移を有する進行・切除不能食道がん症例や再発例，術前の化学療法，術後の補助化学療法として実施される．

代表的な副作用

腎障害

● シスプラチン（CDDP）による腎障害が起こりやすいため，予防として水分の摂取が勧められる．
● **尿量の確保，体重測定**を行い，医師指示にて適宜利尿薬を使用する．

口内炎

● フルオロウラシル（5-FU）による口腔粘膜炎が起きやすい.

悪心・嘔吐

● CDDPによる悪心・嘔吐が出現しやすい.
● 予防的に制吐剤投与（5-HT$_3$受容体拮抗薬〈グラニセトロンなど〉, NK$_1$受容体拮抗薬〈アプレピタントカプセル〉, デキサメタゾン併用）が推奨される.

聴力障害

● 高音域の聴力低下, 難聴, 耳鳴りなどが現れることがある. また, 投与量の増加に伴い発現頻度が高くなる.

神経障害

● CDDPにより手足のしびれや, 本治療を複数回実施している患者では高音域の聴力障害が発生する場合がある.

その他

● 骨髄抑制, など.

> 副作用が起こった際の注意点を記載

看護のポイント

- **腎障害**の管理として体重測定を行い，治療前の体重と比較し，増加時には医師へ報告する．
- **口腔粘膜炎対策**として，治療開始前から治療後まで清潔の保持と保湿に努めるよう指導を行う．基本的に柔らかい毛の歯ブラシを用いて，毎食ごとにブラッシングを行う．また口腔内や口唇の乾燥が強い場合には，保湿ジェルや保湿スプレー，口腔ケア用スポンジを利用する．
- **悪心・嘔吐対策**として，予防的に制吐剤投与の処方が出ているか確認する．具体的な対処法では，食事の工夫として刺激が少なく，喉越しがよいものを摂取する．悪心出現時は無理して食事摂取をせず，屯用の制吐剤内服や，脱水防止として水分摂取を勧める．
- **しびれ**による日常生活への影響の有無，程度を確認する．また，治療回数を重ねている患者には，本人やその家族から耳の聞こえ方の変化などについて確認を行う．神経障害は症状の回復に時間を要する（時に不可逆的となる）こともあり，**障害の程度を毎回確認し，適切に評価する**ことは非常に大切である．

> 例：最近，テレビの音が異様に大きくなった，会話の声が大きくなった，など．

文献

1) シスプラチン｜医薬品インタビューフォーム．（https://www.info.pmda.go.jp/go/interview/2/672212_4291401A1127_2_1F.pdf より，2023年7月検索）．
2) 5-FU｜医薬品インタビューフォーム．（https://medical.kyowakirin.co.jp/site/drugpdf/interv/5fu_iv_in.pdf より，2023年7月検索）．

がん化学療法とケア
胃がん

目的
* 胃がんの化学療法には，補助化学療法と切除不能進行・再発胃がんを対象とした全身化学療法がある．

SOX（ソックス）療法

スケジュール：3週間ごと

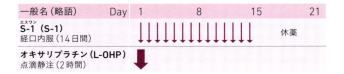

適応

- HER2陰性切除不能な進行，再発胃がん．

代表的な副作用

S-1による障害

- **色素沈着**：四肢指先の皮膚，爪が黒くなる．
- **下痢**：内服開始後より便の性状，回数の観察が必要である．
- **口内炎**：口腔内の痛み，腫脹，潰瘍形成がないか観察が必要である．
- **流涙**：涙が止まらなくなったり，充血したりする症状が現れる．治療期間が長くなると症状が出現しやすくなる．

オキサリプラチンによる障害

- **末梢神経障害**：急性症状と慢性症状の2種類がある.
- **急性症状**：手指が冷たいものに触れるとしびれや痛みがある. 冷たいものを摂取すると咽頭, 喉頭の絞扼感が出現することがある.
- **慢性症状**：手足の機能障害が生じる症状で, 歩きにくい, 文字が書きにくくなるなど日常生活に支障をきたすことがあるため, 投与中止を医師, 薬剤師と検討する.
- **血管痛**：投与中に穿刺部位の疼痛が出現することがある.
- **アレルギー反応**：初回投与時に発現することもあるが, 複数回投与（6〜8回目）に起こりやすく, 主な症状は皮膚の発赤, 搔痒感, 蕁麻疹, 呼吸困難である.

その他

- **骨髄抑制**：白血球, 赤血球, 血小板の数値が14日目前後から低下するため, 発熱などに注意した観察が必要である.

看護のポイント

- **色素沈着**に関しては, 帽子, 手袋使用などをして直射日光を避け, 日焼け止め, 保湿剤塗布にて対応をする.
- **下痢症状**出現時は, 整腸剤処方がある場合は内服をして症状, 便回数を確認, 内服を中断して病院または主治医に報告して診察をしてもらう.

Memo

- **口内炎**出現時は，症状を確認して含嗽推奨，疼痛を伴う場合は症状の程度に応じて鎮痛剤使用などを医師，薬剤師と相談して対応する．刺激が少ない食形態を検討する．
- **S-1内服管理**のアセスメントをして，自己管理が困難な場合は看護師または家族のサポートによる内服管理を行い，確実に内服ができるよう介入する．
- **末梢神経障害**に関しては，冷感刺激を避けるよう，洗面時，手を洗う時はぬるま湯を使用する．冷蔵庫のもの，冷たいものなどになるべく接触しないようにする，または手袋を使用して手を保護しながら対応する．冷たい飲み物，食べ物を摂取すると咽頭，喉頭絞扼感が出現するため摂取を避ける．
  - 日常生活動作（ADL）にどのくらい影響を与えているか（字が書けない，ペットボトルの蓋が開かないなど）を確認する．細かい作業に介助が必要な場合は休薬の対象となるので，医師，薬剤師に報告，相談する．
- **血管痛**軽減のため，穿刺部位にホットパックなどを使用して血管拡張を行い，症状を最小限にする．
- **アレルギー反応**出現時は，直ちに投与を中止してバイタルサイン測定や，症状確認を行い，医師に報告する．自施設でアレルギー反応時のフローチャートなどがある場合は，それに従い対応する．

自施設の副作用対策を記載

Ramcirumab＋PTX療法

スケジュール：4週間ごと

一般名（略語）　　　　　Day	1	8	15	22	28
ラムシルマブ（RAM） 点滴静注（1時間）	↓		↓		
パクリタキセル（PTX） 点滴静注（1時間）	↓	↓	↓		

適応

● 一次治療が無効であった治癒切除不能・再発胃がんの二次治療として行われる.

代表的な副作用

アルコール

● アルコールを含有しているため事前問診が必要.
● パクリタキセル（PTX）の投与日は，自動車の運転を避けるように説明する.

アレルギー反応

● PTX投与中から蕁麻疹や顔面紅潮，呼吸困難，動悸などに注意する.

末梢神経障害

● PTXにより，手足のしびれが生じる.

脱毛

● PTXにより，点滴投与後2〜3週間で，全身の体毛が抜ける.

骨髄抑制

● 投与14日目前後で出現しやすい.

その他

● ラムシルマブ(RAM)により, 高血圧や出血, 血栓・塞栓, 創傷治癒遅延, 消化管穿孔の可能性がある.

看護のポイント

● **過敏症**に関する説明および観察を十分に行い, 異常時には速やかに申し出るよう指導を徹底する.
● **しびれ**による日常生活への影響の有無, 程度を確認する. ADLに支障をきたす場合は, 医師や薬剤師に相談し, 投与量を検討してもらう.
● 事前に**脱毛**の可能性や脱毛時期, 頭皮ケアの方法, かつらについてなどの説明, 情報提供を行い, 不安軽減に努める.
● **自宅での血圧測定**と**日誌の記入**について指導を行う. 出血や腹痛出現時は消化管穿孔の疑いがあるため, 速やかに病院または主治医に連絡するよう伝える.
● **輸液セットの確認**を行う. PTXの希釈液は過飽和状態になるため, PTXが結晶として析出する可能性がある. 投与時は, $0.22\mu m$以下のメンブランフィルターを用いたインラインフィルターを通して投与する.

COLUMN

アルコール過敏の患者はパクリタキセルに注意

● PTXは, 溶媒にエタノールが含まれているため, アルコール過敏の患者は慎重投与となる.

がん化学療法とケア

文献

1) サイラムザ®適正使用ガイド.（https://www.lillymedical.jp/ja-jp/answers/117726 より, 2023年7月検索）.

Nivolumab（ニボルマブ）療法

スケジュール：2週間ごと，または4週間ごと

一般名（商品名）	Day	1	8	14
ニボルマブ（オプジーボ®） 点滴静注（30分以上）		↓		

適応

- がん化学療法後に増悪した治癒切除不能な進行・再発の胃がん．

代表的な副作用（図）

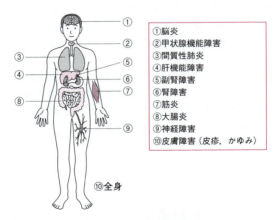

図 》 ニボルマブ（オプジーボ®）の主な副作用

①脳炎
②甲状腺機能障害
③間質性肺炎
④肝機能障害
⑤副腎障害
⑥腎障害
⑦筋炎
⑧大腸炎
⑨神経障害
⑩皮膚障害（皮疹，かゆみ）
⑩全身

236 │ 周術期におけるケア

看護のポイント

● 従来の抗がん剤とは異なる作用機序で抗腫瘍効果を発揮する薬剤であるため，一般的な抗がん剤の副作用とは異なる．

● 図の副作用を念頭に置き，患者から詳細な副作用の有無について治療日誌などを用いて聴き取りを行い，異常時には速やかに病院へ連絡するよう指導を行うことが大切である．

● 高分子の抗体製剤であるため，凝集体が生成し微粒子が生じる可能性がある．投与時はインラインフィルター（0.2または0.22μm）を通して投与する．

文献

2) オプジーボ® 適正使用ガイド．(https://www.opdivo.jp/system/files/2023-08/OPD_guide.pdfより, 2023年7月検索).

化学療法を行う際の注意点

がん化学療法とケア
大腸がん

目的

*大腸がんの化学療法の一つである術後補助化学療法は，再発を抑制し，予後を改善することが目的である．

*切除不能進行・再発大腸がんを対象とした大腸がんの化学療法では，腫瘍増大を遅延させ，延命と症状コントロールを行うことが目的である．

mFOLFOX6±BEV療法
（フォルフォックス6＆ベバシズマブ）

スケジュール：2週間ごと

一般名（略語） Day	1 2 3	8	14
ベバシズマブ（BEV/Bmab） 点滴静注 （30分〜1時間30分）	⬇		
オキサリプラチン（L-OHP） 点滴静注（2時間）	⬇		
レボホリナート（l-LV） 点滴静注（2時間）	⬇		
フルオロウラシル（5-FU） 急速静注（全開）	⬇		
フルオロウラシル（5-FU） 持続静注（46時間）	➡		

適応

● 治癒切除不能な進行・再発結腸・直腸がん．

Memo

代表的な副作用

アレルギー反応

● オキサリプラチン（L-OHP）によるアレルギー症状は，初回投与時に発現することもあるが，**6〜8クール目以降**に注意が必要．

末梢神経障害

● 急性と慢性の2種類のしびれが生じる．
● 急性：手や足の冷感刺激，咽頭絞扼感など知覚異常が一過性に生じる症状である．
● 慢性：L-OHPの総投与量が850mg/m^{2}に達すると，しびれが持続することが多くなり，日常生活への支障（字を書く，ボタンをはめるなどの細かな作業が困難となる）が生じることが多い．そのため，しびれの程度により休薬や治療の変更・中止となることもある．

その他

● **骨髄抑制**，下痢，口内炎，手足症候群など．
● ベバシズマブ（BEV/Bmab）併用時は，高血圧，出血（鼻血，歯茎など），血栓・塞栓（深部静脈血栓など），タンパク尿，創傷治癒遅延，消化管穿孔など．

看護のポイント

● **アレルギー好発時期**には，スタッフから目が届きやすいベッド配置の調整，および息苦しさ，かゆみ，発疹，発赤などの症状はないか注意深く観察をする．

がん化学療法とケア

- **末梢神経障害対策**として，寒冷刺激を避けるよう具体的な行動について説明する．また，しびれによる日常生活への影響の有無を確認する．

> 例：冷たいものを触る時には手袋を着用しましょう．

- **慢性の神経障害**は症状の回復に時間を要する（時に不可逆的となる）ため，障害の程度を適切に評価することは非常に大切である．
- 手や足の皮膚の状態を観察し，清潔・保湿・刺激の除去の観点から指導を徹底する．
- BEV/Bmab 併用時は，**自宅での血圧測定**と**治療日誌の記入**について指導を行う．また，出血や激しい腹痛の出現などの異常時には，速やかに病院または主治医に連絡するよう伝える．

文献

1) アバスチン® 適正使用ガイド．(https://chugai-pharm.jp/view-pdf/?file=/content/dam/chugai/material/35/12661200.pdf より，2023 年 7 月検索)．

FOLFIRI ± Panitumumab 療法

スケジュール：2 週間ごと

一般名（略語）	Day	1 2 3	8	14
パニツムマブ **(Pani/Pmab)** 点滴静注 (60 分)		⬇		
イリノテカン **(CPT-11)** 点滴静注 (90 分)		⬇		
レボホリナート **(l-LV)** 点滴静注 (2 時間)		⬇		
フルオロウラシル **(5-FU)** 急速静注 (全開)		⬇		
フルオロウラシル **(5-FU)** 持続静注 (46 時間)		➡		

適応

● 治癒切除不能な進行・再発の結腸・直腸がん.

代表的な副作用

下痢
....

● イリノテカン (CPT-11) によるもので, 早発型と
  遅発型がある.
● 早発型：投与中および投与直後に発現する. **コリ
  ン様症状**で多くは一過性である (p.253参照).
● 遅発型：投与数日後に発生する. CPT-11の代謝
  物の再活性化による腸管粘膜障害に基づく. 下痢
  が持続した場合, ロペラミド (ロペミン®) が処方
  となることがある. また, 重篤な場合, 入院治療
  となることもある.

脱毛
....

● CPT-11によるもので, 点滴投与後2〜3週間で
  頭髪をはじめ, 全身の体毛が抜ける.

パニツムマブによる皮膚障害
....

● ニキビ様発疹 (ざ瘡様湿疹), かゆみ, 爪の周り
  の炎症が起こることがある.

その他
....

● **骨髄抑制**, 口内炎, 手足症候群など.

Memo

241

看護のポイント

- 水様性の下痢が起きた際は，脱水予防のため水分摂取を十分に行い，下痢止めの処方があれば服用するよう指導を行う．
- 下痢が続く場合や発熱・嘔吐など他の症状を併発している場合には，すぐに連絡するよう指導を行う．
- 事前に脱毛の可能性や脱毛時期，頭皮ケアの方法，かつらについてなどの説明，情報提供を行い，不安軽減に努める．
- 皮膚を清潔に保ち，症状の程度を観察する．
- パニツムマブ（Pani/Pmab）による皮膚障害は皮膚症状に合わせて医師や薬剤師と相談し，適切な軟膏を使用する．塗布方法，保清などのセルフケア支援をする．
- 微粒子をわずかに認めることがあるため，インラインフィルター（0.2または0.22μm）を用いる．

XELOX療法（ゼロックス）

スケジュール：3週間ごと

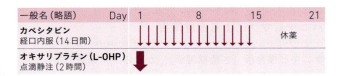

適応

- 切除不能進行，再発大腸がん，または術後補助化学療法として実施される．

Memo

代表的な副作用

カペシタビンによる障害

- **手足症候群**：投与数日〜数週間後に手足指先，足裏に好発し，紅斑，色素沈着が出現する．症状が悪化すると疼痛を伴う皮膚の亀裂，腫脹，水泡形成が出現し，ADL上，支障をきたすことがある（図）．
- **下痢**：投与数日〜数週間後に出現する．

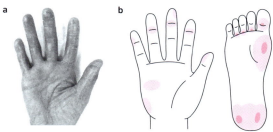

図 》 手足症候群 (カラー口絵：p.x)
a：乾燥，亀裂，赤みのある腫れなどの症状がある．
b：好発部位は指先や指の関節，足の指の付け根，かかと付近など，負荷がかかる部分に生じやすい．

オキサリプラチンによる障害

- **末梢神経障害**：急性症状と慢性症状の2種類がある．
- **急性症状**：冷たいものに接触すると過敏に反応する冷感刺激や，冷たいものに摂取すると圧迫や息苦しさを自覚する咽頭，喉頭の絞扼感が出現することがある．
- **慢性症状**：手足の機能障害が生じる症状で，歩きにくい，文字が書きにくくなるなど日常生活に支障をきたすことがあるため，投与中止を医師，薬剤師と検討する．

- **血管痛**：投与中に穿刺部位の疼痛が出現することがある．
- **アレルギー反応**：初回投与時に発現することもあるが，複数回投与（6〜8回目）に起こりやすく，主な症状は皮膚の発赤，搔痒感，蕁麻疹，呼吸困難が出現する．

その他

- 骨髄抑制：白血球，赤血球，血小板の数値が14日目前後から低下するため，発熱などに注意した観察が必要である．

看護のポイント

- **手足症候群**は，スキンケアによる症状出現の予防と対策が重要となってくる．具体的には，保湿剤塗布を実施，症状出現時には症状の程度を確認して医師や薬剤師と相談し，適切なステロイド剤の塗布を推奨する．また，疼痛出現，水泡形成，歩行困難など症状が重度の場合は，医師や薬剤師と相談してカペシタビンを休薬，症状緩和が確認されたら再開する．
- 手足症候群出現防止として，発現好発部位（四肢指先，足裏など）の摩擦を避け，保湿を徹底する．

具体的な対策例
- ヒールなどを避け，ゆったりとした靴を履く．
- 保湿剤は足裏〜指先，手指〜手全体に皮膚が乾燥しないよう適宜塗布する．
- 長時間の立ち仕事は避ける．
- 化粧品使用時は低刺激性のものを使用することを推奨する．

244 周術期におけるケア

- **下痢症状**出現時は，整腸剤処方がある場合は内服をして症状，便回数を確認，内服を中断して病院または主治医に報告して診察をしてもらう．
- **カペシタビン内服管理**のアセスメントをして，自己管理が困難な場合は，看護師または家族のサポートによる内服管理を行い，確実に内服ができるよう介入する．
- **末梢神経障害**に関しては，冷感刺激を避けるよう，洗面時，手を洗う時はぬるま湯を使用する．冷蔵庫の物，冷たい物などになるべく接触しないようにする，または手袋を使用して手を保護しながら対応する．冷たい飲み物，食べ物を摂取すると咽頭，喉頭絞扼感が出現するため摂取を避ける．
- 日常生活動作にどのくらい影響を与えているか（字が書けない，ペットボトルの蓋が開かないなど）を確認する．細かい作業に介助が必要な場合は投与量減量の対象となるので，医師，薬剤師に報告，相談する．
- **血管痛**軽減のため，穿刺部位にホットパックなどを使用して血管拡張を行い，症状を最小限にする．
- **アレルギー反応**出現時は直ちに投与を中止してバイタルサイン測定，症状確認を行い，医師に報告する．また自施設でアレルギー反応時のフローチャートなどがある場合はそれに従い対応する．

大腸がんの化学療法のケアの際に注意すべきことを記載

がん化学療法とケア
肝細胞がん

| 目的 | *肝細胞がんの全身化学療法は手術，局所治療，経カテーテル的動脈塞栓術（TAE）の適応のない進行例に対して施行される． |

アテゾリズマブ（テセントリク®）＋ベバシズマブ（アバスチン®）療法

スケジュール：3週間ごと

一般名（商品名）　　　　Day	1	8	15	21
アテゾリズマブ（テセントリク®） 点滴静注　初回60分 　2回目以降30分（忍容性が良 　好な場合）	↓			
ベバシズマブ（アバスチン®） 点滴静注　初回90分 　2回目以降60分 　3回目以降30分（忍容性が良 　好な場合）	↓			

適応

● 切除不能肝細胞がん．

Memo

代表的な副作用

アテゾリズマブ（テセントリク®）による副作用（図）

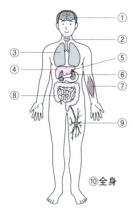

①脳炎
②甲状腺機能障害
③間質性肺炎
④肝機能障害
⑤副腎障害
⑥腎障害
⑦筋炎
⑧大腸炎
⑨神経障害
⑩皮膚障害（皮疹，かゆみ）

⑩全身

図 》アテゾリズマブ（テセントリク®）の主な副作用

ベバシズマブ（アバスチン®）による副作用

- 高血圧，出血（鼻血，歯茎など），血栓（深部静脈血栓など），タンパク尿，消化管穿孔などがある．

自施設での副作用対策を記載

看護のポイント

アテゾリズマブ（テセントリク®）の看護のポイント

● 従来の抗がん剤とは異なる作用機序で，抗腫瘍効果を発揮する薬剤であるため，一般的な抗がん剤の副作用とは異なる．
● 図の副作用を念頭に置き，患者から詳細な副作用の有無について治療日誌などを用いて聴き取りを行い，異常時には速やかに病院へ連絡するよう指導を行うことが大切である．

ベバシズマブ（アバスチン®）の看護のポイント

● 自宅での血圧測定と治療日誌の記入について指導を行う．また，出血や激しい腹痛の出現などの異常時には，速やかに連絡するよう伝える．

自施設での看護マニュアルにあるポイントを記載

248 周術期におけるケア

がん化学療法とケア
胆道がん

目的　＊胆道がんの化学療法は切除不能，再発症例が対象となる．

GC療法

スケジュール：3週間ごと

一般名（略語）	Day	1	8	15	21
ゲムシタビン(GEM) 点滴静注（30分）		⬇	⬇		
シスプラチン(CDDP) 点滴静注（1時間）		⬇	⬇		

適応

● 切除不能胆道がん，再発胆道がん．

代表的な副作用

腎障害

● シスプラチン（CDDP）による腎障害が起こりやすいため，予防として水分の摂取が勧められる．
● **尿量の確保**のため**体重測定**を行い，医師指示にて適宜利尿薬を使用する．

悪心・嘔吐

● CDDPによる悪心・嘔吐が出現しやすい．

● 予防的に制吐剤投与（アプレピタントなど）が推奨される.

聴力障害

● 治療開始前の状態を確認し，高音域の聴力低下や耳鳴りの出現を経過観察する.

血管痛

● ゲムシタビン（GEM）よる血管痛が出現しやすい.

骨髄抑制

● 白血球，赤血球，血小板の数値が14日前後から低下するため，発熱などに注意した観察が必要である.

その他

● 間質性肺炎など.

看護のポイント

● 腎障害の管理として体重測定を行い，治療前の体重と比較し，増加時には医師へ報告する.
● 悪心・嘔吐は，予防的に制吐剤投与の処方が出ているか確認する.具体的な対処法では，食事の工夫として刺激が少なく，喉越しのよいものを摂取する.悪心出現時は無理して食事摂取をせず，屯用の制吐剤内服，脱水防止として水分摂取を勧めておく.
● 血管痛は，穿刺部位周囲をホットパックなどで温めて血管を拡張し，疼痛の緩和を図る.

- **骨髄抑制**は，感染防止として手洗い，含嗽，マスク着用を行う．
- 連日体温測定を実施し，発熱出現時は屯用で抗菌薬処方があれば内服し，数日経過しても症状が改善しない場合は病院に連絡，主治医の指示に従い受診する．
- 神経障害は症状の回復に時間を要する（時に不可逆的となる）ため，障害の程度を毎回確認し，適切に評価することが非常に大切である．

> 例：小さなボタンがはめづらいなど，細かな作業が困難になった．躓きやすくなった．最近テレビの音が異様に大きくなった．会話の声が大きくなった．

- 事前に**発熱**の可能性について説明を行い，必要時には解熱剤を服用するよう指導する．

文献

1) シスプラチン｜医薬品インタビューフォーム．（https://www.info.pmda.go.jp/go/interview/2/672212_4291401A1127_2_1F.pdfより，2023年7月検索）．
2) ジェムザール®｜適正使用ガイド．（https://www.lillymedical.jp/ja-jp/answers/117740より，2023年7月検索）．

Memo

がん化学療法とケア
膵臓がん

目的

＊遠隔転移を有する場合，全身状態の良好な患者に対しては，生存期間の延長・症状緩和を目的とした全身化学療法が勧められる．

FOLFIRINOX療法

スケジュール：2週間ごと

一般名（略語）	Day	1	2	3	8	14
オキサリプラチン（L-OHP） 点滴静注（2時間）		↓				
レボホリナート（l-LV） 点滴静注（2時間）		↓				
イリノテカン（CPT-11） 点滴静注（90分）		↓				
フルオロウラシル（5-FU） 急速静注（全開）		↓				
フルオロウラシル（5-FU） 持続静注（46時間）		→				

適応

● 治癒切除不能な膵臓がん．

代表的な副作用

アレルギー反応

● オキサリプラチン（L-OHP）によるアレルギー症状は，初回投与時に発現することもあるが，**6〜8クール目以降**に注意が必要．

末梢神経障害

- 急性と慢性の2種類のしびれが生じる.
- 急性：手や足のしびれ，咽頭絞扼感などが一過性に生じる症状で，**寒冷刺激で誘発**される.
- 慢性：L-OHPの総投与量が850mg/m^{2}に達すると，しびれが持続することが多くなり，日常生活への支障（字を書く，ボタンをはめるなどの細かな作業が困難となる）が生じることが多い.

下痢

- 早発型と遅発型がある.
- 早発型：投与中および投与直後に発現する．**コリン様症状**で，多くは一過性である.
- 遅発型：投与数日後に発生する．イリノテカン（CPT-11）の代謝活性物による腸管粘膜障害に基づく下痢が持続した場合，ロペラミド（ロペミン®）が処方となることがある.

COLUMN

コリン様症状

- コリン様症状は，口渇や発汗，下痢が典型的な3症候である．アトロピン硫酸塩にて予防が可能である.

脱毛

- CPT-11によるもので，点滴投与後2〜3週間で頭髪をはじめ全身の体毛が抜ける.

その他

- **骨髄抑制**，口内炎，手足症候群など.

看護のポイント

● **アレルギー好発時期**にはスタッフから目が届きやすいベッド配置の調整をし，息苦しさ，かゆみ，発疹，発赤などの症状はないか注意深く観察をする．

● **末梢神経障害**の対策として，**寒冷刺激**を避けるよう具体的な行動について説明する．またしびれによる日常生活への影響の有無を確認する．慢性の神経障害は回復に時間を要する（時に不可逆的になる）こともあり，障害の程度を確認し，適切に評価することが非常に大切である．

例：冷たいものを触る時には手袋を着用しましょう．
　　手を洗う時にはお湯を使うようにしましょう．

● 水様性の**下痢**が起きた際には脱水予防のため水分摂取を十分に行い，下痢止めの処方があれば服用するよう指導を行う．下痢が続く場合や発熱・嘔吐など，他の症状を併発している場合には，すぐに連絡するよう指導を行う．

● 事前に**脱毛**の可能性や脱毛時期，頭皮ケアの方法，かつらについてなどの説明，情報提供を行い，不安軽減に努める．

● 手や足の皮膚の状態を観察し，清潔・保湿・刺激の除去の観点から指導を徹底する．

文献
1) パフォーマンスステータス（Performance Status：PS）：[国立がん研究センター がん情報サービス 一般の方へ]．(http://ganjoho.jp/public/qa_links/dictionary/dic01/Performance_Status.htmlより，2023年2月検索).
2) FOLFIRINOX療法 | 適正使用情報. (https://medical.kyowakirin.co.jp/site/drugpdf/hcp/5fu/5fu_folfirinox.pdfより，2023年7月検索).

COLUMN

がん化学療法と脱毛

- 抗がん剤は，細胞分裂が活発な細胞に強く影響すると言われている．毛母細胞は，細胞分裂が非常に活発なため抗がん剤の影響を受けやすく，その結果脱毛が起こる．脱毛が予測される場合には，事前に患者とよく話し合うことが大切である．

- 例えば，脱毛前の髪の毛のカットの希望の有無や，かつらや帽子の準備について．かつらにも様々なタイプ（人工・人毛・混合，全毛・部分，価格差など）がある．患者にとって何が必要で，どの時期に何をして，何を準備すべきかなど，患者のライフスタイルや希望を確認し，不安の軽減に努めることが大切である．

全身状態（PS）

- PSは，日常生活における身体的な活動状況の指標である（**表1**）．通常はPS 0～2が，がん化学療法の適応となる．PS不良の患者では化学療法の副作用が増強すると言われている．

- PSを低下させる要因として，がん化学療法の副作用や病状の再発や進行などがある．

表1 》 ECOGのPS（日本語訳）

Grade	Performance Status
0	・全く問題なく活動できる ・発病前と同じ日常生活が制限なく行える
1	・肉体的に激しい活動は制限されるが，歩行可能で，軽作業や座っての作業は行うことができる（例：軽い家事，事務作業）
2	・歩行可能で自分の身の回りのことはすべて可能だが作業はできない ・日中の50％以上をベッド外で過ごす
3	・限られた自分の身の回りのことしかできない ・日中の50％以上をベッドか椅子で過ごす
4	・全く動けない ・自分の身の回りのことは全くできない ・完全にベッドか椅子で過ごす

この基準は全身状態の指標であり，局所症状で活動性が制限されている場合は，臨床的に判断する．
（文献1を元に作成）

がん化学療法とケア

GEM＋nab-PTX療法

スケジュール：4週間ごと

一般名（略語）	Day	1	8	15	22	28
ゲムシタビン（GEM） 点滴静注（30分）		⬇	⬇	⬇		
ナブパクリタキセル（nab-PTX） 点滴静注（30分）		⬇	⬇	⬇		

適応

● 治癒切除不能な膵臓がん．

代表的な副作用

● パクリタキセル（アルブミン懸濁型〈以下，アブラキサン®〉）はヒト血清アルブミンを用いた特定生物由来製品であり，リスクとベネフィットを十分に説明する必要がある．

末梢神経障害

● ナブパクリタキセル（nab-PTX）により，**手足のしびれ**が生じる．

脱毛

● nab-PTXにより，点滴投与後2～3週間で頭髪をはじめ，全身の体毛が抜ける．

脳神経麻痺

● nab-PTXにより，顔面神経麻痺や声帯麻痺などの**脳神経麻痺**が報告されている．

黄斑浮腫

● 視力が低下，物がゆがんで見えたり（変視），視野の中に見えない部分があるなどの症状が現れる．
● 症状の経過観察や，医師に相談し受診などを検討する．

アレルギー反応

● nab-PTX投与による発疹，息苦しさ，顔のほてりなどの出現に注意する．

その他

● **骨髄抑制**による発熱，間質性肺炎など．

看護のポイント

● **しびれ**による日常生活への影響の有無，程度を確認する．末梢神経障害は症状の回復に時間を要する（時に不可逆的になる）こともあり，障害の程度を確認し，適切に評価することが大切である（**表2**）．
● 事前に**脱毛**の可能性や脱毛時期，頭皮ケアの方法，かつらについてなどの説明，情報提供を行い，不安軽減に努める．

表2 》 末梢神経障害による日常生活への主な影響

● ボタンをはめづらい，チャックを上げにくい
● 箸を使いづらい，落としてしまう
● 字を書くのが大変になった，億劫になった
● パソコンのタイプミスが増えた
● 平地歩行であるのに躓く，転ぶ
● アイラインが引きにくい，化粧をしなくなった

がん化学療法とケア

- **アレルギー反応**出現時は，直ちに投与を中止してバイタルサイン測定，症状確認を行い，医師に報告する．また自施設でアレルギー反応時のフローチャートなどがある場合は，それに従い対応する．
- **間質性肺炎**は，咳嗽出現，酸素飽和度測定，呼吸困難など経過観察を行い，医師や薬剤師に相談し，適切な診察が受けられるよう介入をする．
- 事前に顔面神経麻痺，声帯麻痺などの脳神経麻痺の可能性や，視力低下の可能性を説明し，異常時には速やかに受診するよう，指導の徹底と注意深い観察を行う．

文献

3) ジェムザール® ｜適正使用ガイド．(https://www.lillymedical.jp/ja-jp/answers/117740 より，2023年7月検索).
4) アブラキサン® ｜適正使用ガイド．(https://www.taiho.co.jp/medical/brand/abraxane/share/doc/75DS18B.pdf より，2023年7月検索).

Memo

がん化学療法施行による多職種連携

目的

＊がん化学療法を行う患者の対応には看護師を中心に，医師も含め薬剤師，栄養士，ソーシャルワーカーなど多職種の専門性を生かした介入を検討することで，患者の個別性に合わせた安全，安楽ながん化学療法看護を提供する．

＊看護師は，患者の理解度やセルフケア能力をアセスメントし，必要な職種へコーディネートする役割も担っている．

がん化学療法を始める前のアセスメントポイント

● 受け持つ患者のレジメンのスケジュール，特徴的な副作用とそのセルフケアを確認し，準備する．
● 医師からの治療方針について診療録，同意書などで把握して，患者の理解度，治療に対する認識（不安な点）を確認する．
● レジメンごとの主な副作用とそのセルフケアについて，患者の理解度を確認する．
● 患者の治療に対する理解が曖昧な時は，**医師に相談**する．
● 患者がレジメンごとの主な副作用について曖昧な時は，**薬剤師に相談**する．
● 患者がセルフケアに不安がある時は，**スタッフ間で情報共有，または薬剤師に相談**する．
● 治療費などの経済的苦痛がある時は，**ソーシャルワーカーに相談**する．

がん化学療法施行中のアセスメントポイント

● 輸液ルートの選択，レジメンに沿った投与順序を確認して安全な投与管理をする．

- 末梢穿刺による投与の場合，血管外漏出がないか適宜確認する．
- アレルギー反応などに注意して経過観察する．

がん化学療法施行後のアセスメントポイント

- 投与終了後，バイタルサインなど，不快症状の有無がないか確認する．
- 投与数日後，出現した副作用がないか経過観察する．
- 必要なセルフケアの確立を評価する．必要時，看護師が介入する．

主な副作用の出現時の対応

- 悪心，嘔吐出現時は，制吐剤内服を検討し，症状コントロールを図る目的で**医師や薬剤師に相談**する．
- 味覚障害，食欲低下時は摂取しやすい食形態を検討し，**栄養士に相談**する．

外来化学療法室

- 外来化学療法室では，治療用のベッドを使用し，日帰り化学療法を行っている．
- 患者の状況に応じて，ベッドタイプ・リクライニングタイプを調整する（図）．
- 室内に音楽を流し，**リラックスして治療を受けることができるように工夫をする**．

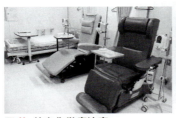
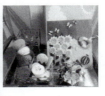

図 》 外来化学療法室
当院では，季節に合わせた部屋の飾りつけも行っている．

放射線治療とケア

 目的
* 病気の部位に放射線を当てることで、病気の治癒や縮小、症状の改善を目的とする.

放射線の種類

- **放射線の単位はGy（グレイ）で表される**.
- 治療用放射線としては、主にX線や電子線を利用するが、陽子線や重粒子線、α線、β線、γ線なども用いられる.

照射の目的別分類

根治照射

- がんなどの**悪性腫瘍を根治するための治療**である.

姑息的照射（対症療法）

- 骨転移や脳転移などの痛み、運動障害の改善など、何らかの症状を有する場合にその**症状緩和のための治療**である.

看護師の役割

- 疾患の知識を持ち、患者に正しい情報を提供し、治療の目的と成果について理解を得る.
- 治療の継続のため有害事象をある程度予測でき、それに応じた対処ができることを患者に説明し、不安を和らげるよう支援する.

- 放射線の作用や放射線治療の効果について基本的な情報を患者に伝え，ともに治療のゴールを目指す．
- 不安を抱えている患者に寄り添い，患者の思いを受け止め，共感的・支援的な姿勢で支援する．
- インフォームド・コンセントの確認をする．

有害事象（表1）とその対応

表1 》疾患別の主な有害事象

疾患	主な有害事象
脳腫瘍	意識状態の低下，脳圧亢進症状，照射野の脱毛，紅斑，放射線皮膚炎
頭頸部がん	放射線粘膜炎（口内炎，嚥下困難，痛み，照射後の虫歯），放射線皮膚炎
食道がん	外照射では嚥下痛や咳，放射線皮膚炎，胸やけ，放射線肺炎
肺がん	放射線肺炎（照射中，照射終了1ヵ月以後），咳，胸痛，発熱，呼吸苦，放射線皮膚炎
子宮がん	放射線腸炎，下痢，遅延性障害（放射線潰瘍，穿孔）
悪性リンパ腫	造血機能低下による感染症，放射線粘膜炎，晩期障害（心外膜炎），放射線皮膚炎

放射線皮膚炎

＜紅斑＞
- 冷湿布．

＜脱毛＞
- 刺激の少ないシャンプーをよく泡立て，指の腹でなでるように洗う．

＜皮膚炎＞
- ステロイド軟膏を塗布する．入浴はぬるま湯で，刺激の少ない石鹸を使用し，タオルでこすらない．

＜皮膚潰瘍＞
- 最近ではほとんどなくなったが，基本的には褥瘡に準じた治療となる．

放射線粘膜炎

＜口腔内乾燥・咽頭痛＞
● 水でよいので，うがいをする．
＜口腔ケア＞
● 歯ブラシでゴシゴシこすらない．
＜咳・痰がらみ＞
● 医師への報告．禁煙．

放射線腸炎

＜軟便・下痢＞
● 刺激のある食べ物，飲み物は避ける．
● 水分をしっかり摂る．
● 下剤は中止する．

全身状態

＜悪心＞
● 制吐剤の処方．消化の良い好みの物を食べる．
＜胸やけ・食道のつかえ感＞
● 薬を処方する．消化の良い，好みの物を食べる．禁煙．
＜全身倦怠感・易疲労＞
● 休息をとるように勧める．

● 食道に放射線を照射する場合，刺激のある食べ物・飲み物は避けるよう指導する．

Memo

食道がんの場合

実際

- 食道がんの治療は，手術や化学療法（薬物療法），放射線治療などがある．
- 食道は周りに硬い膜がない（図）ので，がんが周囲に広がりやすい特徴がある．**化学療法と放射線治療を組み合わせて治療することが効果的**である．
- 放射線治療は，高エネルギーのX線でがんを小さくする効果がある．また，食道の腔内に放射線を発生する物質でできた小線源を挿入し，体の中から照射する方法もある．
- 放射線治療には**治癒を目指す治療（根治照射）**と，がんによる痛みや出血などの**症状を抑え**，食べ物の通りを確保しようとする治療（**対症療法**）がある．

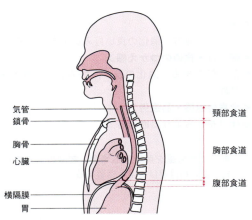

図 》 食道とその周囲

気管から鎖骨までが頸部食道，鎖骨から横隔膜上までが胸部食道．

方法と手順

- 放射線治療では，がん細胞が正常の細胞より放射線に弱いことを利用して治療を行う．
- 決められた量の放射線を少量に分けて照射することにより，病気の細胞が選択的に死滅する仕組みである．
- 一度にたくさんの量を照射すると正常の細胞が傷んで副作用が出やすいため，通常は数週間かけて少しずつ治療を行う．
- 治療の回数や方法，合計の線量は病状や全身状態により変更になることがある．
- 放射線治療の手順は，**診察⇒位置決め（シミュレーション）⇒治療**の順である．
- シミュレーションとは，実際の治療と同じ条件の寝台で治療中と同じ体位にて CT・MRI 検査を行い，治療中の範囲，方向などを決めることである．
- 治療する位置を決めるために，CT を撮影し，皮膚に皮膚ペンで印を書き，照射野マーカーで印をつける．

  - この印は，毎回同じ所に正確に放射線治療を行うために必要な目印のため，消さないように気を付ける．

- マーカーペンのインクは皮膚から落ちにくく，衣類に付いたら消えにくいため，汚れてもよい服装，または黒っぽい目立たないものにする．
- 初回は，位置の確認などで30〜45分ほどかかる．2回目以降は，治療だけのため10分程度である．

Memo

看護のポイント

治療前

- 疾患の知識を持ち，患者に正しい情報を提供する．
- 有害事象をある程度予測し，それに応じた対処法を患者に説明し，不安を和らげるよう支援する．
- 不安を抱えている患者に寄り添い，患者の思いを受け止め，**共感的・支援的な姿勢で支援**する．
- インフォームド・コンセントができているか確認する．

治療中

- 食事が許可されていても，照射している間は刺激の少ない軟らかい食事を摂る．
- 熱い物や香辛料などの辛い物，酸っぱい物，味の濃い物，硬い物は避ける．
- 飲酒や喫煙をしていると肺炎になりやすく，食道潰瘍になることもあるため，**禁酒・禁煙**とする．
- 体を洗う時は，照射位置の印を消さないようにぬるま湯と刺激の少ない石鹸で洗う．こすらず押えるようにしてタオルを使用する．熱いお風呂やサウナは避ける．

  - 皮膚が赤くなったり，ヒリヒリする場合は，日焼け時と同様に冷却する．必要時は炎症を抑えるクリームを処方する．

- 普通に日常生活は送れるが，過労は避ける．
- かぜなどで発熱している時や，体調が悪い時は，治療を休んだ方が良いことがあるため，放射線担当医に相談する．

治療後

● 治療後に起こりやすい急性反応や晩期合併症を**表2**に示す.

＜急性反応＞

● 照射中に生じるものが多い.

● 開始直後に起こるものと，ある程度治療が進んでから生じるものがあるが，治療が終わってしばらくすると自然に治まる.

＜晩期合併症＞

● 主に組織の血行不良や線維化によって起こるものである.

● まれに数年後に起こることもある.

表2 ≫ 治療後の急性反応と晩期合併症

急性反応（治療中から治療終了後に起こる）	原則として治療が終了し，数週間以内には改善する	比較的多いもの	● 喉が痛くなる ● 胸やけがする ● 食事のつかえる感じがひどくなる ● 倦怠感 ● 疲労感 ● 食欲不振 ● 痰がらみ ● 痰が出る ● 皮膚が赤くなる ● 皮膚が痛かゆくなる
		たまに起こるもの	● 放射線酔い（軽い疲れや乗り物酔いのような症状が出る） ● 悪心・嘔吐 ● 骨髄の障害
晩期合併症（6ヵ月以降に起こる）	改善しないことがある	比較的多いもの	● 食道が狭いままになる ● 痰がらみ ● 照射した部分の皮脂が減り乾燥した感じがする ● 肺炎 ● 肺線維症（肺が硬くなる）
		まれに起こるもの	● 心臓の障害（心筋梗塞・不整脈・心嚢水の貯留） ● 皮膚のあれ ● 脱色 ● 色素沈着 ● 放射線性発がん（10万人に1人以下，10〜20年後）

放射線治療とケア

ケアのポイント（表3）

● 皮膚や粘膜の症状には予防的ケアが大切である.
● 疲労感・倦怠感は個人差がある. 治療中に感じた疲れは, 治療が終了して数週間で感じなくなる.

表3 ≫ 症状と具体的な対策法

疾患・症候	症状と対策	対策の具体例
粘膜炎	● 食事の際, つかえ感や痛みが出現する場合がある ● 飲酒や喫煙だけでなく, 食事や飲水時の刺激が粘膜炎発症に関係しているため, 禁酒・禁煙, さらに粘膜を刺激しない摂食・飲水を心がける	● よく噛み, 一度にたくさん飲み込まず, 少量ずつ飲み込むようにする ● 酸味や塩味・辛みの強い刺激物や熱すぎるもの, 冷たすぎるものを避ける. これらを心がけることで粘膜炎の出現時期や程度が変わってくる ● 摂取しやすいメニューは, 水分の多いかゆやスープ, 軟らかくて嚥下のスムーズなヨーグルトやゼリー, 豆腐など ● 食事が摂れない場合は, 医師に液状の（経腸）栄養剤を処方してもらい, 点滴で栄養を補う
皮膚炎	● 発赤やカサカサ（乾燥）により, ヒリヒリ感や熱感, かゆみ, むくみなどが出現する場合もある ● 照射部位への刺激を避けるよう工夫し, 予防に努める	● ゴシゴシこすって洗わず, 石鹸の泡でなでて流すようにする ● 化粧品や軟膏・クリームなどを塗らない, テープ類を貼らない, 柔らかい衣服を着用することも大切 ● 皮膚炎の程度は, 照射の量や部位・方法により異なるが, 通常は照射終了1ヵ月ほどで治療前の状態に落ち着くことが多い
疲労感・倦怠感	● 疲れやすい, だるい, 気力が出ないなどの症状が現れることがある ● 治療中に感じた疲れは, 治療終了後, 数週間で感じなくなる	● 治療中は過度の運動を避ける ● 疲れやだるさを感じたら, 無理しないで休む ● 調子が良い時の適度な軽い運動は, 気分転換になる ● 夜は十分に睡眠をとる
食欲不振	● 放射線により傷害を受けた正常細胞の修復のために, 普段以上のカロリーと栄養を摂ることが望まれる	● 食事は, 少量ずつ数回に分けて摂る ● 高カロリーの食事を摂取するなどの工夫が必要

Memo

その他のがん（直腸・肝細胞・胆道・膵臓がんなど）の場合

● 根治療法の**第一選択は手術療法**である.

● 術後再発時, 多臓器転移を認める場合には化学療法が一般的である.

● 体幹部では体位固定が難しいことや, 呼吸などの生理的運動によりがんが可動なため放射線の狙いを定めることが非常に困難である.

● 原発巣の切除不能な場合や全身状態の問題で手術ができない場合, 疼痛や通過障害, 神経症状などの**症状緩和目的として放射線治療**が行われる.

● 最近では, 体幹部定位放射線治療や粒子線治療を用いることで, 高線量照射が可能となり, 治療効果が良くなっている.

COLUMN

放射線感受性

● 放射線感受性とは, 放射線の効きやすさやダメージの受けやすさを表す言葉である.

● 一般的に急速に大きくなる腫瘍（悪性リンパ腫や小細胞がんなど）は, 感受性が高いと言われている.

耐容線量と線量分割

● 耐容線量とは, 放射線を照射しても大丈夫な限界量のことである. 線量分割とは, 放射線をどのくらいずつに分けて照射するかを表す.

放射線治療の副作用は減少傾向

● 副作用は, 主に放射線が照射される部位に起こる.

● 最近はコンピューターによって, 照射部位を限定して放射線をかけられる技術が進歩しており, 腸などの消化管への副作用を減らすことができるようになった.

放射線治療とケア

術後のポジショニング

目的

*術後のポジショニングは，苦痛を緩和し，術後合併症の予防，早期回復につながる体位の工夫をすることである．
*具体的な目的は，安楽な体位が保持できる，術後合併症の予防ができる，褥瘡発生の予防ができる．

必要物品（例）

● ポジショニングピローやエアマット，ウレタンマットなど．

ケアの実際

施行前の注意点

● 自己で寝返りができる場合は，寝返りを妨げないよう注意が必要である．また疼痛の影響などで同一体位となることが多いため，圧迫され続けていないか注意が必要である．

● 術後寝返りができない場合や，体動制限がある場合は，看護師介助で体位変換を行い，**良肢位保持のためポジショニングピローで体を支える**．

● 褥瘡発生リスクの高い場合は，**エアマットや静止型体圧分散寝具（体圧分散効果のあるウレタンマットなど）を使用**する．

● 手術後は，炎症などで体温変化や発汗量の増加が起こることがあるため，マイクロクライメット（microclimate）の管理に対応したベッドマットを選択する．

270 周術期におけるケア

- 適切な体圧分散寝具を使用している場合は，**4時間以内での体位変換**を行うよう勧められている．
- 体圧分散寝具を使用していない場合は，**2時間以内での体位変換**を行うよう勧められている．

COLUMN

マイクロクライメット（microclimate）
- 皮膚とマットレスが接している「皮膚局所」の温度，湿度の状態のこと．局所温度の上昇や，湿度の上昇が，褥瘡発生リスクを高める．

ポジショニング施行時のポイント

＜仰臥位の場合（図1）＞

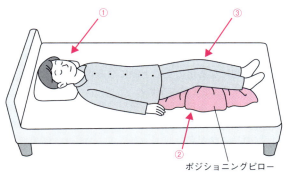

図1 》仰臥位のポジショニングポイント

① 頭部は，肩付近から頭部を支える．**頸部が過度に前屈，後屈しないよう**注意する．
② 臀部付近から下肢にかけて支える．踵は軽く挙げる程度にする．
③ **肩や骨盤，膝，踵でねじれが発生しないように**注意する．

＜側臥位の場合（図2）＞

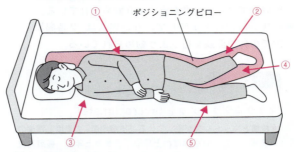

図2 》側臥位のポジショニングポイント

① 体幹がねじれると筋緊張が亢進し，疼痛や呼吸状態悪化の原因となることがある．**肩部や腰部でねじれが発生しないように**注意する（肩関節と腸骨棘が一直線上になるように調整する）．
② 上側になる足は，骨盤より高くならないように注意しながら**下肢全体をポジショニングピローで支える**．
③ 下側の肩は，軽く引いて体の前面にくるようにする．
④ 下側になる足の上に上側になる足が乗らないようにする（足を重ねない）．
⑤ **下側になる足の腓骨小頭や外踝部は，圧迫を受けやすいため**注意する（**図3**）．褥瘡発生や神経麻痺のリスクが高い．

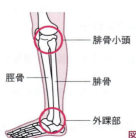

図3 》腓骨小頭と外踝部

ポジショニング施行時の注意点

● ヘッドアップ時は，背抜き，足抜きを行い，皮膚のずれを残さないように注意する．

● ポジショニング時は，無理に枕を押し込んだり，体を引っ張ったりしない．

● 皮膚が脆弱な場合は，スライディングシートやスライディンググローブなどを用いて，体にかかる負担を軽減する．

● 術後は，点滴や各種ドレーン，モニター類などのラインが多くあるため，**各ラインの事故抜去に注意**する．

● 術後ドレーンの原理を把握し，**ドレナージを妨げないように注意**する．

● 消化器疾患の手術を行う患者は，**低アルブミン血症や浮腫，肝機能低下など皮膚脆弱な状態**であることが多い．そのため，**皮膚状態を十分観察し，二次的損傷に注意**しながらケアを行う．

● 反復して圧迫を加えることで，褥瘡が発生するリスクが高くなるため，術中圧迫部位を意識しながら反復する圧迫を回避できる体位調整を行う．

● 術中，圧迫部位に疼痛や紅斑がないか注意する．

● **術後は，体動に伴う疼痛が発生する**ことがある．**疼痛コントロールができているか注意**する．

● 術後ベッドアップや，体位，肢位の制限などで有効な除圧が行えず褥瘡発生のリスクが高くなるため，骨突出部位に注意する．

ポジショニングのポイント

● 術中に長時間圧迫された部分は，さらに圧迫しないように注意する．

● 皮膚状態を観察し，脆弱な部位の損傷を予防する．

● 疼痛コントロールを行う．

術後のポジショニング

各疾患別の注意点

＜食道部手術の場合＞

● 頸部に術部があるため，頭部支持が安定するように注意する．

● 持続的に頭部挙上する場合が多い．体がずれることで，頸部の安定保持が行えず，疼痛の増強，呼吸状態の悪化，褥瘡発生のリスクが増加する．臀部から下肢の支持を行い，体のずれ予防を行う．

＜腹部手術の場合＞

● 腹部にドレーンが多数挿入される場合が多い．カテーテルのドレナージを妨げないよう注意する．

● 両側臥位では，体がねじれることで疼痛が増強する場合がある．体位変換，ポジショニングの際には，**体軸がねじれないように注意**する．

● ベッドアップ時は，ずれの残存で疼痛が増強する．そのため，適宜背抜きを行い，背部のずれ力を抜くことで腹部にかかる力を軽減する．

● 噴門側の胃切除後は逆流防止のため，ヘッドアップ（セミファーラー位〜ファーラー位）が基本のため，体がずれないように注意する．

観察のポイント

● 下側になっていた部位に，持続する発赤がないか確認する．

● ずれることなく過ごせていたか確認する．

● ポジショニング実施後は，体軸のねじれがないかを確認する．

● **筋緊張が緩和され，安楽な肢位保持が行えているか確認**する．

● 体位変換に伴う呼吸状態や血圧，脈拍などの悪化がないか観察する．

● 点でなく面で支えることができているか確認する．

- カテーテルや医療機器などで体が圧迫を受けていないか確認する.
- **ドレナージが妨げられていないか確認**する.
- 消化液の逆流症状がないか確認する.

ケアのポイント

実施前

- 疼痛コントロール状況と皮膚状態のチェックをする.
- 必要物品を準備する.
- バイタルサインが安定しているか確認する.

実施中

- ドレーンやラインに影響がないかを確認する.
- 恐怖感を与えないように注意する.
- 皮膚に強い外力がかからないように注意する.

実施後

- 体がねじれていないか注意する.
- ずれの残存がないように背抜き・足抜きなどを行う.
- 血圧, 脈拍, 呼吸状態の悪化がないか確認する.
- ドレーン, ルート類を確認する.

術後ポジショニングのポイント
- 不快感がないようにする.
- 術後の不安に配慮する.
- ドレナージが妨げられていないか確認する.
- 皮膚にずれを残さない.
- 広い面で支えることができているか.
- 手術に合わせた適切な術後姿勢.

術後のポジショニング

早期離床

目的

＊麻酔覚醒直後からの下肢の運動や体位変換，早期離床を行うことで，術後合併症の発生を予防する．

必要物品（例）

● 血圧計．
● 聴診器．
● SpO_2 モニター．
● ポジショニングピロー．

自施設で使用する物品を記載

ケアの実際

術前オリエンテーション

● 術前から早期離床の必要性について説明する．
● ベッド上での体の動かし方を**図1〜3**に示す．

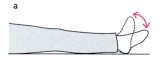
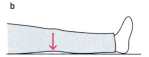
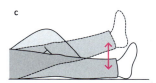

図1 》ベッド上での運動
a：足関節底背屈．
b：膝を押し付ける．
c：下肢挙上．
（文献1を参考に作成）

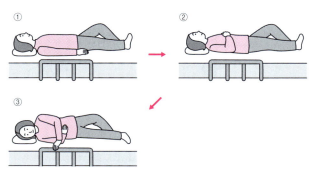

図2 》ベッド上での体の向きの変え方
①向く方向と反対側の膝を立て，②手術創を手で押さえ，③もう片方の手でベッド柵を掴み向きを変える．
（文献1を参考に作成）

術後麻酔覚醒直後から

- ベッド上での下肢運動を促す．
- 深呼吸を促す．
- 体位変換を行う．
- 手術翌日から，①ファーラー位→②座位→③端座位→④ベッドサイド立位→⑤病室内歩行→⑥トイレ歩行→⑦病棟内歩行の順に実施する．

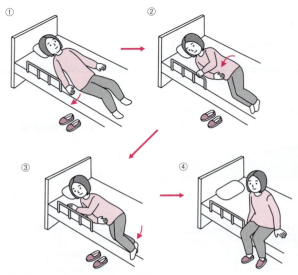

図3 》ベッドからの起き上がり方
ベッドのギャッチアップを使用し,手で手術創を押さえる.
(文献1を参考に作成)

循環動態の観察

- 患者の状態に合わせて循環動態を観察しながら,段階的に実施する.

> 例:清拭・更衣でベッド上での起き上がり動作などを実施→術後X線撮影のためにベッドサイド立位→歩行.

疼痛コントロール

- 離床時に疼痛が生じるとADL拡大の妨げとなるため,疼痛コントロールが必要.
- 医師の指示に応じた鎮痛剤の投与を行い,予防的に疼痛コントロールを行う.
- 起き上がり動作の方法について説明・実施.

安全対策・事故防止

● ライン，ドレーン類の整理，環境整備，点滴架台の動かし方などの説明を行う．

観察のポイント

● 体動前・体動中・体動後の**呼吸・循環のモニタリング**を行う．
● 起立性低血圧により，起き上がった時に血圧が下がり，立ちくらみ，失神が起こることがある．
● 深部静脈血栓症（DVT），肺血栓塞栓症により，離床直後の突然の呼吸困難や胸痛，動悸，頻脈，不整脈，血圧低下，SpO_2低下が起こることがある．

早期離床のポイント

● 離床を進める際は，気分不快の出現に留意しながら，患者の状態に合わせて段階的に時間をかけて実施することが重要である．

COLUMN

早期離床により予防できる合併症

● 呼吸器合併症予防（肺への酸素取り込み増加，無気肺の予防，体位ドレナージ促進）．
● 循環合併症予防（深部静脈血栓症・肺血栓塞栓症の予防）．
● 消化管合併症予防（腸管蠕動運動促進）．
● ADL低下予防（筋力低下・関節拘縮予防）．
● 創傷治癒促進や褥瘡発生予防，不眠緩和，気分転換，術後回復の実感．

文献
1) 雄西智恵美ほか：周手術期看護論（成人看護学）第3版．p88-91，138-40，ヌーヴェルヒロカワ，2014．

深部静脈血栓症・肺血栓塞栓症の予防と対応

目的

* DVT の予防は，肺血栓塞栓症の予防につながる．

実際

- 深部静脈血栓症（DVT）は深部静脈に血栓が形成された状態である．この血栓が剥がれて血管内を移動し，心臓を経て，肺動脈を閉塞した状態を肺血栓塞栓症という．
- 肺血栓塞栓症の多くは，下肢の深部静脈にできた血栓が原因である．
- 肺血栓塞栓症は無症状の場合もあるが，**呼吸困難**や**胸痛**などを起こし，**死に至る**場合がある．
- DVT と肺血栓塞栓症は一つの連続した病態であり，DVTの予防が肺血栓塞栓症の予防につながる．

発生因子

- **血液の停滞**（長期臥床や長期間の同一姿勢，肥満，下肢静脈瘤，心不全などの心肺疾患）．
- **血管内皮の損傷**（手術や外傷，骨折，留置カテーテル，感染）．
- **血液凝固能の亢進**（脱水や悪性腫瘍，心筋梗塞，発熱，妊娠，感染症，手術）．

Memo

症状

DVT

● 下肢の発赤，腫脹，疼痛．

肺血栓塞栓症

● 呼吸困難，胸痛，咳や血痰，頻脈，意識レベルの
低下．

主な検査

下肢静脈超音波検査

● DVTの好発部位は，下肢静脈（特にヒラメ筋静脈）
である．
● 下肢静脈超音波検査は，下肢静脈に存在する血栓
の有無を確認することができる．

自施設で行われている DVT の予防対策を記載

血液検査（D-ダイマーなど）

- DVTの診断に有効な検査で，D-ダイマーの値が高いと血栓の存在が示唆される．

造影CT，MRI検査

- 血管の閉塞状態などを確認することができる．

予防方法（表）

表 》 DVT予防方法

DVTのリスクを医師とともに判断し，医師の指示で選択した予防方法を実施する．

予防方法	解説
水分補給	● 水分が不足して血液が濃縮すると血栓ができやすくなるため，必要な水分を補給する
早期離床・積極的な運動	● 下肢の筋収縮により，静脈血のうっ滞を軽減する
弾性ストッキングによる圧迫法	● 弾性ストッキングを装着することにより，下肢を適度な圧力で持続的に圧迫し，静脈血のうっ滞を軽減する
間欠的空気圧迫法（IPC）	● 下肢に巻いたカフに空気を間欠的に送入し，機械的に圧迫・弛緩することで血流を生じさせ，静脈血のうっ滞を軽減する ● 弾性ストッキングより効果が高い
抗凝固療法	● 抗凝固薬を投与することで，血栓の形成を予防する
下大静脈フィルター留置術	● 下大静脈にフィルターを留置することで，遊離した血栓が肺に移動するのを防ぎ，肺塞栓症を予防する

早期離床

- 安静後の初回歩行は肺血栓塞栓症を発生することが多いため，患者の側を離れず**呼吸状態に注意**し，SpO₂をモニタリングをするとともに，**肺血栓塞栓症の症状に注意**する．
- 足関節の底屈・背屈運動は，下肢の静脈還流を促す．

282 | 周術期におけるケア

弾性ストッキングによる圧迫法（図1）

- 患者に**適したサイズのストッキングを選択**する．
  - 患者の足首周囲，ふくらはぎ周囲のサイズを測定し，製品の添付資料に準じたサイズのストッキングを選択する．
  - 緩すぎると静脈血のうっ滞や血栓形成が起こり，きつすぎると循環障害や腓骨神経損傷を起こす可能性があるので注意する．
  - ストッキングの長さには膝丈と大腿丈があるため，患者の状態に合わせて選択する．
- 循環障害や神経損傷，褥瘡などの皮膚損傷を起こす可能性があるため，**しわやよれのないように装着**する．
- つま先，踵，足首が正しい位置にあることを確認する．
- モニターホールからつま先が出ると，浮腫や皮膚損傷の原因になるため，正しい位置にあることを確認する．
- モニターホールから皮膚色などの血行状態が観察できるが，着用中は**定期的に**ストッキングを外し，発赤や発疹，水疱の有無などの**皮膚状態と，チアノーゼ，痛み，しびれなどの血行状態を観察**する．

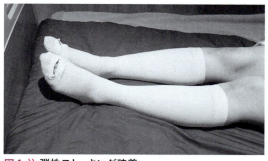

図1 》 弾性ストッキング装着
患者の足のサイズを測定し，正しいサイズを選定．

- ストッキング装着部に，痛みやしびれ，かゆみなどがないか確認する．
- 循環障害・神経障害の症状がみられた場合には，直ちに使用を中止し，医師に報告する．
- 閉塞性動脈硬化症などの下肢血行障害，壊死や外傷などがある場合には，**別の予防策を実施**する．

間欠的空気圧迫法（IPC；図2）

- 閉塞性動脈硬化症などの下肢血行障害，DVTの疑いがある場合には使用しない．

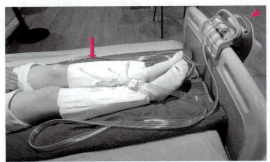

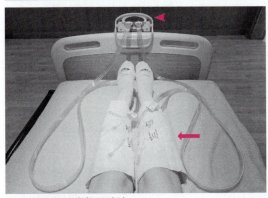

図2 》間欠的空気圧迫法
定期的にカフ（矢印）を外し，観察を実施する．矢頭：ポンプ本体．

- ● DVTが存在している場合には，間欠的空気圧迫が血栓を遊離させてしまい肺血栓塞栓症を誘発する危険性があるため，使用禁忌！

● 実施前にはD-ダイマーを測定し，**深部静脈血栓がないことを確認することが望ましい．深部静脈血栓が存在している状態で間欠的空気圧迫法を使用すると，血栓を遊離させてしまう危険性がある**.

● カフには，ふくらはぎや下肢全体を圧迫するもの，足底部を圧迫するものなど，いくつかの種類があるので，患者の状態に適したものを選択する．DVTの多くが**ヒラメ筋静脈に発生**するため，下腿を覆うものが使用されることが多い．

● カフを装着する時は，緩すぎず締め付けすぎず**しっかりとフィットさせる**．カフのしわにより皮膚損傷を起こす可能性もあるため注意する．

● 弾性ストッキングと併用する場合は，空気による圧迫でストッキングにずれやよれが生じることがあるので注意する．

● 医師の指示した空気圧で圧迫し，機器が正常に作動していることを確認する．

● **定期的に**カフを外し，**発赤や発疹，水疱など皮膚損傷の有無を確認**する．また，しびれや感覚異常，足関節の背屈障害など，腓骨神経麻痺や神経障害の有無を確認する．

● カフの位置を調整する（カフを外す）場合には，いったん機器の電源を切ってから調整する．

● 定期的に足背動脈の触知を確認し，循環障害の有無を確認する．

● 呼吸困難や胸痛などの異常な症状が出現した場合には，直ちに使用を中止し，医師に報告する．

深部静脈血栓症・肺血栓塞栓症の予防と対応

抗凝固療法

- 抗凝固薬を用いて，血栓の形成を予防する．医師の指示に従って，抗凝固薬の注射または内服を実施する．
- 抗凝固薬には，出血の副作用がある．出血の有無や程度を観察し，異常の早期発見に努める．
- 活性化部分トロンボプラスチン時間（APTT）や，プロトロンビン時間国際標準比（PT-INR）など，凝固検査値に注意する．

下大静脈フィルター留置術

- 深部静脈血栓が存在し，肺血栓塞栓症を起こす危険性が高い場合に使用される．
- 禁忌がなければ，抗凝固薬を併用する．抗凝固薬による副作用の出現に注意する．

COLUMN

D-ダイマーの測定

- 1μg/mL未満 ⇒ 有意なDVTでない．
- 1μg/mL以上 ⇒ 下肢静脈エコー検査で判定．

自施設における肺血栓塞栓症発症のリスクの把握について記載

術後合併症管理

目的

＊術中の侵襲や麻酔による生体への影響で異常をきたし，重篤な状態になることがある．ケアを行うことで，術直後〜術後数日間にかけて合併症が起こらないようにする．

＊全身管理を行うことで，異常の早期発見に努め，早期対処を行う．

食道再建術

術直後

＜合併症・注意点＞

● 呼吸や循環，術後出血，血管内脱水に傾きやすく不整脈が出現しやすい．

● 開胸により皮下の軟部組織に気体が侵入（皮下気腫）することがある．

＜観察ポイント・対処法＞

● ドレーンからの排液量・性状，ショックの5徴候，バイタルサイン，尿量などに注意する．

ショックの5徴候

①顔面蒼白，②虚脱，③冷汗，④呼吸不全，⑤脈拍触知不能．

Memo

術後1日目

＜合併症・注意点＞

● 循環や呼吸，疼痛，せん妄に注意する．

＜観察ポイント・対処法＞

● 創痛により喀痰障害が見られる場合などは指示に沿って痛み止めの使用を検討．

● 食道がん患者は，ICU滞在が長期になること，高齢者が多いこと，創痛によるストレスなどの要因から，せん妄状態に陥りやすい．

● 対処法として，適切な疼痛コントロール，昼夜の区別をつける，離床を行っていく．

術後2～3日目以降

＜合併症・注意点＞

● 主に循環動態に注意する．

＜観察ポイント・対処法＞

● リフィリング期となるため，適切な水分出納管理が必要となる．

● これは，サードスペースへ移動していた水分が血管内に戻り始め，心負荷の増加，うっ血性心不全，肺水腫などのリスクが高まるからである．

● 嗄声，反回神経麻痺の有無の確認．

術後10日目頃

＜合併症・注意点＞

● 誤嚥，肺炎に注意．

食道再建術のポイント

● 他の消化管手術に比べ手術侵襲が大きい．

● 何らかの合併症を起こす危険性があるため，十分な観察が重要．

胃・十二指腸手術

術直後

<合併症・注意点>
- 全身状態の観察，バイタルサインのチェック，意識レベルのチェック，水分出納バランスに注意する.

<観察ポイント・対処法>
- 創部やドレーンの位置・排液，疼痛の有無のチェックをする.
- 術後出血の場合（100mL/時以上の排液，2～3日経過しても経鼻胃管から血液排出が持続），適宜医師へ経過報告をする.

術後1日目

<合併症・注意点>
- 肺合併症の有無に注意する.

<観察ポイント・対処法>
- 早期離床を行い肺合併症の予防に努める.

術後2～3日目

<合併症・注意点>
- 疼痛コントロール，精神障害に注意する.

<観察ポイント・対処法>
- 術後精神障害（術後2～5日：突然発症する一過性の精神障害）の場合，精神科およびリエゾンナースの介入を依頼して予防，悪化を防ぐ.
- ドレーンからの排泄物がねっとりと粘稠度が高い場合，医師へ報告する.

Memo

術後合併症管理

術後 3 〜 7 日目頃

＜合併症・注意点＞
● 感染徴候に注意する.
＜観察ポイント・対処法＞
● 腹膜炎症状の有無.

術後 4 日目

＜合併症・注意点＞
● 腹部症状や感染徴候に注意する.
＜観察ポイント・対処法＞
● 腹部症状, 創部の感染徴候の有無.

術後 7 日目以降

＜合併症・注意点＞
● 癒着性腸閉塞, 急性胆嚢炎, 遺残膿瘍, 胃切除後
症候群（ダンピング症候群）, 逆流性胃炎・食道
炎に注意する.
＜観察ポイント・対処法＞
● 癒着性腸閉塞は術後1週間以上経過後, いつでも
発症する可能性がある.

> **胃・十二指腸手術のポイント**
> ● 合併症の予防と早期発見が重要.
> ● 患者の苦痛の軽減を中心としたケアが必要.

Memo

腸切除術

術直後

＜合併症・注意点＞
- 循環・呼吸状態，バイタルサイン，ドレーン，創部，腹部症状に注意.

＜観察ポイント・対処法＞
- 尿量，尿性状，水分出納の観察も行う.
- 創部発赤や腫脹，滲出液の有無，創痛，腹鳴，悪心にも注意が必要である.

術直後〜24時間

＜合併症・注意点＞
- 疼痛の有無に注意.

＜観察ポイント・対処法＞
- 積極的に鎮痛剤を適切に用いる.

術後1日目〜

＜合併症・注意点＞
- 早期離床の援助，皮膚の清潔，術後出血，腸閉塞，ストーマ合併症，縫合不全，肺合併症に注意が必要.

＜観察ポイント・対処法＞
- ドレーンからの排泄物が便汁様であれば，すぐに医師に報告する.

腸切除術のポイント
- マイルズ手術後は，手術野が広く，手術時間が長いため，麻痺性腸閉塞の確率が高い.
- 合併症予防には早期離床の援助が重要である.

肝切除術

術直後〜2日目

＜合併症・注意点＞
● 循環・呼吸管理，術後出血，腹水貯留に注意する．

＜観察ポイント・対処法＞
● バイタルサイン（血圧低下，頻脈，冷汗，尿量減少などのショック徴候の有無），ドレーンの性状と量（血性で100mL/時は異常），採血データ．術後出血は術後の肝機能低下によって門脈圧が亢進する．

術後1日目〜

＜合併症・注意点＞
● 消化管出血，ドレーンからの出血などに注意する．

＜観察ポイント・対処法＞
● 胃管カテーテルからの排液の性状，吐下血の有無，腸蠕動音や腹満の確認に注意する．

術後3日目〜

＜合併症・注意点＞
● 腸閉塞，胆汁漏，肝不全などに注意する．

＜観察ポイント・対処法＞
● ドレーン排液の性状（胆汁混入の有無）．
● 観察点として，黄疸，倦怠感，腹水，浮腫，腹部症状，出血傾向，意識レベル．

肝切除術のポイント

- 肝硬変症や慢性肝疾患を合併している場合が多い．
- 肝予備力が低下している場合，心臓や肺，腎臓なども障害されやすい状況が見られる．

---

292 ｜ 周術期におけるケア

膵臓部病変切除術

術直後

＜合併症・注意点＞
- 消化管出血，膵炎，高血糖に注意する．

＜観察ポイント・対処法＞
- 腹部症状（腹痛，悪心・嘔吐，腹部緊満）の有無，体温，炎症データ（WBC，CRP）の観察が必要．

術後3〜5日目

＜合併症・注意点＞
- 胃内容排泄遅延・下痢に注意する．

＜観察ポイント・対処法＞
- ドレーン排泄物の性状の観察が重要である．
- 腹部症状，電解質データに注意し，血糖値，尿検査結果値（尿糖10g/日以下，尿ケトン体陰性が目標）に注意．

膵臓部病変切除術のポイント
- 消化液が縫合部から漏れることがある．
- 血管のダメージにより腹腔内で出血することがある（術後1〜2週間）．

Memo

誤嚥予防の体位

目的 * 誤嚥防止策の一つである姿勢調整を行うことで，誤嚥を予防する．

リクライニング位

- 一般的に，嚥下障害のある患者への安全姿勢は，リクライニング位（30°，45°，60°）が望ましいと言われている（表）．

姿勢調整

- リクライニング位の姿勢調整のポイント3点を図1に示す．
- 目安としては，**下顎と胸骨の間に3～4横指が入る程度**に枕やタオルで調整する．

表 》 リクライニング位のメリットとデメリット

メリット	・気管が上，食道が下になるため，解剖学的にも誤嚥しにくい ・重力を利用して送り込みを助ける
デメリット	・さらさらした水分など，早期咽頭流入しやすくなる ・長時間になると，姿勢が崩れやすくなる ・自力摂取しにくい

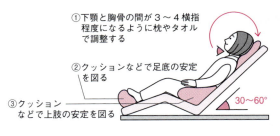

①下顎と胸骨の間が3～4横指程度になるように枕やタオルで調整する
②クッションなどで足底の安定を図る
③クッションなどで上肢の安定を図る
30～60°

図1 》 リクライニング位

- 身体がずり下がらないように足元を上げ，足底部が安定するようにクッションなどで調整する．
- 骨盤を正面に向け，両脇にクッションを入れて上肢を安定させる．

座位姿勢

- 座位での食事摂取は，気管が前側，食道が後側になるため，体幹が前傾になると気管の位置が食道よりも前下方になる．そのため，誤嚥のリスクは高くなり，**姿勢には注意**が必要である．
- **廃用症候群**などで座位を保持する**耐久性がない**，認知機能障害や運動機能障害などで姿勢が保持できない場合など，姿勢が崩れやすく**誤嚥のリスクが高まる**．

姿勢調整

- 座位の姿勢調整のポイントを**図2**に示す．

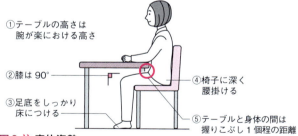

①テーブルの高さは腕が楽における高さ
②膝は90°
③足底をしっかり床につける
④椅子に深く腰掛ける
⑤テーブルと身体の間は握りこぶし1個程の距離

図2 》 座位姿勢

誤嚥予防のポイント
- リスクに合わせた姿勢調整が必要．
- 姿勢調整以外にも，適切な食事形態や，食事に集中できるような環境調整，一口量の調整，ペース配分などによっても誤嚥予防につながる．

口腔ケア

目的
* 術後肺炎や創部感染などの合併症予防.
* 気管挿管時のトラブル回避.
* 術後早期経口摂取の開始（術後の経口摂取再開の支援）.

周術期口腔ケアが重要となる要因

術後肺炎

- 手術後の死亡につながる要因の一つとして，誤嚥性肺炎がある.
- 口腔内の細菌が何らかの原因で，口腔内から肺に取り込まれることで起こることが多い.
- 術直後は，自浄作用が働かなくなるため，口腔内細菌が増加しやすい状況となっている（**表1**）.
- 周術期は，**必ず口腔の衛生状態が悪化**する.
- 周術期〜術後に，**誤嚥が必発**する（**表2**）.
- 口腔内の著明な汚染は，誤嚥性肺炎を招来する.
- 人工呼吸器関連肺炎（VAP）は，人工呼吸を開始してから48時間以降に発生する肺炎のことで，気管内チューブを伝って口腔内細菌が肺に入り込むことで発症する.

表1 》術直後に口腔内細菌が増加しやすい原因

- 絶食であることが多いこと
- 口腔内への刺激が加わりにくいこと
- 鎮静剤などの薬剤によって唾液の分泌量が低下すること

表2 》手術に伴う誤嚥

- 気管内挿管・全身麻酔時の唾液流入
- 手術後の呼吸機能の低下
- 経鼻胃管挿入による咽頭知覚低下
- 創部痛による喀出困難（胸部・腹部）

気管挿管時のトラブル

- 経口挿管時の歯の脱落や，歯牙損傷がある．

術後早期経口摂取の遅延

- 術後の経口気管内チューブ留置による口腔粘膜損傷がある．
- 長期間の義歯不使用による義歯不適合がある．

ブラッシングの手順

歯ブラシによるブラッシング

- バイオフィルムは，口腔内に細菌が層として形成された状態のため，歯ブラシによるブラッシングが重要になる．

スポンジブラシによる粘膜清掃の方法

- スポンジブラシによる口腔ケアの手順を図1に示す．
- 奥から手前に磨くこと，くるくる回しながら汚れを絡め取ることがポイントである．

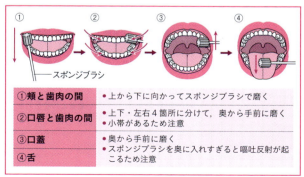

図1 ≫ 口腔ケアの手順（スポンジブラシ）

必要物品(図2)

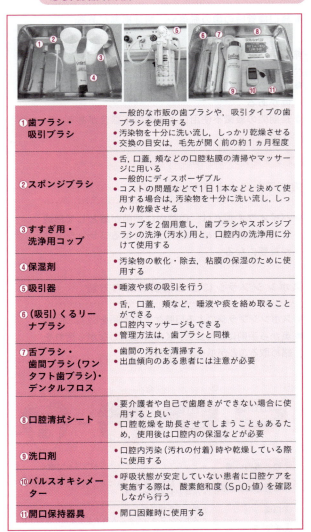

❶歯ブラシ・吸引ブラシ	・一般的な市販の歯ブラシや,吸引タイプの歯ブラシを使用する ・汚染物を十分に洗い流し,しっかり乾燥させる ・交換の目安は,毛先が開く前の約1ヵ月程度
❷スポンジブラシ	・舌,口蓋,頬などの口腔粘膜の清掃やマッサージに用いる ・一般的にディスポーザブル ・コストの問題などで1日1本などと決めて使用する場合は,汚染物を十分に洗い流し,しっかり乾燥させる
❸すすぎ用・洗浄用コップ	・コップを2個用意し,歯ブラシやスポンジブラシの洗浄(汚水)用と,口腔内の洗浄用に分けて使用する
❹保湿剤	・汚染物の軟化・除去,粘膜の保湿のために使用する
❺吸引器	・唾液や痰の吸引を行う
❻(吸引)くるリーナブラシ	・舌,口蓋,頬など,唾液や痰を絡め取ることができる ・口腔内マッサージもできる ・管理方法は,歯ブラシと同様
❼舌ブラシ・歯間ブラシ(ワンタフト歯ブラシ)・デンタルフロス	・歯間の汚れを清掃する ・出血傾向のある患者には注意が必要
❽口腔清拭シート	・要介護者や自己で歯磨きができない場合に使用すると良い ・口腔乾燥を助長させてしまうこともあるため,使用後は口腔内の保湿などが必要
❾洗口剤	・口腔内汚染(汚れの付着)時や乾燥している際に使用する
❿パルスオキシメーター	・呼吸状態が安定していない患者に口腔ケアを実施する際は,酸素飽和度(SpO_2値)を確認しながら行う
⓫開口保持器具	・開口困難時に使用する

図2 》 口腔ケアの必要物品例
❻~⓫は,準備しておくと便利な物品である.

口腔トラブルを防ぐ対策

術後肺炎予防

- 術前より,口腔ケアを重点的に行うことが必要（口腔衛生の保持）.
- ブラッシング指導を行う.

気管挿管時のトラブル回避

- 動揺が著明な歯は抜歯を行う.
- 歯科用接着剤を使用した歯牙固定を行う.
- トゥースガードとよばれるマウスピース様装置の作製を行う.

術後早期経口摂取の開始（経口摂取再開の支援）

- 口腔粘膜異常や動揺歯などの対応を術前より行う.
- 術後の口腔機能管理により義歯調整などを行う.

COLUMN

周術期等口腔機能管理（図3）

- 術前・術後の口腔管理を行うことで口腔機能の向上を図り,経口摂取や栄養状態の改善を目指している.
- 誤嚥性肺炎や創部の感染などの合併症を予防し,全身状態の早期回復を促している.
- 在院日数の短縮に効果があるとされている.

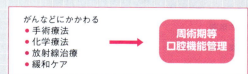

図3 》周術期等口腔機能管理の対象

転倒・転落防止

目的

＊転倒・転落は，大腿骨頸部骨折や頭部打撲による脳出血などの原因となる．

＊受傷後，身体的機能が回復しない場合には，入院が長引くばかりか患者のQOLを大きく損なうため，転倒・転落を予防することはとても重要である．

発生要因

患者側の要因

- **身体的機能**（年齢，筋力低下，しびれ，麻痺，ふらつき，視力低下）．
- **精神的機能**（不穏行動，認知症，判断力・理解力・注意力の低下，見当識障害）．
- **薬剤**（麻薬，睡眠導入剤，向精神薬，血糖降下薬，抗パーキンソン薬）（**表**）．

表 》 危険性を高める薬剤

麻薬，睡眠導入剤，抗不安薬	・眠気，ふらつき，めまい，注意力低下を起こす危険性
筋弛緩薬，抗不安薬	・脱力，筋力低下を起こす危険性
降圧薬，利尿薬，抗うつ薬，向精神薬	・失神，起立性低血圧を起こす危険性
抗パーキンソン薬，H_2ブロッカー，β遮断薬	・せん妄状態を起こす危険性
抗コリン作用薬	・眼調節機能障害を生じ，目がかすんだり，まぶしく感じる危険性
抗精神病薬，抗うつ薬，制吐剤	・パーキンソン症候群を起こす危険性
インスリン，糖尿病薬	・低血糖を起こす危険性
利尿薬，便秘治療薬，浣腸	・頻尿や下痢の危険性

- **排泄**（排泄介助が必要，尿・便失禁がある，排泄に時間がかかる，頻尿）．
- **既往歴**（過去に転倒・転落の既往がある）．
- **環境の変化**（入院，検査，手術，転ベッド）．

看護側の要因

- リスクに対する認識，危険度の認識．
- 入院・転入患者へのオリエンテーション．
- 適切な履物・衣服の選択，歩き方の指導．
- 補助具，ポータブルトイレ，点滴架台の選択や設置場所．
- ベッド，床頭台などのストッパー確認．
- 転倒・転落の要因となる薬剤投与後の注意，観察．
- センサー類の使用状況．

施設・設備などの環境要因

- ベッド（患者の身長に合わない高さ，不適切なベッド柵の使用，電動ベッドの操作方法の説明不足）．
- ナースコール・床頭台（不適切な位置）．
- 床の状態（水濡れ，滑りやすい材質，段差）．
- 環境整備（廊下やベッドサイドの障害物，介助バーの不足や不適切な設置，照明）．

COLUMN

向精神薬と抗精神病薬の違い

- 向精神薬：中枢神経に作用する薬剤．
- 抗精神病薬：向精神薬の一種で，主に統合失調症に処方される薬剤．

転倒・転落防止

Memo

防止策

危険度の評価

- 入院時に転倒・転落の**危険度をアセスメント**し,**看護計画を立案**する.
- 患者の状態が変化した時,転倒・転落が起きた時などには**再評価**を行う.

説明

- 患者・家族に,転倒・転落の危険性をわかりやすく説明し,協力を得る.
- どのような時に転倒しやすいのか,どのように注意したらよいのかを具体的に説明する.

ベッドおよび周囲の環境整備(図)

- 患者の状況に合わせたベッドの高さを検討する.
- 転落の危険度が高い場合,ベッドの高さは低くしておく.

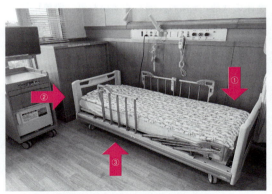

図 》転落の危険性がある患者のベッド環境
①ベッドの片側を壁に付ける.②ベッドの高さを低くする.
③ベッド柵は1箇所下げる.

- ベッドから立ち上がる場合，膝の高さに合わせると立ち上がりが楽になる．
- ベッド，床頭台などの**ストッパーを固定**する．
- 患者の状況に合わせたベッド柵の固定方法を検討する．
- ベッドサイドを離れる時は，**看護計画に基づいた方法**（3点柵や4点柵）を必ず実施する．
- ナースコールは必ず患者の手元に設置する．
- 看護師が観察しやすい部屋への移動や，ベッドの位置や向きを変更する．

- ベッドの四方すべてを囲ってしまうと，患者が乗り越えて転落する危険性があるので注意する．
- ベッドの位置は，ほかの訪室者も観察できるように，部屋の入り口付近に設置する．
- ベッドの片側のみから出入りできるよう，片側は壁に付ける．

歩行時の対応

- 履き慣れた靴や，裾丈を調整した衣服を用意してもらう．
- 床の水濡れは必ず拭き取る．
- 通路に歩行の障害となるような物を置かない．
- 転倒の危険が高い場合には，歩行時必ず付き添う．
- 杖，歩行器などの正しい使い方を説明する．

トイレ介助

- 患者の側を離れる時は，**ナースコールの使用方法を患者に説明**し理解を得る．
- 転倒の危険が高い場合には，**患者の側を離れない**．
- **排泄のパターンを把握**して，トイレに誘導する．

転倒・転落防止

筋力低下の防止，筋力の維持・強化

- 年齢や体力水準，健康状態などに応じ，無理のない日常的な運動を続ける（ベッド上での運動，ベッドサイドでの運動，歩行練習など）.
- リハビリテーション科と相談し，運動プログラムを検討する.

転倒・転落時の対応

- 患者の状態（バイタルサイン，意識レベル，疼痛・外傷の有無など）を観察する.
- 多重業務時には，**一人で対応せず，応援を求める**.
- 医師に報告し，医師の指示により必要な検査や処置を行う.
- 家族に連絡し，転倒・転落が起こった経緯や，その後の患者の状況を**経時的に説明する**.
- 経時的に看護記録を記載する.
- 転倒・転落の危険度を再アセスメントし，看護計画を見直す.
- インシデント・アクシデントレポートを提出する.
- **転倒・転落の原因を分析**し，再発防止に努める.

自施設で行われている安全対策を記載

---

304 ｜ 周術期におけるケア

術後感染対策

| 目的 | *術後に起きる感染を防ぐことが目的である. |

手術部位感染(SSI)について知る

術前対策

＜要因(患者側)＞
- 年齢(高齢者,乳幼児).
- 栄養不良,肥満.
- 喫煙→手術前30日間の禁煙指導.
- 糖尿病→血糖値200mg/dL以下にコントロール.
- 遠隔感染(術創以外の感染)の状況.
- 微生物の定着.
- 免疫機能の低下.
- 術前の入院期間.

＜病棟での対策＞
- 手術前日または当日の朝,入浴またはシャワー浴を行い,微生物をできる限り除去.
- 緊急手術などの場合でも,**手術部位やその周囲を清拭**し,汚染を除去.
- 口腔内の清潔ケア.
- 常在菌を減少させて術後の誤嚥性肺炎を予防.

  - 身体を清潔にしておくことが大切!

Memo

＜手術室での対策＞

● 原則として，手術の支障とならない限り，除毛は行わない．除毛する場合は，皮膚を傷つけないようにサージカルクリッパーで手術直前に行う（刃は単回使用とし，患者ごとに交換する）．
● 確実な手術前の手洗いを実施する．
● 手術直前に抗菌薬の予防投与を行う．

術中対策

＜手術室の環境＞

● 陽圧を維持（手術室から廊下や隣接区域に空気が流れる）．
● 手術室への出入りや人数は最小限にし，必要時以外は，ドアを閉めておく．
● 手術器材は管理された滅菌器材を使用する．

＜手術時の服装・覆布＞

● 手術着やマスク，滅菌された手袋やガウン・覆布を適切に使用する．

＜無菌操作および手術手技＞

● 患者の皮膚消毒薬は，同心円を描くように中心から広げる．追加切開やドレーンを挿入する時にも対応できるように**消毒範囲は広くする**．
● **無菌操作**を徹底する．
● 3時間ごとの手袋交換，2重手袋の装着，閉創セットを使用する．
● **3時間ごとの確実な抗菌薬の予防投与**を行う．
● 手術手技：手術時間延長，止血不良，組織の損傷，死腔の残存，ドレーンの種類に注意する．
● 体温管理：36.5℃以上に体温を保つ（低体温はSSI発生を助長する）．

● 術中の汚染リスクを最小限に抑える！

術後対策

<患者の観察>
- 患者の**変化に気づく**ことが重要である（表1）.
- 観察結果をカルテに記載する.

表1 >> 観察すべき患者の状態

全身	・患者の基礎疾患（高齢者, 低栄養, 糖尿病, 肥満, 喫煙歴）の把握 ・術後3～4日経過しても続く発熱, 頻脈, 白血球数の増加, CRP値の上昇 ・腹部の張り, 腹痛など
局所	・創部の発赤, 腫脹, 疼痛, 熱感, 膿性滲出液など ・ドレーンの排液の性状（混濁, 浮遊物, 便臭, 便汁様など）

<創部のケア>
- **標準予防策の徹底**と**手指衛生**は必須である.
- 創部の滲出液や血液からの汚染防止, 医療従事者自身が患者に微生物をうつさないようにするため, 手指衛生を実施後, 手袋（未滅菌で可）やエプロンなど, **個人防護具（PPE）を必ず着用**する.
- 創部は, **縫合後48時間まで**は滅菌ドレッシング材で**密閉**する.
- 縫合創は, 約48時間かけて治癒する. ドレッシング材は湿潤環境による良好な創傷治癒環境を保ち, 外部からの微生物の侵入や外力から守る.
- 滲出液で汚染されたドレッシング材をそのままにしておくと感染の原因になる. 滲出液が多い場合, ドレッシング材の貼り替えや, 滅菌ガーゼを使用し, 毎日交換する. 創部の消毒は基本的に行わない.
- **縫合48時間以降**は, 基本的には**ドレッシング材と消毒は不要**.
- 傷が衣服でこすれて痛みが生じたり, 他の理由で患者が保護を希望する場合は, 創部を覆ってもよい.
- 術後は, 発汗や血液汚染などの有機物で皮膚は汚れやすい状態である. 医師の指示を確認し, シャワー浴や入浴で皮膚の清潔を保つ.

- 48時間以降も,創部の感染徴候の観察は重要であり,継続して行う.

- 創部やその周囲は,「湿潤・清潔」に保とう!

創部にSSIが疑われた場合

- 感染創(図1)の開放が必要となる.

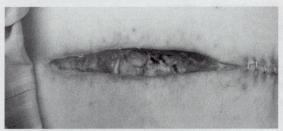

図1 》筋膜・筋層まで達した切開部深層感染
(カラー口絵:p.xi)

- 下記①~⑤の手順に沿って対応する.
① 医師に報告.
② 創部の培養提出→適切な抗菌薬を投与.
③ 開放創は,生理食塩水を用いて洗浄(または消毒)し,滅菌ガーゼで覆う.
④ 創部を注意深く観察する(滲出液の色・量・においなど).
⑤ 創部の開放操作時,不潔部位に触れたもので,清潔部位には触れることはしない.

創部ケアで注意すべきことを記載

....
....
....

＜ドレーンの管理＞

- ドレーン管理の際,観察すべきポイントを**表2**に示す.
- ドレーン管理の際のケアのポイントを**図2**に示す.
- **ドレーンや排液バッグは挿入部より下で固定**する.
- ドレーンや排液バッグは**床につけない**.
- ドレーンの接続は外さない.やむを得ず外す場合は,再接続時に接続部位を消毒する.

表2 》 観察すべきドレーンの状態

刺入部の皮膚	● 発赤 ● びらん ● 疼痛
排液の性状	● 混濁 ● 浮遊物 ● 便臭 ● 便汁様の有無

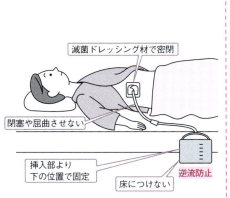
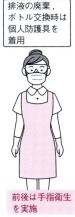

図2 》 ドレーンのケアのポイント
体内の浸出液の貯留を防ぐためケアのポイントに注意して管理する.
ドレーンの固定の確認と,ドレーン排液バッグの位置に注意する.

排液の性状に異常があった場合

● 縫合不全の可能性があるため医師に報告し，処置や治療の指示を受ける．

● 吻合した臓器の内容物が漏出するため，腹腔内膿瘍などから敗血症などの重篤な病態に移行する可能性がある．迅速な対応が必要である（**図3**）．

 ● 術後早期の場合→再手術の可能性

 ● 術後数日経過→洗浄・ドレーンの入れ替え

①	起炎菌を特定するため，ドレーン排液や血液などの培養提出
②	適切な抗菌薬を投与
③	検査（採血，CT，エコーなど）
④	禁飲食，高カロリー輸液投与

図3 》 感染の徴候があった場合の主な対応策

手術部位以外の感染にも注意する

● 術後は，手術侵襲により易感染の状態であり，点滴ラインやカテーテル，ドレーン類も多く挿入されている（**図4**）．

● 適切な場面での手指衛生は必須であり，標準予防策の遵守が重要である．

 ● 点滴ラインやルート類は床に接触させない．

呼吸器感染（図4）

＜原因＞

● 呼吸抑制や咳反射が低下（気管挿管，人工呼吸器の使用，筋弛緩薬や鎮静剤投与）．

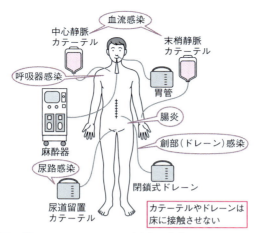

図4 》カテーテル・ドレーン関連の感染

＜感染対策＞
- 呼吸状態や痰の性状などの観察．

カテーテル関連血流感染（CRBSI；図4）

＜原因＞
- カテーテル挿入部・接続部や輸液の汚染．

＜観察＞
- 刺入部の観察（発赤，熱感，圧痛，腫脹，硬結，滲出液，排膿）．
- 発熱の有無．
- 血液検査データ，血液培養の結果．

＜感染対策（中心静脈カテーテル）＞
- 手指衛生の実施．
- 中心静脈カテーテル挿入時は，マキシマルバリアプリコーション（図5）を実施する．
  - マキシマルバリアプリコーションは，医師がキャップやマスク，滅菌ガウン，滅菌手袋，全身用の滅菌ドレープを使用し，無菌操作で行うことで，

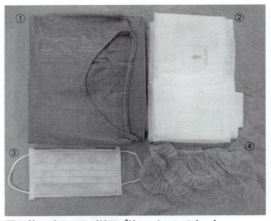

図5 》 マキシマルバリアプリコーションのセット
①滅菌ガウン,②全身用滅菌ドレープ,③サージカルマスク,④キャップ(滅菌手袋は医師に合うものを準備).
当院では,必要な物品を詰め合わせたセットを使用している.

カテーテルに関連した血流感染の発生頻度を減少させることができる.

- 皮膚消毒は,1%クロルヘキシジンアルコール液で中心から円を描くように消毒(アルコール禁忌の患者はポビドンヨード使用).
- ドレッシング材の管理は,最低週1回,無菌操作で交換する.
- 側注管は,アルコール綿で3回以上こするように拭く.

尿道留置カテーテル関連尿路感染(図4)

<原因>
- カテーテル挿入時,菌が膀胱内に侵入.
- カテーテルと尿道口の粘膜の隙間から菌が侵入.
- バイオフィルムの形成.
- カテーテルとチューブの接続部からの菌の侵入.
- 排液口からの侵入.

＜感染対策＞
- 可能な限り**早期抜去**する．
- カテーテルの固定が大事．
- **カテーテルとチューブの接触部は外さない．**
- **尿バッグは，患者の膀胱よりも低い位置に維持する．カテーテルやチューブは，屈曲や閉塞させないこと．**
- 患者ごとの集尿容器を使用し，集尿容器と排尿口の接触をさせない．

COLUMN

SSIとは

- 術後30日以内に発生する，手術操作が直接及ぶ部位に発生する感染症である．
- 切開創の感染（表層，深部）と，臓器/体腔の感染がある（図6）．

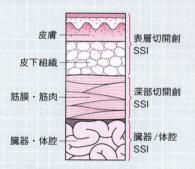

図6 》手術部位感染の定義
SSIは感染部位によって，表層切開創SSIや深部切開創SSI，臓器/体腔SSIの3つに分けられる．
（文献1を参考に作成）

文献
1) 手術部位感染の定義 深さにより3種類に分かれる｜日本環境感染学会教育ツール Ver.3. (http://www.kankyokansen.org/other/edu_pdf/3-3_05.pdfより，2023年7月検索)．

術後ドレーン管理

| 目的 | *排出されたものを通して，創傷部の状態を観察・確認し，治癒を促して，感染を早期に発見する目的で行う． |

ドレナージの実際

- ドレーンの種類やドレナージの方法は，目的や部位によって異なる（**表1**）．
- 主なドレーン留置部位を**図1**に示す．

表1 》 目的別ドレナージの特徴

予防的に行うドレナージ	・身体の内部に死腔（空洞）があり，滲出液の貯留が予想される場合 ・縫合部が開いて感染の危険性のある場合
診断的に行うドレナージ	・術後出血時 ・消化液などの漏れなどを早期発見するため ・貯留物を知るため
治療として行うドレナージ	・血液や消化液，尿，膿，滲出液などの排除を目的とした洗浄 ・薬液を注入することもある

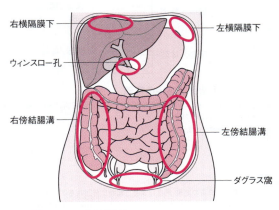

図1 》 ドレーン留置部位

ドレナージの方法

● ドレナージ法には，閉鎖式，開放式，半閉鎖式の3種類がある（**表2**）．

表2 》 ドレナージ法

	利点	欠点
閉鎖式（チューブ型） ●滲出液などを通して排液バッグに誘導する	●逆行性感染が起こりにくい ●排液の量・性状の確認がしやすい ●ドレナージ圧を調整しやすい	●ドレーンの屈曲や閉塞に注意が必要である ●ドレーンが留置されていることで患者が動きにくい
開放式（フィルム型） ●滲出液はドレーンを通してガーゼなどに吸収させる ●自然落下による排出に適する場合に行われる	●ドレナージの効率性が良い ●ドレーンが入っていないため（体外にチューブがないため）患者は動きやすい	●閉鎖式に比べ逆行性感染の危険性がある ●排液量や性状の確認のためガーゼ交換が必要
半閉鎖式 ●ペンローズドレーンなどを用いてその先をパウチなどで覆う	●ドレナージの効率性が良い ●ドレーンが入っていないため（体外にチューブがないため）患者は動きやすい	●パウチなどのコストがかかる

術後ドレーン管理

ドレーン・チューブの種類

＜フィルム型（ペンローズ・フィルム・多孔式など）＞
- 柔らかく薄い膜状の形をしており，毛細管現象と落差を利用してドレナージする．
- 凝血塊や粘稠な体液の排出により閉塞しやすい．

＜チューブ型（デュープル型・プリーツ型・単孔型・平型）＞
- 管状になっており，毛細管現象と落差を利用してドレナージされる．
- フィルム型と比べて内腔が閉鎖しにくく，凝血塊や粘稠な体液の排出に優れている．

＜サンプ型（2腔型・3腔型・マルチドレーン）＞
- 内腔が複数に分かれており，一方の腔から外気を導入し，他方から体液を排出する(サンプ効果による)．
- 吸引しても先端が粘膜組織などに吸着して損傷することが少ない．

＜ブレイク型（ラウンド型・フラット型）＞
- 内腔をもたない形状である．
- 高いドレナージ効果がある．

ドレーンの材質と特徴

＜ラテックス（ネラトンなど）＞
- 天然あるいは合成ゴムで作られ安価で柔軟性がある．
- 組織反応性が強く，**皮膚アレルギーの問題**もあり長期には向かない．

＜ポリ塩化ビニール（ソラシック，S-Bなど）＞
- 硬さがあり長期使用によってさらに固くなる．
- 抗血栓性も劣る．胸腔，皮下，整形，脳外科領域では向いている．

＜シリコンゴム（ペンローズ，ファイコン，J-VAC®）＞
- 強度はやや劣るが柔らかく組織適合性がよいため皮膚トラブルが少ない．

- 一番多く用いられている材質である．特に腹腔内には多用される．

排液の性状

<色>
- 淡血性〜漿液性（正常）．
- 血性（出血）．
- 混濁，浮遊物（感染，縫合不全など）．

<臭い>
- 正常：無臭．
- 異常：下部消化管損傷の場合や，縫合不全などがある場合は便臭がする．

ドレーン固定

- 体動や発汗などで剥がれやすいため，必ず2箇所以上で固定する．
- 体表に土台となるテープを貼り，その上からΩ型に固定する（図2）．
- ドレーンの長さを確認してマーキングする（図3）．
- 落差を考えて流れやすくする．

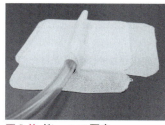

図2 》ドレーンの固定
固定したドレーンの上に切り込みを入れたテープで補強すると剥がれにくい．

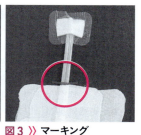

図3 》マーキング（ドレーン確認後）
刺入部から固定テープの手前のドレーンにマーキングする．

術後ドレーン管理

COLUMN

毛細管現象

● 重力に逆らって，細い管状の中を液体が上昇する現象である．
● 漿液性の排液排出に適しているが，血塊や膿には適さない．

固定後の観察

● 排液（色，量，性状，臭い）の状態を確認．
● ラウンドごとにズレや剥がれ，汚染がないか確認．
● ズレがあった場合は，排液の色や量，臭いを確認後，医師に報告．必要に応じX線撮影して確認．
● バイタルサインの確認．
● ドレーンの走行（ねじれや屈曲，閉塞，圧迫の有無）．

＜挿入部の確認＞

● 固定状況，疼痛の有無．
● 滲出液の有無，皮膚の状態．

腹腔ドレーンのアセスメントのポイント

表情・顔色・口調を確認

＜正常時＞

● 患者の表情や顔色に変化がなく，話しかけた際の受け答えの口調や内容，返事がいつもと変わらない場合は正常と判断する．

＜異常時＞

● 患者の表情がぼんやりして，顔色が悪い場合は血圧の低下が疑われる．多量の**術後出血**など，急変の徴候の可能性がある．
● 患者全体を看ることを心がける．

318 ｜ 周術期におけるケア

ドレナージを実施

- まずは，ドレーンの中に溜まっている排液をドレナージする．
- **ドレーン内が空洞**になると，体内から新たに排液が排出される．
- 排液には，その時点での体内の状況を把握できる情報が集約されているため，患者の状態をアセスメントするために必ず行う．

排液の量を観察

＜正常時＞

- 1日あたり **100mL 以下**．
- 当院では，1日あたりの排液量は100mL 以下を目安にしている．しかし，体格や体重によって，排液量の基準も変わってくる．

＜異常時＞

- 1日あたり **100mL より明らかに多い**場合．
- 排液量が1時間あたり100mL 以上あり，血性の場合は，術後出血の可能性がある．
- 手術中の**洗浄液が回収できていない**場合や，手術前から**腹水が貯留**していた場合でも排液量が増加するので，排液の色をチェックする．

排液の色・性状を観察

- 排液の色は，前回観察した状態と比べて，どのように変化しているかに注目する．
- 順調に経緯していれば，**淡血性 → 淡々血性 → 淡黄色 → 淡々黄色**と変化する．
- 通常，淡黄色になった時点（術後3〜5日目）でドレーンを抜去する．
- 排液の性状は，排液バッグへドレナージすると**流水のような状態**である．

術後ドレーン管理

- 胆汁漏（疑）では，排液のビリルビン値を測定する．
- 膵液瘻（疑）では，排液のアミラーゼ値を測定する．

感染予防の原則

- ドレーンの挿入部位はできるだけ**フィルムドレッシング材で密閉**する．
- ドレーン本体から**排液バッグまでの接続は少なくする**．
- 接続部位を外して再接続する時は，必ず**接続部位を消毒**する．
- 排液の逆流を防ぐために，**排液バッグは挿入部位より高くしない**．
- 排液バッグは**床につけない**．

自施設での感染予防策を記載

術後創部管理

目的

＊創部の消毒は細胞を死滅させてしまうた
め，術後 48 時間までは，切開創を滅菌
ドレッシング材や創傷被覆・保護材を用
いて被覆する．

術後感染症の実際

● 術後感染症とは，手術中に創部が細菌に汚染され
て感染してしまうことである．

＜手術部位感染（SSI）＞

● 手術操作が及ぶ部位の感染で，術後 30 日以内（何
らかの人工物が挿入されている手術では 1 年以
内）に発症する．

＜遠隔感染（RI）＞

● 手術に関連はあるものの，手術侵襲が直接加わっ
ていない部位の感染症で，呼吸器感染や尿路感
染，カテーテル関連血流感染（CRBSI）などを指す．

手術部位感染（SSI）の症状

バイタルサイン

● 血圧の変動や 38℃以上の発熱，頻脈，酸素飽和
度（SpO_2）の低下，呼吸数の増加．
● 意識レベルの変化や，冷汗の出現など．

Memo

血液検査データ

● 炎症所見として，白血球（WBC）やCRPの上昇など．

● 基準値は，白血球：3,300〜8,600/μL
　　　　　　　　CRP：0.0〜0.14mg/dL

創部の状態

● 創部の発赤，腫脹，熱感の炎症3徴候．
● 創部からの膿や滲出液．
● ドレーン排液の混濁．

● SSIの早期発見には，様々な症状における全身状態の観察が重要となる．

術後に感染が起こりやすい理由

免疫力の低下

● **加齢**に伴う咳嗽反射の低下によって，気道浄化の機能低下や，IgA抗体が分泌低下することで，**呼吸器感染症に罹患しやすい**状態となる．
● 細胞性免疫の低下も生じ，細菌やウイルスへの侵入に対する免疫機能が低下し，**感染症を発症しやすくなり**，治癒しにくい状況になる．

活動量の低下

● 心理状態が与える影響として体を動かさないことによる刺激の減少や，ストレスなどにより**免疫力が低下**する．
● 活動量の低下により基礎代謝や筋力が減少する．
● タンパク質の減少や喪失により，皮膚障害などを引き起こすこともある．

栄養障害

● 低タンパク血症などにより，**皮膚障害**や，**創傷治癒の遅延**を引き起こしてしまうことがある．

高血糖状態

● 高血糖状態は，好中球やマクロファージの食菌作用や，異物の認識作用を阻害してしまい，免疫力低下や感染症に罹患しやすくなる．

SSIの予防法

禁煙

● 喫煙は，創部の末梢循環が障害されて創傷の治癒が妨げられる．
● 喫煙している患者には，手術前30日間の禁煙を指導する．

血糖値のコントロール

● 糖尿病は，長期的代謝障害や微小循環障害などにより，SSIの危険性が増大する．
● 術前から血糖値のコントロールを行う．
● 特に，**周術期は随時血糖値を180～200mg/dL以下に保つことが重要**である．

皮膚の清潔

● 手術前日に入浴またはシャワー浴（できなければ清拭）を行い，皮膚の大きな汚れを除去し，十分に清浄化する．

術後創部管理

除毛

- **基本的に行わない**.
- 手術部位周辺の体毛が手術の支障となる場合に限り，手術直前にサージカルクリッパーによる除毛を行う.
- 刃はディスポーザブルとし，患者ごとに交換する.

標準予防策の実施

- ケアや治療にかかわる医師や看護師は，手指衛生をはじめとする**標準予防策を徹底**する.
- ベッドサイドで創部処置を行う際は，サージカルマスクや手袋，エプロン，ゴーグルなどの**個人防護具（PPE）を適切に使用**する.

自施設での SSI 予防策を記載

抗菌薬投与

- 手術開始前に抗菌薬を投与することを**予防投与**という.
- **手術中に入る細菌の量を患者の免疫力で対応できるレベルまで減らす**ことを目的とする.
- 原則,術後は**24時間までに抗菌薬を投与**する.
- 手術侵襲度が高く,SSIが高率で起こる術式では,48〜72時間までの投与も可能な場合がある.

COLUMN

代表的な滅菌ドレッシング材と創傷被覆・保護材 (表)

表 》滅菌ドレッシング材と創傷被覆・保護材の特徴

カラヤヘッシブ

- 透明性と吸収性に優れたハイドロコロイド創傷被覆材
- 縫合創をはじめとする創傷の経過観察を容易にするほか,ガーゼ交換の手間や使用材料を削減し,創傷処置の効率化が図れる

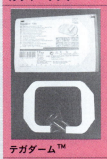

テガダーム™

- 透明な薄いポリウレタンフィルムに低アレルギー性アクリル系粘着剤を塗布したドレッシング材
- フィルムは水やバクテリアの浸入を防止する
- 水蒸気や酸素を透過するため皮膚呼吸を維持し,長期の貼付も可能

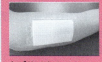

オプサイト®

- 高水蒸気透過のフィルムと非固着性の吸収パッドを組み合わせた創傷保護用ドレッシング材

術後創部管理

術後疼痛管理

目的

*術後の疼痛管理を行うことで早期離床を促し，術後合併症の予防や患者の QOL 向上を図る．

方法

全身オピオイド投与

● 持続皮下注射として，オピオイドを全身投与する．

非オピオイド投与

● 非ステロイド性抗炎症薬（NSAIDs）を痛みの有無にかかわらず，定期的に投与することが推奨されている．

● NSAIDs はオピオイドに比べて副作用は少ないが，**消化性潰瘍**や**腎機能障害**などに注意が必要である．

● アセトアミノフェンは**胃腸障害の副作用が少ない**が，**抗炎症作用はほとんどない**．

硬膜外鎮痛法（epi）

● 硬膜外腔に留置されたカテーテルから**持続的に鎮痛剤を投与することで長時間の鎮痛が可能**である．

● 硬膜外腔に投与された局所麻酔薬は，術後の安静時痛および運動時痛を遮断する．

● 内臓痛も一部遮断され，鎮痛効果がある．

経静脈患者自己疼痛管理（IV-PCA）

- オピオイドを用いた静脈内患者自己調節鎮痛法である．
- 硬膜外鎮痛が適応でない患者に対し，鎮痛効果が確実で，即効性があり，手技的にも簡便である．
- **体動時痛には弱い**ことが欠点．

疼痛評価スケール

数値評価スケール（NRS）

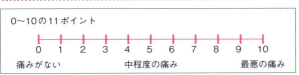

（文献1より引用）

- 痛みを**「0〜10」の11段階**に分けて表す方法．
- 全く痛みがない状態を「0」，患者自身が思う最悪の痛みを「10」とし，**今感じている痛みの点数**を聞く．

表情評価スケール（FRS）

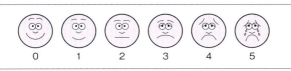

（文献1より引用：Wong-Baker face rating scale）

- 痛みを**「0〜5」の6段階**に分けて表す方法．
- 全く痛みがない状態を「0」，患者自身が思う最悪の痛みを「5」とし，**今感じている痛みの点数**を聞く．

視覚的評価スケール（VAS）

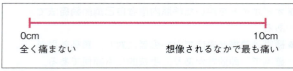

（文献1より引用）

- 10cmの直線を引き，一番左端0cmの位置が全く痛みを感じない状態と設定し，一番右端10cmの位置を最悪の痛みとする．この条件下で患者に，今感じている痛みの強さの位置を，直線の上に印をつけてもらう方法．
- 筆記用具が必要なことや，**ほかの方法よりイメージが難しい**ことが問題である．

口頭評価スケール（VRS）

例：0 なし，　1 軽度，　2 中程度，　3 強度，　（4 最悪の）

（文献1より引用）

- 痛みの強さを表す言葉を**5段階**に並べて，**自分が感じる痛みを表す言葉**はどれかを選んでもらう方法．
- 言葉を理解できない子どもや，重度の認知症の患者への使用は適していない．
- **スケールの段階が少なく，痛みを細かく評価できない**可能性もある．

Memo

観察のポイント

主観的観察項目

- 痛みの性状・程度.
- 痛みが起こる時の状況（起き上がる時，咳をする時，何もしていない時など）.

客観的観察項目

- バイタルサイン，せん妄，不穏の有無.
- 創部の状態（発赤，滲出液，熱感，腫脹，出血などの有無，採血での炎症所見など）.

痛みの把握

- 様々な痛みの原因（表）を知る必要がある.

表 》》 痛みの原因

- 手術そのものによる切創部の痛み
- 挿管チューブや点滴ラインの痛み
- ドレーンなどの体内留置カテーテルの痛み
- 創部周辺に加わる力を避けようとし，周囲の筋肉が緊張して起こる鈍い痛み
- 安静による腰痛などの身体的な痛み
- 身体的な痛みを助長させる，不安などによる精神的な痛み

- 看護師は，身体的な痛みに着目するだけでなく，不安や恐怖からの痛みの助長など，全体的な痛みをアセスメントし，看護に反映させていくことが大切.
- 数値だけで判断せず，痛みの要因や原因に目を向けることが必要で，原因や要因を取り除いていくことが大切.

術後疼痛管理

術後疼痛の影響

消化器

● 腸管の動きが抑制され，術後腸閉塞の原因となる．

循環器

● 交感神経の緊張により，頻脈，血圧上昇をきたし，心筋虚血，心筋梗塞が引き起こされる．
● 痛みによる長期臥床は，深部静脈血栓の形成の原因となる．

呼吸器

● 肺活量，機能的残気量，一回換気量などが減少し，痛みによる反射的な腹筋の緊張亢進や横隔膜機能低下が引き起こされる．
● 痛みに対する恐怖感から深呼吸や咳が抑制され，分泌物貯留や無気肺の原因となる．

内分泌代謝

● 交感神経の緊張は，代謝亢進，酸素消費量の増加をもたらす．

文献
1) 濱口恵子ほか：がん看護ビジュアルナーシング．p166，学研メディカル秀潤社，2015．

Memo

輸液管理

目的

* 生命機能を維持するために必要な水分の維持.
* 術前絶飲食による脱水を防止.
* 麻酔導入による末梢血管拡張に伴う循環血液量の減少を予防.
* 気道や術野から大気中に失われる水分（不感蒸泄）の補給.
* 電解質バランス異常の補正や，出血による体液喪失の補正.

周術期に使用する輸液製剤の種類

術前

● 乳酸リンゲル液や酢酸リンゲル液などの等張液.
● 5％ブドウ糖液や3号液（維持液）など.

術中

● 乳酸リンゲル液や酢酸リンゲル液などの等張液.
● 5％ブドウ糖液，輸血など.

術後

● 乳酸リンゲル液や酢酸リンゲル液などの等張液.
● 5％ブドウ糖液など.
● 3号液（維持液）.

Memo

電解質輸液

● 細胞液内の電解質成分を図に示す.

電解質		細胞外液			細胞内液
		血漿	組織間液		
陽イオン	Na$^+$	142	144		15
	K$^+$	4	4		150
	Ca^{2+}	5	2.5	毛細血管	2
	Mg^{2+}	3	1.5		27
	合計	154	152		194
陰イオン	Cl$^-$	103	114		1
	HCO$_3$$^-$	27	30		10
	PO$_4$$^{2-}$	2	2	細胞膜	100
	SO$_4$$^{2-}$	1	1		20
	RCOO$^-$	5	5		—
	タンパク質	16	0		63
	合計	154	152		194

図 》細胞液内の電解質（単位：mEq/L）
（文献1より転載）

低張液

● ナトリウム濃度が低い輸液製剤の総称. ブドウ糖液を加えて浸透圧を調整している.
● **ブドウ糖液は代謝されてエネルギーとなり浸透圧を生む力にはならない**.
● 細胞内に水が流入する.

等張液

● 浸透圧が血漿とほぼ等しい輸液.
● 生理食塩水や乳酸リンゲル液などを使用する.
● 細胞内外の水の移動がない.

高張液

- 補正用に他の輸液と混ぜて用いたりする. **10%高張食塩水**など.
- 血漿の浸透圧よりも高い.
- 細胞内から水が流出する.

自施設でよく使う輸液を記載

輸液名	量（mL）	備考

観察のポイント

血圧・脈拍の変化

- 血圧の変動や38℃以上の発熱, 頻脈, 酸素飽和度の低下, 呼吸数増加に注意する.
- **意識レベルの変化や冷汗出現の有無に注意**する.
- 血圧が保たれ, 脈拍がある程度低く保たれるようにする.

尿量

- 麻酔や手術で尿量は減るが，0.5〜1.0mL/kg/時の尿量は必要である．

リフィリング

- 間質から血管内に水分が戻る時，体液のバランスが崩れてしまう．**循環血漿量は増え，その結果，尿量も増える**．
- 同じ量・組成のままで輸液を漫然と続けると，**輸液過剰による心不全を起こす可能性がある**．

低ナトリウム血症

- 周術期の患者は，手術侵襲・疼痛・ストレスにより，抗利尿ホルモン（ADH）の分泌が亢進され，過剰な状態になっている．
- 入院中に使用される薬剤には，ADH分泌を促す作用のあるものが多い．

輸液管理のポイント

- ADHが過剰になると，尿の張度が上昇してしまう．一方で，周術期には失われた体液を補充するために，大量の低張液が投与される．そのため，体内のナトリウムに対し，分量が過多になってしまうので低ナトリウム血症につながる．
- 低ナトリウム血症になると，頭痛・錯乱・昏迷などの症状が出る．
- 小さな子どもや高齢者，体格の小さな患者だと重度の脳神経障害を起こす危険性があり注意が必要．

文献

1) 東京都病院薬剤師会：新・薬剤師のための輸液・栄養療法 第2版．p2，薬事日報社，2018．

術後睡眠・排泄管理

術後の睡眠

目的

● 疼痛管理や不安の緩和を行い十分な睡眠を確保することで，術後の疲労や体力消耗を回復させる．

実際

● 痛みの程度を観察し，疼痛のコントロールを図る．
● 患者の訴えを傾聴する．
● 必要に応じて睡眠導入剤の使用を検討する．
● **術後せん妄の予防**．

観察のポイント

● **疼痛評価スケール（NRS，など：p.327参照）にて評価，鎮痛剤にて疼痛のコントロールを図る**．
● 睡眠スケールにて評価，睡眠状態をアセスメントし，医師の指示で睡眠導入剤の使用を検討する．
● 患者の不安や疑問を傾聴し，問題解決のための情報提供をする．
● ICU入室に伴う環境の変化によって術後せん妄を起こさないように，**活動と睡眠のバランスをとる**．

術後の排泄

目的

● 術後の循環動態を把握するため，確実な in take と out put の管理が必要となる．

実際

- 手術後は膀胱留置カテーテルが挿入された状態で帰室するため，**時間ごとの正確な尿量**を把握する．
- 腎臓での尿の生成には血液循環量やその浸透圧，血圧が大きく影響するが，術後はこれらの要因が手術侵襲や術後管理によって変化しやすい．
- **尿量減少（尿の生成低下）は循環血液量，浸透圧および血圧のいずれかが低下した場合に起こる**．
- 例えば，出血量が多かったにもかかわらず輸液が十分に行われなかった場合などは，**循環血液量の低下を招くために尿量が減少する**．
- 尿量減少の早期にその状態を改善しなければ，腎臓の機能そのものを障害する重篤な事態になりうる（急性腎不全）．

観察のポイント

- 尿量の確認．**1時間あたりの尿量が0.5mL/kg（体重）以下**の状態（乏尿）が3時間以上持続する場合には，原因の精査と治療が必要．
- 間質への水分貯留による**全身の浮腫**．

> **排泄管理はここに注目！**
> - 手術によって生体が侵襲を受けると，生体炎症反応によって血管壁の透過性が亢進し，普段は血管内に溜まっているはずの体液が組織外へ漏出する．そのため，血管内脱水と浮腫を引き起こす．

COLUMN

乏尿と無尿

- 24時間の尿量が400mL以下の状態を「乏尿」，100mL以下の場合を「無尿」という．

術後せん妄の予防と対応

目的
* せん妄の発生要因や分類を知り，術後せん妄の早期発見に努める．
* 術後せん妄の予防ケアと発症時のケアを知り，実践できる．
* 術後せん妄を予防・早期発見・対応することで主疾患の治療ケアを正確に進める．

観察のポイント

- せん妄とは，身体疾患によって引き起こされる一時的・可逆的な脳の機能不全の状態である．**注意障害**と**軽度の意識混濁を伴う症候群**である．
- せん妄の症状には，精神運動障害（興奮や意欲低下など）や，睡眠障害，幻覚，情動障害（抑うつや易怒性など），見当識障害，記憶障害がみられる．
- 認知症やうつ病と異なり，発症時期が明確で急激に進行し，1日の中で症状が変動する特徴がある．
- せん妄を発症する前の**「いつもと違う」「ちょっと変」**と感じる**前駆症状に注意**する（**表1，図**）．

表1 》 せん妄の前駆症状

- 声かけや説明に注意を向けて集中できない
- 何度も同じことを訴える
- 会話のつじつまが合わない
- 周囲の音や光，人の動きなどに過敏に反応する
- 落ち着きがない
- 表情がかたい／うつろ
- 突然に気分が高揚する

（文献1より転載）

術後せん妄の予防と対応

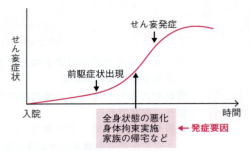

図 》 せん妄の発症経過
前駆症状出現時に発症要因が加わることでせん妄発症に至る．
（文献1より一部改変し転載）

せん妄の分類

- せん妄は，**過活動型・低活動型・混合型**の3つに分類される（**表2**）．
- 低活動型では，症状が乏しく受け身になり，うとうとしているように見えることから，「治療に協力している」「落ち着いた」と判断されがちだが，**せん妄が遷延している**場合がある．
- DST（せん妄スクリーニング・ツール）などのツールを用いて，見逃しを防ぐ．

表2 》 せん妄の分類

過活動型	低活動型	混合型
●活動量の増加 ●落ち着きのなさ ●徘徊や焦燥，興奮状態 ●ライン類の自己抜去や切断 ●転倒，転落などの事故	●活動量や発語量の減少 ●周囲の状況認識の低下 ●自発性の低下 ●指示に応じた行動や反応の乏しさ（精神活動の抑制）	●過活動型と低活動型の両方が混在している

自施設で使用しているせん妄のスクリーニングツールを記載

せん妄の発症要因

● せん妄の発症要因には，準備因子，直接因子，誘発因子がある（**表3**）．

表3 》術後せん妄を発症する要因になりうるもの

準備因子	直接因子	誘発因子
● 高齢 ● 認知症 ● 脳疾患の既往 ● せん妄の既往 ● アルコール	● 手術侵襲，貧血 ● 脱水，低酸素血症，感染 ● 代謝性異常 　（肝腎不全，高/低血糖） ● 薬剤（ベンゾジアゼピン 　系抗不安薬・睡眠導入 　剤，H_2ブロッカーなど）	● モニター音，話し声などの騒音 ● 不快な身体症状（疼痛，掻痒感， 　絶飲食・呼吸困難感，ライン・ 　ドレーン類の装着，治療に伴う 　安静臥床や身体拘束，不眠） ● 視覚や聴覚の感覚遮断 ● 排泄パターンの変更（膀胱留置 　カテーテルの不快感など）

＜準備因子＞

● せん妄発症の基盤となる脳の器質的な脆弱性を示すものである．

　● 術前からせん妄の発症リスクが高い患者かどうか判断する材料になる．

＜直接因子＞

● せん妄発症そのものの原因となりうる身体疾患や薬剤のことで，侵襲の大きい手術であれば一層，術後せん妄のリスクは高くなる．

　● 全身状態を整えていくケアが重要となる．

＜誘発因子＞

● せん妄の発症を誘発・重篤化・遷延化させるもので，日常生活や環境（物理的・人的）の変化，不安，緊張などが含まれる．

　● ケアによって改善，軽減が可能なことが多く，積極的な介入が期待される．

術後せん妄の予防と対応

ケアの実際

- 入院前からせん妄の危険因子があるか確認する（入院サポートと連携）.
- 入院・手術への不安について情報共有を図り，入院前から危険因子の軽減を行う.
- 患者の全身観察を行い，**せん妄を引き起こす因子の除去・軽減**に努める.
- **医師（またはリエゾンチーム）と情報共有**し，せん妄の評価や薬物療法の検討を行う.
- 転倒・転落など，事故が起こらないよう安全を確保し，せん妄の発症の要因の発見・解除に努める.
- 興奮・混乱をしている時に説得や**無理な制止を行わず**，安心できるよう，穏やかにゆっくりと声かけをする.
- 家族も，患者のいつもと異なる姿に不安や恐怖を抱いているため，**家族へのケア**も行う.

直接因子の影響

- 術後の疼痛により呼吸が浅くなり痰が貯留していないか，酸素化を維持するだけの循環動態が維持されているか，何らかの感染徴候として発熱などないか，バイタルサインや全身観察を行い，**異常の早期発見**，**早期治療**に努める.
- 医師らと情報共有する.
- 積極的に検査データやＸ線写真などを確認する.

Memo

疼痛緩和

- 患者の表情（眉間のしわ，苦痛様表情）やうめき声，皮膚の湿潤の有無などから患者の痛みを推測して早期に対応する．
- 姿勢の辛さや，創部やドレーン類のトラブルなど，痛みを誘発する原因の特定に努める．
- 姿勢を整える，ドレーン類の固定を変えてみるなど，**薬剤以外の対応**を試みる．
- ケアでも疼痛緩和が図れない場合は，薬物療法を施行し，鎮痛を図る．
- **患者がどのような時に，どのような方法で痛みを訴えるのかをスタッフ間で共有**する．
- 痛みを訴えやすい環境（頻繁な訪問やナースコールの配置）を整える．

環境調整

- 昼夜の感覚，時間・日付の感覚が得られるよう，カーテンを開け日光を浴びる．時計やカレンダーを見える位置に設置する．
- 見当識をサポートできるよう，**会話の中に日付を意識した声かけを行う**．

> 例：今日は○月△日の□曜日ですよ，手術してから◇日が経ちましたね．

- 状況理解が進むよう，わかりやすい言葉を用いた説明やアイコンタクト，タッチング，ジェスチャーを取り入れた説明を行う．
- 転倒・転落予防のため，ベッドの高さを低くする．また患者の動きを把握するため，ベッドを壁につけ３点柵にし，足元に離床センサーを設置するなどの工夫をする．

術後せん妄の予防と対応

- ラインやドレーン類は患者に見えないように，配置の工夫をする．

> 例：内頸から中心静脈カテーテルが挿入されている時は，首元にタオルを巻く．

- 可能であれば，ナースステーションに近い部屋へ移動し，患者の動きを見守りやすくする．

睡眠覚醒リズムの確保

- **早期離床**を目指す．
- ギャッチアップを行い，視界の変化を提供する．
- 感覚刺激が得られるよう，**補聴器・眼鏡を装着**する．
- 日中の覚醒が促せるよう，テレビやラジオ，新聞を読むなど，刺激を提供する．
- 日常生活に近づけるよう，口腔ケアや洗面，整容を行う．
- 不安，心理的ストレスなどが不眠を引き起こしている場合，訴えをよく聴き，リラックスし，快刺激が得られるようなケア（足浴，手浴など）を取り入れる．

身体抑制の早期解除

- 身体抑制がせん妄の発症因子であるため，**身体抑制の早期解除を検討**する．
- 治療上不要となったラインやドレーン類は，抜去可能か医師らと話し合いを行う．
- 身体抑制解除のためにも，早期離床が重要．

Memo

家族ケア

- 術後せん妄の発症リスクについて，家族にも事前に説明を行う．
- 家族には，せん妄発症時の患者の状態や，術後せん妄の原因と考えられる身体・精神状態を伝え，どのようなケアを行っていくのかを説明する．
- 入院による環境の変化に痛みや不眠が加わり，いつもと違う発言や行動が見られることがある．原因が取り除かれることで良くなる可能性が十分あるため，患者や家族が安心できるように，**ゆっくり優しいトーンで声をかける**．
- 家族の協力が得られる場合は，本人の使い慣れた物や好みの音楽，本などを持ってきてもらい，**患者周辺の環境調整を家族とともに行っていく**．

文献
1) 長谷川真澄ほか：チームで取り組む せん妄ケア-予防からシステムづくりまで．p22-4, 医歯薬出版, 2017.

自施設でのせん妄予防への取り組みを記載

ストーマ造設の
術前オリエンテーション

目的

* 患者がストーマの正しい知識，ストーマ造設の必要性が理解できているか確認する．
* 患者や家族の不十分な知識に関連した不安を緩和する．
* ストーマの受容過程，セルフケア確立に向けての過程を促進する．
* 医療者との信頼関係を確立する．
* 術前オリエンテーションは，患者や家族が手術や社会復帰に向けて学習する場，精神面を支援する大切な場になる．

実際

- 患者のインフォームド・コンセントに対する理解度を確認する．
- 病名や病気の進行度，治療方法，術式とストーマ造設の必要性，ストーマの特徴，ストーマの種類（一時的か永久的か）など．
- 術前オリエンテーション開始のタイミングを決定する．
- 患者の身体的苦痛の有無や心理状態をアセスメントする．
- **「今は聞きたくない」という反応がある場合は，無理に行わず**，必要最低限の説明に留める．
- 術前オリエンテーションを行う環境を確保する（なるべく個室や面談室を使用）．
- オリエンテーション用パンフレットや，ストーマ装具などを準備する．

オリエンテーションの内容

ストーマについて

● ストーマとは自分の腸管である.
● 便意を感じることはない.

排泄物の特徴

● ストーマ造設部位で, **排泄物の性状・量が異なる**.

ストーマの管理方法

● 無意識に排泄されるため, 常にストーマ装具を装着して生活する.
● 排泄物が溜まったらトイレで破棄する.
● ストーマ装具は日数を決めて定期的に交換する.

外来支援

● 退院後も専門的に支援を継続する外来がある.

ストーマサイトマーキングの目的

● 管理条件の良い場所の選択, ストーマ合併症の予防, 患者を中心に行うことでセルフケア獲得への第一歩となる.

日常生活

● 入浴や食事, 外出, 運動, 就労など, 注意や調整は必要だが, 従来通りの生活を送ることができる.

ストーマ造設の術前オリエンテーション

ストーマ装具代

● 医療費とは別であり，実費購入である．

社会福祉制度

● **永久ストーマ**の場合は，「ぼうこう又は直腸の機能障害」の認定を受けることができる．
● 居住の各区市町村の担当窓口（障害福祉課または福祉事務所など）で申請書類の取り寄せを行い，提出用の写真などの準備をする．

ストーマサイトマーキング

マーキングの意義

● 術前にストーマサイトマーキングを行う理由は，開腹した後からでは適切なストーマの位置にするためのプロセスを踏めず，不適切な位置になる可能性が高くなってしまうためである．
● 手術が始まると，患者からはストーマの位置を確認できない．また，開腹後では腹部の平な位置を正確に選択することが不可能になってしまう．

マーキングの目的

● ストーマを，**セルフケアしやすい位置**に造設することで合併症を起こしにくく，QOLの低下を防ぐ．
● 患者が治療に参加することで，**目的意識を持つ**ことができる．また，医療者と協働して行うことで**信頼関係**につながる．
● 術後のストーマ**セルフケアの導入がスムーズ**になる．

マーキングの実際

● 必要な物品（例）を**表1**に示す.

表1 》 ストーマサイトマーキングの必要物品

- マーキングディスク（小児：直径6cm，標準成人：7cm，肥満者：7.5cm）
- 油性ペン
- 水性ペン
- メジャー，ノギス
- アルコール綿
- おしぼり
- ストーマ装具

＜マーキング後は経過記録を残す＞

● 経過記録に残す主な事項を**表2**に示す.

表2 》 ストーマサイトマーキング後に残す経過記録

- 実施した医師，皮膚排泄ケア認定看護師，適切な研修を修了した看護師，病棟看護師
- 予定術式
- マーキング位置（左右，上下腹部）
- 計測距離（臍の位置から，臍の高さから，正中創から，腹直筋から，肋骨弓または上前腸骨から）
- 腹壁の状況（しわ，くぼみ，瘢痕，たるみなど）
- 患者の言葉

＜骨盤内臓全摘術の場合＞

● ダブルストーマ（コロストーマ，ウロストーマ）の場合も，マーキングの原則に則って行う.
● コロストーマよりも造設位置が制約される**ウロストーマの位置を優先的に決定**する.
● ストーマ装具にベルトが必要となる可能性を考え，2つのストーマ位置の高さに3～5cm程度の差をつける方法がある.
● 通常は，ウロストーマがコロストーマより高い位置に決定される.

ストーマ造設の術前オリエンテーション

ストーマサイトマーキングの手順（図1, 2）

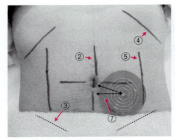
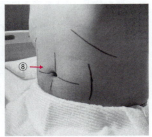

図1 》》 マーキング位置　　**図2 》》 マーキング位置の確認（座位）**

①手術する腸管を医師に確認する．
②臍，正中ライン上に線を入れる．
③左右の上前腸骨のラインに線を入れる．骨にかからない位置とする．
④左右の肋骨弓に線を入れる．
⑤**腹直筋を確認**する．

> **腹直筋の確認のポイント**
> - 仰臥位で首を上げて臍を見てもらう，または両足を少し上げてもらうなどの方法がある．
> - 患者に無理のない程度で協力してもらい，腹直筋外縁を指の腹で確認する．

⑥4つの区域に分割される．左上腹部の場合，臍から3cm以上，正中創で3cm以上離した位置とする．
⑦臍，正中から3cm以上離した位置（図1：⟵⟶）で，マーキングディスクが安定する位置で仮マークする．
⑧**座位姿勢**をとり，**重力による腹壁の変化，しわの入り方を確認**する．装具を実際に当て，日常的に使うベルト位置にかからないか確認する．

⑨深く前傾姿勢をとり，しわの入り方を確認する．**肥満な腹部は脂肪層の頂点より上でマーキング**すると見やすい．

⑩立位をとり，前傾姿勢や体をねじるなどしてしわやくぼみを確認し，修正する．患者が見える位置か確認する．決定後，医師が確認する．

⑪患者目線で肩越しから確認する．

⑫最終位置を測定する．消えないように油性ペンで印をつけ，残りの線は清拭する．

COLUMN

コロストーマとウロストーマの違い

● ストーマには便を排泄する消化器系のストーマ（コロストーマ）と，尿を排泄する尿路系のストーマ（ウロストーマ）がある．

● 消化管用ストーマ袋は，排出口が広く，泥状や固形の便が捨てやすくなっている．

● 尿路用ストーマ袋は，逆流防止機構がついていて，いったんパウチの中に溜まった尿がストーマ側に戻らない仕組みになっている．排出口は管状で尿が捨てやすく，蓄尿用バッグに接続できる．

ストーマサイトマーキングの経過記録を記載

ストーマ造設の術前オリエンテーション

349

ストーマケア

目的

* ストーマケアの目的は，排泄にかかわる生活の援助である．
* 術後，オスメイト（ストーマ保有者）は生活習慣に合ったセルフケアを確立するために，ストーマケアを学習し，社会に対応していく必要がある．

実際

● 看護師の役割は，術前・術後を通して，オスメイトがストーマを理解し，これまでの生活を踏まえたケアを提供することで日常生活に近づけるように支援することである．
● ストーマ装具にはいろいろな種類があり，それぞれの特徴がある．
● 快適な日常生活を送るために，患者のストーマの皮膚の状態，便の状態，好みなどに応じて**自分に適した装具を選ぶことが大切**である．

装具選びのポイント

● どの部位に造設されたストーマか確認．
● セルフケアの状況や患者の好み．
● 皮膚への刺激が少ない．
● 日常の行動が制限されない．
● 取扱いが簡単．
● 音や臭気が気にならない．
● 衣服の上からの目立ちにくさ．
● 面板の装着しやすさ，カットしやすさ．

- 腹壁の状態や皮膚の凹凸がある場合は，それらに沿う軟らかくて薄い装具を選択．
- ストーマのきわ全体がくぼんでいる，あるいは盛り上がっている場合は，凸面の装具を選択．

装具の種類

- ストーマ装具は，主に2種類に分類される．

＜ワンピース（単品系）（図1）＞
- 面板とストーマ袋が一体となっているもの．
- ツーピースと比べると**取扱いが簡単**．

＜ツーピース（二品系）（図2）＞
- 面板とストーマ袋が別々になっているもの．
- **面板を剥がさずにストーマの状態が観察可能**．
- 面板を貼ったままでストーマ袋のみを交換可能．

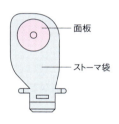
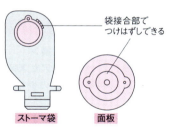

図1 》ワンピース　　図2 》ツーピース

自施設で使用する物品を記載

装具の付属品

- ストーマ装具の密着をより高めるなど，様々な目的で装具と組み合わせて使う（ストーマの周囲の状態や用途によって使い分ける）.
- **必ずしも，全員が使用するものではない**.

＜創傷被覆・保護材＞

- 水分を吸収する作用を利用し，ストーマ周囲のびらん部などの保護や，体液で面板が密着しにくい場合に面板の密着性を高める（**パウダー**など）.
- ストーマ周囲のしわやくぼみを埋め，排泄物の漏れを防止する（**ペースト状**や**練状**，**板状**など）.

＜アクセサリー＞

- 装具を剥がしやすくする（**剥離剤**など）.
- 装具をより確実に固定する（**胴ベルト**など）.

ストーマ装具の交換方法と手順

＜ストーマの交換＞

- 患者の状態をアセスメントする.
- 時間帯は排便の少ない時（食事1時間前など）が良い.
- 必要物品の準備をする（**表1**）.
- 装具内の便をトイレで捨てる.

表1 》 ストーマ装具交換に必要な物品

● リムーバー
● ストーマ装具
● はさみ
● 油性ペン
● ティッシュ
● 石鹸，またはボディソープ
● ぬるま湯
● ごみ袋
● ストーマゲージ

- 使用中の装具を剥がす．
- リムーバーを使用し，皮膚を傷めないよう片手で皮膚を押さえながら，ゆっくりと上から下へストーマ装具を剥がす．

  - この時，剥がれないからといって無理に引っ張らないこと．

- 水様便で交換中に排出がみられるような場合には，柔らかい布やペーパータオルなどをストーマに当てておく．
- 面板の観察をする（図3）．
- 剥離したストーマ装具の皮膚粘着部を観察する．
- 面板と皮膚の間に便が潜り込んでいないか確認する．
- ストーマ孔から1cmぐらい外側まで溶けた時，またはふやけた時が交換時期である．
- ストーマ周囲の皮膚を洗う（図4）．
- ストーマとストーマ周囲に付着した便をティッシュで拭き取る．
- その後，ストーマ周囲の皮膚の粘着剤を残さないよう，石鹸またはボディソープで泡立てた布と微温湯で洗い流す．
- ガーゼまたは布で皮膚の水分を押さえ拭きし，自然に乾燥させる．

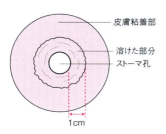

図3 》面板の観察
溶けたり，ふやけたり，便もぐりの有無を観察．

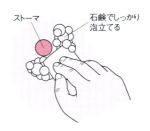

図4 》ストーマの洗浄方法
ストーマ周囲の皮膚の粘着剤を残さないようにする．

＜ストーマの状態観察（表2）＞

表2 》》観察すべきストーマの状態

ストーマの観察	色，形，大きさ，陥没，脱腸，浮腫，粘膜出血
ストーマ周囲の皮膚観察	発赤，発疹，表皮剥離，出血，滲出液，掻痒感，疼痛
便の性状	色，硬さ，量，混入物，排ガスの有無

- ストーマを測定する.
- ストーマゲージ（ストーマガイド）などを使用して，ストーマの大きさを測定する.
- 事前にストーマの形を写して切り抜いたものを用意しておくと便利.
- 前回使用した面板の剥離板を保管しておき，それを使用し誤差を確認しても良い.
- 常に**正しい大きさを把握する**.
- 術直後は浮腫があるが，徐々に浮腫は取れてくるため（個人差あり），注意が必要.
- 新しい面板を準備する.
- ストーマの大きさや形に合わせて，面板のストーマ孔をはさみで切る.
- この際，ストーマを傷つけないように切り口を指でこすり，滑らかにしておく.

- ストーマより1〜2mm大きめに開ける（水分を吸収すると膨らむため）.
- 大きめに開けすぎると皮膚トラブルのリスクが高くなるため，注意が必要.

- 穴の大きさを確認する.
- 剥離板を剥がす前に，面板をストーマに当てて穴の大きさが適切かどうか確認する.
- 装具を貼付する.
- 皮膚が乾いていることを確認し，**腹部のしわを伸ばすようにして**準備した面板を貼付する.

- 面板ストーマ孔がストーマの中央にバランスよく収まるように貼付する.
- 面板の粘着力は貼ってしばらくはあまり強くはないため，創傷被覆・保護剤が皮膚になじむまで**上から手で押さえ密着させる**．冬場などに装具が冷たい時には，手で人肌程度に温める.
- ツーピースの場合，面板の接合部とストーマ袋を装着する.
- ストーマ袋のすその処理は，それぞれの種類に沿った方法で，ストーマ袋の先端を止める.

＜装具交換時期の目安＞
- ストーマ孔から面板が1cm程度溶けていたら，ちょうど良い交換時期.
- 汗をかいた場合や下痢の場合は面板が溶けやすいため，状況に応じて1日交換時期を早めるなどする.

＜便の処理方法＞
- 便がストーマ袋に1/3程度溜まったら破棄する.
- 便を溜めすぎると便の重みで装具に負担がかかり，剥がれや，便漏れの原因となる.

ストーマケアのポイント
- 皮膚の清潔，刺激物の除去.
- 機械的刺激を避ける.
- 皮膚の浸軟を予防，感染予防に努める.

自施設のストーマケアに関する相談先を記載
例：認定看護師，看護相談，業者，など.

術前・術後の食事指導と栄養サポート

目的　＊栄養管理を行い，疾患の治癒・回復を促進し，術後の合併症予防を図る．

栄養管理

- 栄養管理は，すべての疾患治療のうえで共通する基本的医療の一つである．
- 栄養障害が発生すると，生体のあらゆる生理機能は正常に維持されなくなる．栄養障害は診療科を問わずすべての患者に発生する可能性があり，全身状態に気を配ることが大切になる（図）．

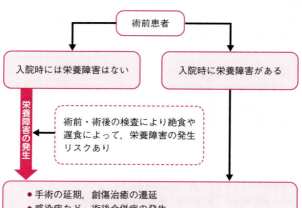

図 》 栄養障害の影響で起こること
栄養障害は，特に入院後に発生しやすいため注意が必要である．

食道

術前管理

- 食欲不振や通過障害などで，術前から栄養障害に陥っていることがある．
- **6ヵ月以内に10〜15%以上の体重減少**があれば，術前栄養管理の適応と考える．
- 経口摂取ができる場合は栄養補助食品，経口摂取ができない場合は中心静脈栄養を行う．
- 術前に化学療法や放射線治療を併用する場合は，長期間にわたり，術前栄養管理が必要な場合がある．**栄養サポートチーム（NST）の早期介入により栄養状態の低下を予防**する．

術後管理

- 術後合併症（肺炎や反回神経麻痺，縫合不全など）により，すぐに経口摂取が開始できない場合があり，NSTを中心とした栄養管理が必要になる．
- 術中に術後栄養投与を目的として，腸瘻を造設することが多い．術後は早期に経腸栄養を行うことが推奨されている．
- 反回神経麻痺がある場合は，誤嚥に注意する．
- 食物や胃液が逆流する可能性があるため，**食後はすぐに臥床しない**ようにする．
- 嚥下障害により経口摂取が不十分な場合は，退院後も在宅で経管栄養を継続する．

Memo

胃

術前管理

- 食欲不振や通過障害などで，術前から栄養障害に陥っていることがある．
- **6ヵ月以内に10〜15％以上の体重減少**があれば，術前栄養管理の適応と考える．
- 経口摂取ができる場合は栄養補助食品，経口摂取ができない場合は中心静脈栄養を行う．

術後管理

- 一般的に経口摂取は，幽門側胃切除の場合は第3〜5病日から，胃全摘術の場合は第4〜6病日から開始する．流動食や三分粥食から開始し，五分粥食，全粥食と段階的に移行する．
- 縫合不全や腸閉塞により，長期間経口摂取ができない場合は，中心静脈栄養を行う．
- 胃を切除することで起こる機能低下と対策を**表1**に示す．
- 摂取エネルギーが不足している場合には，栄養補助食品を追加する．
- 食べ物が一度に急に小腸に流れ込むために起こるダンピング症候群（早期・晩期）では，**高タンパク質，低糖質，適度に脂肪を含む食事・間食**をする．低血糖時は，**アメなどをなめる**ことで対処する．

表1 》 胃の機能低下と対策

機能低下	対策
貯留能の低下	● 1回の食事量を少なくする ● 5〜6回の分割食にする
消化吸収能の低下	● よく噛む ● 時間をかけて摂取する

358 周術期におけるケア

- カルシウムやビタミンDの吸収障害による**骨代謝障害**，ビタミンB12や鉄の吸収障害による**貧血**が起こりやすいため，これらを多く含む食事を摂取する．
- 退院後も適宜，栄養指導を行うことで栄養状態の低下を予防できる．

大腸

術前管理

- 入院時から便通異常や出血などが原因で，すでに低栄養状態あるいは貧血をきたしている場合がある．
- 低栄養状態の場合は，栄養補助食品や中心静脈栄養などで栄養管理を行う．

術後管理

- 消化の悪い食品や食物繊維の多い食品，また，ガスが発生しやすい食品や刺激の強い食品は，腹部膨満や腸閉塞を引き起こす可能性があるため，術後3ヵ月程度は控える．
- 大腸が吸収できる水分が減るため，**下痢**になりやすくなる．
- 術後の主な対策を**表2**に示す．

表2 》大腸術後の対策

- 水分を多めに摂る
- 消化の良いものをよく噛んで，ゆっくり食べる（30分以上かけて）
- 1回の食事は腹7分目〜8分目程度にする（満腹にならないように気を付ける）

術前・術後の食事指導と栄養サポート

肝臓

術前管理

● 非代償性肝硬変でなければ，特別な栄養管理は不要である．
● 腹水が多量にある場合は，アルブミン製剤や利尿薬を投与して腹水を減らす．
● 食事は，浮腫や腹水がある場合は**減塩食**にする．

術後管理

● 糖尿病・高血圧・腎不全など，もともと何らかの病気を合併していなければ，食事制限は不必要となる．門脈血流量を増加させるために，**なるべく経口摂取**を行う．
● アルコールは肝再生を妨げるため，**禁酒**が必要である．
● 肝硬変の場合は，**表3**が重要になる．

表3 》肝硬変の術後管理のポイント

分枝鎖アミノ酸（BCAA）の補充：イソロイシン・ロイシン・バリン	● 肝臓の働きを改善させることでタンパク合成の維持・改善，自覚症状の改善，合併症のリスクを軽減することができる
就寝前軽食摂取（LES）	● 夜間のエネルギー不足を起こさず，栄養状態の改善を図ることができる ● 腹水，こむら返り，筋肉のやせなど防ぐことができる ● 耐糖能異常が改善される

Memo

胆道（特に胆石症）

術前管理

● 痛みの発生を抑えるため，普段から**脂っこい食事**や**乳製品・卵黄**など，胆嚢が収縮しやすい食事を控える．

● 胆嚢炎や胆管炎の場合は，絶食，静脈栄養で栄養管理を行う．

術後管理

● 術後に消化吸収障害を起こすことはまれであり，術後早期に食事が開始できる．

● 胆嚢の主な働きである胆汁の濃縮・貯蔵は失われているため，脂っこい食事の摂取は，ゆっくりと開始する．

自施設の特別治療食を記載
例：易消化食，低残渣食，脂質制限食，など．

膵臓

術前管理

- 内分泌機能と外分泌機能があり，それぞれの機能を知っておく．
- 術前から耐糖能が低下していることが多く，血糖値のコントロールを十分に行う．

術後管理

- 十分なカロリーを摂取し，必要なインスリン投与を行う．
- 食事摂取量の低下や消化吸収障害が起こり，栄養障害や下痢を生じることがある．消化酵素薬や整腸薬・止痢薬を組み合わせて，下痢などに対処する．下痢・排便の回数と性状を確認し，体重減少や脱水症状に注意する．
- インスリンのコントロールがうまくいかない場合やグルカゴン不足によって低血糖となった場合には，動悸や震え，大量の発汗など**低血糖発作**を起こすことがある．
- ブドウ糖を含んだアメなどを常に持ち歩き，低血糖に備える．

自施設で行う術前・術後管理のポイントを記載

362　周術期におけるケア

退院指導
食道・胃切除

目的

＊食道を切除すると，代わりに胃を持ち上げてつなぐケースが多く，結果的に胃が小さくなる．

＊切除によって，絶対的な胃内容量が減少するため，一度に多くの食事を摂ると，膨満感や悪心，腹痛などの症状が起こり，食事指導が必要になる．

食道・胃の役割

● 食道入口部の括約筋は，収縮することで食塊の逆流を防止する．また，食道下部にも食道下部括約筋が存在し，**胃液の逆流を防止**している．

● 食道は，**食物を蠕動運動によって胃へと送る**役割がある．

● 胃は，食物を胃液と混ぜ，粥状の消化しやすい状態にし，腸へ送るポンプの役割や，**食物の貯留**や**栄養の吸収**をする役割がある．

食事開始後に起こりやすい症状と対応

早期ダンピング症候群（表）

● 胃が切除された結果，**食事内容**が胃から十二指腸，あるいは上部小腸内に**急速に流れ込む**ことが引き金となって起こる．

● **食直後〜30分以内**に出現する冷汗，動悸，めまい，脱力感，腹痛，下痢，嘔吐などの症状がある．

表 》 ダンピング症候群の分類

	原因	症状	対応
早期ダンピング (食後5〜30分)	● 食べ物が腸に急速に流れ込むことにより，浸透圧の影響で循環血液量が減少する．	● 動悸，めまい，冷汗，倦怠感，腹痛，悪心	● 発症したら横になってしばらく休む． ● よく噛んでゆっくり食事をするように心がける．
後期ダンピング (食後2〜3時間)	● 腸管から短時間で吸収されるため，一時的に高血糖となる． ● それに反応してインスリンがたくさん分泌され，結果的に低血糖となる．	● 頭痛，めまい，冷汗，倦怠感，頻脈	● 発症したら糖分を補給する． ● 低炭水化物，高タンパクの食事を心がける．

（文献1より転載）

<対応法>
● 糖質を少なめにして，ゆっくりと時間をかけて摂取する．
● 食事の回数を増やし，**一度に食べる量を控えめにし**（1日5〜6食），**よく噛む**．
● 30分以上かけてゆっくり食べる．
● 症状が出たら，頭を高くして横になって安静にする．

後期ダンピング症候群（表）

● 腸管からの糖質の吸収によって急に血糖値が高くなると，血糖値を下げようとする反応が起こり，逆に**血糖値が下がりすぎてしまう**ことがある．
● 通常，**食後2〜3時間ほど**で起こり，めまいや発汗，脱力感などの症状がある．
<対応法>
● 予兆があることが多い．その時や食後2時間程度経った頃に，アメなどのおやつを食べると良い．
● 吸収の早いでんぷんや糖分を多く含んだ食事の摂取を控える．

つかえ感・胸やけ

- 胃切除によって，胃の容積が減少し，手術直後の胃の動きが悪くなる．
- 胃の噴門機能がなくなるために発生し，治りにくい．アルカリによる逆流性食道炎となることがある．

＜対応法＞

- 食事はよく噛んで，ゆっくり食べる．
- 食事の際は身体を起こし，**食後30分～1時間程度は起きたまま**か，右向きになって安静にする．

退院後の生活指導

- 食事の一回摂取量を少なくし，**食事の摂取回数を増やす**（基本3食と合間に軽食を取ると良い）．
- 食事の内容や量，体調などを記録しておく．
- 繊維の大きい食物や硬い食物は，腸に詰まる恐れや，消化しきれない恐れがあるため，あらかじめ細かく刻む，軟らかく煮るなどし，**よく噛んで摂取**することを心がける．

受診について

- 食事の摂取方法を守っても症状が続くようであれば，早めに受診する．
- 5年間は再発がないか定期的に検査を行う．

文献
1) 畑　啓昭ほか：患者がみえる新しい「病気の教科書」かんテキ 消化器．p177，メディカ出版，2021．

Memo

退院指導
大腸切除

目的
* 大腸がん手術後は，通過障害によって腸閉塞や便秘を起こすことがある．
* 食物繊維の多い食品を摂り，便通を安定させる「食べ方」の指導などが必要である．

大腸の役割

- 大腸は，盲腸・結腸（上行結腸，横行結腸，下行結腸，S状結腸）・直腸からなる全長約170cmの管腔臓器である．
- 大腸では，水分やナトリウムの吸収と便の形成・排泄，腸内常在菌による内容物の発酵，粘液の分泌による便の中和が行われる．

食事指導

- 大腸がんの手術後は，基本的に**食事制限はない**．**栄養のバランスに偏りなく，消化の良い，規則正しい食事**を摂ることが大切である．
- 手術後，腸の一部が狭くなる通過障害によって腸閉塞や便秘を起こすこともあるが，食物繊維の多い食品を摂ると，便量が増加し大腸が刺激され，蠕動運動が高まる．
- 便が停滞すると，お腹が張ったりするので，便通を安定させるために**「食べ方」の注意が必要**である．

＜食べ方のポイント＞
- 規則正しい，バランスの摂れた食事を心がける（表）．
- 一度に食べすぎないようにする．1回の食事は，腹7分目〜8分目程度にする．代わりに間食を摂るようにする．

表 》 消化の良い食事の選び方

食品成分	消化の良い食品 ○	消化の悪い食品 ×
タンパク質	鶏肉，脂肪の少ない牛・豚肉，脂肪の少ない魚，鶏卵，乳製品	油の多いもの，脂肪の多い肉，いか，たこ，貝類，枝豆，煮豆
糖質	粥，うどん，じゃがいも，リンゴ，バナナ	ラーメン，玄米，さつまいも，こんにゃく，柑橘類の果物
その他	かぼちゃ，かぶ，キャベツ，トマト，大根（軟らかく煮た方がよい）	食物繊維の多い野菜（ごぼう，たけのこ，れんこん，きのこ類），たくあん

● 消化の良い食品を中心に摂る．食物繊維が多く含まれるものや，消化の悪い食品は，腸閉塞を引き起こす可能性があるため，術後**3ヵ月程度まで**は食べすぎないようにする．
● お酒は飲みすぎないようにする．

退院後の生活指導

● 水分摂取は，下痢や便秘・腹痛などがなければ注意する必要はない．
● 特に運動の制限はないが，開腹手術の場合，術後1ヵ月程度は激しい運動を避けた方が無難である．
● 軽い運動であれば，体操や廊下歩行などで血液循環を良くし，大腸の運動を活発にする．
● 規則的な排便習慣を身につけることも大切である．

社会復帰について

● 身体の回復に応じて徐々に職場復帰していく．

受診について

● 38℃以上の発熱や腹痛・嘔吐など，普段と違う症状が出現した場合は，すぐに受診するように説明する．

退院指導
膵臓切除

目的
*ホルモンや膵液を分泌する役割がある膵臓を摘出した場合,退院後の生活指導が必要である.

膵臓の2つの役割

- 食べ物の消化を助ける**膵液を分泌**する.
- 血糖値の調節にかかわる**ホルモンを分泌**する.

食事指導

- 術後は,脂肪の消化吸収を手助けしている胆汁や消化酵素を含んでいる膵液の分泌量が**減少したり,分泌されなくなったり**する.
- 術後に胃の働きが悪くなると,胃もたれや食欲減退とともに消化不良を起こしやすくなり,消化吸収に時間がかかる.
- 食事内容は,消化の良いものを少しずつゆっくりと食べるようにする.
- 暴飲暴食は控え,1回に食べる量を控えめにする代わりに,回数を増やす食事法も効果的である.
- 膵臓の消化酵素を補う膵消化酵素補充薬が処方されている時は,必ず服用してもらう.

> - 消化液である膵液の分泌が減るため,消化吸収障害が起こり,下痢をしやすく,脂肪便になりやすい.

- 脂肪分が多い食品は控えめにする.
- 不溶性食物繊維が多い食品(さつまいもやごぼう,たけのこ,きのこなど)は避ける.

- 香辛料を使いすぎないようにし,炭酸飲料やコーヒー,紅茶などは控えるようにする.
- 主食,副食ともバランス良く摂取する.
- 良質なタンパク質(鶏の胸肉,ささみ,豚フィレ肉,白身魚,大豆や大豆製品など)を摂るようにする.
- 油揚げや生揚げ,がんもどきなどは,調理前に熱湯で油抜きをする.

膵臓切除と糖尿病

インスリン対策

- 術後,切除部位によって異なるが,インスリン不足による糖尿病の発病リスクも非常に高くなるため,**血糖値やカロリーコントロールが重要**となる.
- 糖尿病を発症した場合,インスリン治療が必要になることもある(図).
- 膵全摘術を施行した場合,内因性インスリン分泌機能を全く失うため,インスリン療法が必要になる.

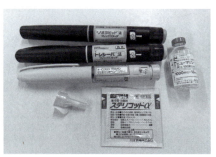

図 》 様々な種類のインスリン製剤

- 膵全摘後は,通常の1型糖尿病の患者の場合に比べて,インスリンの所要量はかなり少ない.

低血糖対策

- 低血糖時の対策を**表**に示す．
- 術後，経口摂取を開始する際，強化インスリン療法を始める場合は，重篤な低血糖昏睡を誘発することがあるため注意する．これは，膵全摘患者はグルカゴン分泌を欠いているためである．

表 》低血糖対策

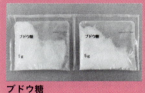 **ブドウ糖**	・低血糖発作をきたすとグルカゴン欠如が遷延しやすい ・低血糖対策として，アメやブドウ糖などを常に携帯してもらう ・ブドウ糖を携帯していなかった時は，ブドウ糖を多く含むジュースや炭酸飲料なども効果的（低血糖時） ・ブドウ糖は10gを目安に服用する
 グルカゴン注射	・重症低血糖に備え，家族にグルカゴン筋注法を指導しておく
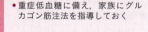 **血糖測定器一式**	・毎日血糖値を測定する ・血糖値が70mg/dL未満の時は，症状がなくともブドウ糖を服用する
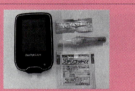 **自己血糖測定手帳**	・測定数値を自己血糖測定手帳に忘れず記入し，血糖値の変動を確認する

退院後の生活指導

- 退院後の運動制限は特にないが，**2ヵ月程度は無理をせず激しい運動は控え**，適度な運動で筋力回復をしていく．
- 適度な運動は，下痢や便秘の解消にもつながる．
- 自分の体調に合わせ，買い物や2〜3時間の外出から始めて，疲労度をみて活動量を増やし，無理のない程度から行う．
- 旅行も問題ない．好きな趣味など，生活の中に取り入れ，長く続けていくことが大切である．

社会復帰について

- 自分の体調に合わせながら社会復帰する．
- 職種によって，仕事開始時期や仕事内容が異なるため，主治医と相談する．

受診について

- 術後，少なくとも5年間は定期的な検査を受ける必要があるため，必ず受診するようにする．
- 自宅での体調，食欲，痛みや体調変化などメモにし，受診時に主治医へ伝えるようにする．

自施設で使用しているインスリンの種類を記載

超速効型：

速効型：

中間型：

持効型：

その他：

退院指導

付録　滴下数（輸液管理）

- 1分間の滴下数の計算式

（「輸液の量（mL）」×「1mLあたりの滴下数」）÷「時間（分）」

》 小児用ライン（60滴/mL）使用：1分間の滴下数

mL	50	100	200	250	500	1,000
30分	100	200	400	500	1,000	2,000
1時間	50	100	200	250	500	1,000
2時間	25	50	100	125	250	500
3時間	17	33	67	83	167	333
4時間	13	25	50	63	125	250
5時間	10	20	40	50	100	200
6時間	8	17	33	42	83	167
7時間	7	14	29	36	71	143
8時間	6	13	25	31	63	125
9時間	6	11	22	28	56	111
10時間	5	10	20	25	50	100
11時間	5	9	18	23	45	91
12時間	4	8	17	21	42	83
16時間	3	6	13	16	31	63
24時間	2	4	8	10	21	42

》 成人用ライン（20滴/mL）使用：1分間の滴下数

mL	50	100	200	250	500	1,000
30分	33	67	133	167	333	667
1時間	17	33	67	83	167	333
2時間	8	17	33	42	83	167
3時間	6	11	22	28	56	111
4時間	4	8	17	21	42	83
5時間	3	7	13	17	33	67
6時間	3	6	11	14	28	56
7時間	2	5	10	12	24	48
8時間	2	4	8	10	21	42
9時間	2	4	7	9	19	37
10時間	2	3	7	8	17	33
11時間	2	3	6	8	15	30
12時間	1	3	6	7	14	28
16時間	1	2	4	5	10	21
24時間	1	1	3	3	7	14

第 2 章
消化器科領域の主な疾患

1 食道疾患

- 食道・胃静脈瘤
- 胃食道逆流症
- マロリー・ワイス症候群
- 食道がん

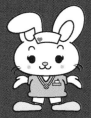

食道・胃静脈瘤

疾患の概要

- 肝硬変や慢性肝炎などが原因で，門脈圧亢進（$200mmH_2O$以上，正常門脈圧は$100 \sim 150mmH_2O$）が生じ，門脈系と体循環系の間に側副血行路が形成され，食道や胃粘膜下層の静脈が拡張・怒張した状態である．
- 好発部位は食道下部（胃食道接合部から口側の$1 \sim 5cm$）に多く，食道・胃静脈瘤自体に**自覚症状は伴わない**が，破裂によって**大量出血**をきたし致命的な状態になるため，**予防的治療が重要**．

原因

- 門脈圧亢進により，左胃静脈，短胃静脈，後胃静脈から門脈への血液の流入が障害され，食道・胃静脈瘤を形成する．
- 腹腔内臓器の静脈血を集めた門脈血が，肝臓を経由せずに奇静脈，半奇静脈などの体循環静脈系へと流入する（門脈系から体循環への交通）．
- 門脈圧亢進症の原因は，肝硬変や特発性門脈圧亢進症，バッド・キアリ（Budd-Chiari）症候群など．

症状

- 食道・胃静脈瘤による**自覚症状はない**．
- **静脈瘤破裂により大量出血をきたし，失血死や出血性ショックによって死亡するリスクが大きい**．
- 吐血（新鮮血）をきたし，突然の吐血で発見されることも多い．

- 消化管に貯留した血液が原因で高アンモニア血症をきたす.
- 腹水や黄疸, クモ状血管腫, 手掌紅斑, 肝脾腫, 低アルブミン血症（肝硬変の所見）が見られる.

合併症

- 注意すべき早期合併症として, 腎不全, 肺水腫, 播種性血管内凝固症候群（DIC）.

診断

- 上部消化管内視鏡検査.
- 造影CT（胃静脈瘤の部位や大きさを確認）.
- MRIは側副血行路や, 静脈瘤の診断に有用.
- 食道造影でpearl necklace signを認める.
- 血管造影（門脈系の造影で供血路, 静脈瘤, 側副血行路を確認）.

治療

- **静脈瘤の破裂を防ぐための予防的治療が重要**.
- 静脈瘤の部位や形態, 色調, 発赤, 粘膜所見などの内視鏡的所見や出血所見, 全身状態を参考に治療方針を決定する.

予防的治療

- 連珠状の中等度以上の静脈瘤（F2）や, 発赤所見（RC sign 2以上）を認めるものは予防的治療の対象となる.

＜内視鏡的治療＞
- 食道静脈瘤に対して有効.
  - 内視鏡的静脈瘤結紮術（EVL）（p.125参照）.
  - 内視鏡的硬化療法（EIS）（p.129参照）.
- 食道・胃静脈瘤の内視鏡所見の分類を**表**に示す.

表》食道・胃静脈瘤内視鏡所見の記載基準

	食道静脈瘤（EV）	胃静脈瘤（GV）
占拠部位 （L）	• Ls：上部食道にまで認められる • Lm：中部食道にまで及ぶ • Li：下部食道のみに限局	• Lg-c：噴門部に限局 • Lg-cf：噴門部から穹窿部に連なる • Lg-f：穹窿部に限局 ＊胃体部に見られるものはLg-b，幽門部に見られるものはLg-aと記載する
形態 （F）	• F0：治療後に静脈瘤が認められないもの • F1：直線的な比較的細い静脈瘤 • F2：連珠状の中等度の静脈瘤 • F3：結節状または腫瘤状の静脈瘤	• 食道静脈瘤の記載法に準じる
色調 （C）＊1	• Cw：白色静脈瘤 • Cb：青色静脈瘤	• 食道静脈瘤の記載法に準じる
発赤所見 （RC）＊2	• RCにはミミズ腫れ（RWM），チェリーレッドスポット（CRS），血マメ（HCS）の3つがある • RC0：発赤所見をまったく認めない • RC1：限局性に少数認めるもの • RC2：RC1とRC3の間 • RC3：全周性に多数認めるもの	• RC0：発赤所見をまったく認めない • RC1：RWM，CRS，HCSのいずれかを認める
出血所見 （BS）	• 出血中所見：湧出性出血，噴出性出血，滲出性出血 • 止血後間もない時期の所見：赤色栓，白色栓	• 食道静脈瘤の記載法に準じる
粘膜所見 （MF）	• びらん（E）：認めればEを付記する • 潰瘍（UI）：認めればUIを付記する • 瘢痕（S）：認めればSを付記する	• 食道静脈瘤の記載法に準じる

＊1：紫色・赤紫色に見える場合はvを付記してCbvと記載してもよい．血栓化された静脈瘤は，Cw-Th，Cb-Thと付記する．
＊2：telangiectasiaがある場合はTeを付記する．RCの内容（RWN，CRS，HCS）はRCの後に付記する．F0でもRCが認められるものはRC1-3で表現する．
（文献1より引用し，作表）

＜外科的手術＞
● 内視鏡的治療では，コントロールができない静脈瘤に対して行う手術（Hassab手術）．
＜経静脈的治療＞
● 内視鏡的治療抵抗性の胃静脈瘤に対して有用．
● バルーン下逆行性静脈的塞栓術（B-RTO）．

- 経頸静脈的肝内門脈静脈シャント術（TIPS）.
- 部分的脾動脈塞栓術（PSE）.
- 経皮経肝的食道静脈瘤塞栓術（PTO）.

出血時の治療（緊急を要する時の処置）

- 食道・胃静脈瘤が破裂すると，**高圧化した門脈系の血液が一気に噴出する**ため，突然の吐下血，**ショック**をきたす.
- 出血性ショックは迅速に救命処置を行う.
- バソプレシン（ピトレシン®）静脈内投与により門脈圧減圧を図る.
- バイタルが安定し緊急内視鏡が可能な場合は，全身管理とともに，出血源と出血程度を確認し，診断と同時に **EIS** や **EVL** など，**確実な止血方法を選択**する.
- 緊急内視鏡にて出血部位が特定できない場合は，バルーンタンポナーデ（S-Bチューブ）を用いて内腔から圧迫止血する.

観察・ケアのポイント

- 食道・胃静脈瘤事態は自覚症状がなく，**原疾患に肝硬変や慢性肝炎を患うことが多いため**，肝硬変の看護に準ずる（p.441 参照）.

> **COLUMN**
>
> ### 出血の鑑別が必要な肝硬変
>
> - 肝硬変では，食道・胃静脈瘤以外の出血源（びらん性胃炎や十二指腸潰瘍など）を40〜72％に合併しているといわれているため，出血の鑑別が重要.

文献

1) 日本門脈圧亢進症学会編：門脈圧亢進症取扱い規約 第4版. 金原出版，p84-6, 2022.

食道・胃静脈瘤

胃食道逆流症

疾患の概要

● 胃食道逆流症は，主に酸性の**胃内容物が食道に逆流**することで，**食道に炎症をきたす疾患**である．

● 内視鏡検査によって診断され，粘膜障害によってびらん性胃食道逆流症（GERD）と，非びらん性胃食道逆流症（NERD）の2つに分類される．

● 典型的な症状として，胸やけや呑酸（どんさん），悪心，胸痛，嗄声などがある．

● 近年，罹患数は増加傾向にあり，有病率は10〜20％と推測されている．

病態

● 胃食道逆流症の代表的な原因として，下部食道括約筋（LES）圧の低下があり，他にも胃酸分泌の亢進や食道運動の低下などが関与していると考えられている．

● 近年，食生活の欧米化に伴い脂肪分の多い食事へと食生活が変化している．そうした食事は，消化を促すために胃酸を多く分泌する必要がある．

● **体重増加や肥満をきたす**ことで，腹圧がかかりGERDになりやすい．また，悪化の要因として暴飲暴食や不規則な食事時間など生活習慣と密接な関係がある．

● その他にも，便秘や妊娠中などには胃をはじめとした内臓に圧力がかかっている状態となるため，発症することがある．

● **就寝前2時間以内の飲食は発症を助長する**ため注意する．

検査・診断

- 内視鏡検査にて**粘膜障害**が認められた場合，胃食道逆流症（びらん性）と診断される．内視鏡的な重症度と自覚症状は必ずしも一致しない．
- 胃食道逆流症の約1/3がGERD，約2/3がNERDである．GERDとNERDでは典型的な患者像が異なる（**表1**）．

表1 》 GERDとNERDの違い

GERD	• 男性が多い • 高齢者が多い • BMIが高い • 食道裂孔ヘルニアを合併しているケースが多い • 内視鏡検査で粘膜障害を認める • 自覚症状の有無を問わない
NERD	• 女性が多い • 若年者が多い • BMIが低い • 内視鏡検査で粘膜障害を認めない • 強い自覚症状を有する

治療

- 治療方法は，手術・薬物療法と生活指導がある．手術・薬物療法は効果的ではあるが，GERDやNERDを軽減するためには**生活習慣の見直しが最も重要**となってくる．
- 薬物療法に用いられる主な薬剤を**表2**に示す．

GERDの患者のケアで注意すべきことを記載

NERDの患者のケアで注意すべきことを記載

表2 》薬物療法で使用される薬剤

作用	主な薬剤	
胃酸の分泌抑制	● カリウムイオン競合型アシッドブロッカー	● ボノプラザン（タケキャブ®）
	● プロトンポンプ阻害薬	● オメプラゾール（オメプラール®） ● ランソプラゾール（タケプロン®） ● エソメプラゾール（ネキシウム®）など
	● H₂受容体拮抗薬	● ファモチジン（ガスター®）　など
蠕動運動改善	● 消化管運動改善薬	● モサプリド（ガスモチン®） ● アコチアミド（アコファイド®）
胃酸の中和	● 制酸薬	● 乾燥水酸化アルミニウムゲル配合剤（コランテル®）　など
粘膜保護	● 粘膜保護薬	● アルギン酸ナトリウム（アルロイド®G）　など
PPIとの併用で症状改善	● 漢方薬	● 六君子湯

ケアのポイント

姿勢

● 胃内容物の**逆流を防ぐために，臥床時は頭背部を挙上（50cm程度）する**ことが重要である．また，頭部を挙上し右側臥位をとるのも効果的である．

● 食後1～2時間は臥床しないよう指導する．

● 普段の姿勢も，猫背にならず背筋を伸ばした姿勢を心がけるよう指導する．

食事

● 食物を摂取すると，胃酸の分泌が活発になるため，逆流を起こしやすい状態となる．また，食事の種類に関しても個人差があるが，一般的に脂肪分の多い食事や，消化しにくい食事を摂取すると悪化傾向にある．

● 普段の食事で胸やけを起こしやすい食事があったかどうかの情報収集と，その食事を控え，**消化の良い食事**を摂るよう指導することが重要である．

- **香辛料**や**酸味の強い刺激物**は病状の悪化を招く恐れがあるため，控えるように指導する．

飲酒

- アルコールは噴門（胃の入り口）機能を緩め，炭酸飲料はお腹が膨らむことから，逆流を起こしやすくなるため，**控えるよう指導**する．

運動

- 運動をすることで消化管の動きが活発となり，精神的ストレスの軽減を図ることができる．
- 腹圧が過度にかかる運動は，逆流を助長してしまう可能性があるため避けるように注意する．

精神状態

- 精神的なストレスが溜まると消化管の動きが制限される．
- 人によっては暴飲暴食の原因となるためストレスを溜めないよう指導する．

チェックポイント

〈症状〉
- □ 胸やけ
- □ 胸痛や背部痛
- □ 喉の違和感
- □ 嚥下困難感
- □ 声がかれる
- □ 咳が出る

〈生活習慣〉
- □ 食生活のスタイル（暴飲暴食の有無など）
- □ 喫煙歴
- □ アルコール摂取量
- □ カフェイン過剰摂取
- □ 精神的ストレス

胃食道逆流症

マロリー・ワイス症候群

疾患の概要

- 嘔吐を繰り返すことで食道内圧または胃内圧が上昇し，食道胃接合部付近が左右に伸展することで縦に粘膜裂傷が起こり，突然の出血を起こす疾患である（図1）．

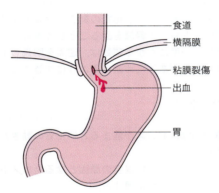

図1 》 発症部位
食道胃接合部付近で粘膜の裂傷が起こり出血している．

症状

- 粘膜裂傷を起こし，粘膜下動脈からの出血のため，多くの場合に痛みがなく**新鮮血の混じった吐血**を起こす．
- 裂傷は単発で，長さは1cm程度のことが多い．
- 逆流性食道炎や食道裂孔ヘルニアがあると，噴門部がうまく閉じないため，日常的に嘔吐しやすくなる．

検査・診断

● 飲酒後の嘔吐で起こることが多いが，妊娠悪阻，出産時の力み，食中毒，反復する咳嗽，乗り物酔いなどが原因で突然吐血が起こるため，**聴取・問診**が重要である．

● 上部消化管内視鏡検査（胃カメラ）で食道胃接合部付近に粘膜裂傷を認める．

● 胸痛を伴う場合は特発性食道破裂を疑い，X線，CT検査で縦隔気腫や皮下気腫，胸腔内や腹腔内への内容物の漏出がないか確認し，鑑別が必要である．

> COLUMN
>
> **特発性食道破裂**
>
> ● 発症はマロリー・ワイス症候群と同じで，嘔吐時の食道胃内圧の急激な上昇により，食道下部に食道壁全層の亀裂，穿孔を生じた状態である．

治療

● 食道胃内圧が正常化すれば自然に止血することが多く，ほとんどが保存的治療（薬物療法）である．

● 動脈性の出血の場合は，内視鏡下で止血処置を行う．

内視鏡下での止血方法

● 主に，裂傷部分（**図2**）の露出した**血管にクリップをかけ止血するクリッピング**という方法がとられる（**図3**）．また，露出血管が目視できない場合は，裂傷を縫合する形でクリップ止血を行うことも多い．

● クリップの多くは自然に脱落し，便とともに排泄される．

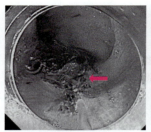
図2》裂傷部分からの出血（矢印）
（カラー口絵：p.xi）

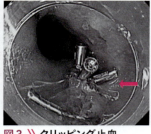
図3》クリッピング止血（矢印）
（カラー口絵：p.xi）

- 処置後は絶食し，輸液療法など潰瘍の治療を行い経過観察で予後が良好である．
- 内視鏡施行中も嘔吐が続くことにより出血を助長させるリスクがあるため，症状が落ち着いてから検査をする場合もある．

薬剤投与

- H_2受容体拮抗薬（H_2ブロッカー）やプロトンポンプ阻害薬（PPI）などの胃酸分泌抑制薬・アルギン酸ナトリウムなどの消化性潰瘍治療薬を投与する．

観察のポイント

- 出血量の程度を見るため，バイタルサインが重要であり，血算・全血球算定検査（CBC）も行う．
- 出血性ショックを示唆する所見があれば，必要に応じて輸血による治療を考慮する．

ケアのポイント

- 吐血などの症状で不安なだけではなく，急な検査および処置となるため，**十分な説明を行い不安の軽減を図る**．

- 食事が開始になったら，**消化の良いものを摂る**ようにし，刺激物，食物繊維の多いものは控え，食べすぎないように指導する．
- 嘔吐が引き金になり発症することが多いため，飲酒の習慣がある場合は，**飲酒を控えるよう指導**する．
- マロリー・ワイス症候群の既往歴があり，下血が見られたり，嘔吐が続く場合は，早めの受診を勧める．

自施設での緊急時の連絡先を記載

- EMコール

(　　　　　　　　　　　　　　　　　　　)

- 内科当直

(　　　　　　　　　　　　　　　　　　　)

- 外科当直

(　　　　　　　　　　　　　　　　　　　)

- 管理看護師長

(　　　　　　　　　　　　　　　　　　　)

- 内視鏡室

(　　　　　　　　　　　　　　　　　　　)

- 放射線科

(　　　　　　　　　　　　　　　　　　　)

- 検査室

(　　　　　　　　　　　　　　　　　　　)

- その他

(　　　　　　　　　　　　　　　　　　　)

マロリー・ワイス症候群

食道がん

疾患の概要

疫学・統計

- 年齢別罹患率は40歳代後半以降で増加し始める傾向があり，好発年齢は60歳代，70歳代である．
- 男女差は，男性は女性に比べ5倍以上である．
- 喫煙と飲酒が相乗的に作用してリスクが高くなることが指摘されている．

病態の特徴

- 食道がんの5年生存率は41.5%と，他の消化管がんに比べて不良である（胃がん：66.6%，結腸がん：71.2%）．
- 食道の周囲には気管や大動脈，右心房，上下大静脈などの重要臓器が位置し，胃や結腸と異なり漿膜がないため，がんが容易に**周囲臓器に浸潤しやすい**.
- リンパ節転移に関しては，粘膜下層や食道周囲のリンパ網が豊富なため，粘膜下層まで浸潤した症例で転移率は高い．
- 頸部・腹部に広範囲に転移する．

食道がんの患者のケアで注意すべきことを記載

診断

● 食道がんの診断は，患者の主訴や問診（**表**）に加え，CTや内視鏡検査などの各種画像診断により，**壁深達度・リンパ節転移・遠隔転移の有無**から**病気進行診断**，および**病巣特性（悪性度）の把握**をしていく．

表 》 問診内容（例）

- 頭頸部がんの既往
- 飲酒・喫煙の習慣
- しみる・飲み込みづらいなどの自覚症状の有無
- 声がかすれる
- 喉の痛みがある
- 家族歴（遺伝的要因）

壁深達度診断

＜食道表在がん（図）＞

● 内視鏡検査，拡大内視鏡検査，食道造影検査，超音波内視鏡検査（EUS）．
● CT，MRI検査．

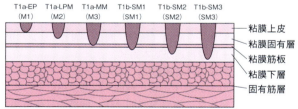

図 》 食道表在がんの壁深達度亜分類
粘膜下層より浅い浸潤をした食道がんを表在がんという．
（文献1より一部改変）

＜隣接臓器への浸潤の診断＞
● CT，MRI検査，EUS．

＜遠隔転移・リンパ節転移の診断＞

● 問診，視診，触診.
● 腹部および頸部の超音波検査.
● CT，MRI検査，EUS.
● FDG-PET検査（ブドウ糖に近い成分の検査薬
　[FDG]を注射し，PETカメラで撮影）.

治療

● 食道がんの治療には患者に**大きな侵襲**がかかるた
　め，診断後，治療方針決定の際には，患者の年齢
　やパフォーマンス・ステータス（PS）を含めた全
　身状態，患者の希望，合併症の有無などを十分に
　考慮し，**患者に説明・同意を得た上で方針を決定**
　していく.
● PS0～2を適応症例とすることが一般的である.

内視鏡的治療

● 内視鏡的粘膜切除術（EMR），内視鏡的粘膜下層
　剥離術（ESD）を行う.

外科的治療

● 食道切除＋3領域（頸部，胸部，腹部）リンパ節
　郭清＋胃管再建が基本術式.
● 食道再建の再建臓器は，胃が第一選択（吻合部が
　1箇所のため）で，他に結腸，空腸が用いられる.
● 再建経路は，胸壁前や胸骨後，胸腔内（後縦隔）
　があり，それぞれメリット，デメリットがある.
● 低侵襲性治療法として，胸腔鏡，腹腔鏡下食道切
　除再建術や，縦隔鏡，腹腔鏡を用いた内視鏡補助
　下経食道抜去術などが報告されている.

化学放射線療法

● 他の消化器がんに比べ感受性が高く，**QOLを考慮し選択**されることがある．

対症療法

● 対症療法が適応となる場合は，**主病巣の切除・根治が困難**なケースであり，この頃には嚥下・通過が阻害され，摂食障害から**低栄養状態**をきたしている．
● 通過障害緩和のためのステント留置や栄養状態改善のために，胃瘻，腸瘻・ポート造設など，患者の状態・生活背景を考慮し，治療方針を選択する．

その他

● 化学療法：遠隔臓器転移例や，再発例が適応（p.228参照）．
● 放射線治療：根治照射，補助療法，症状緩和のための照射が目的である．

観察のポイント

呼吸状態

● 食道がんのような開胸開腹手術では，**呼吸機能の低下**がある．
● 原因として，手術中の片肺換気，創部痛，呼吸筋の障害，腸管浮腫による横隔膜の押し上げなどが考えられ，下肺の肺胞が虚脱しやすく，**無気肺**や**肺炎**のリスクが高まる．
● 深いゆっくりとした呼吸ができているか観察が必要．
● 手術操作により**咳嗽反射も低下**するため，**痰が貯留**していないか，自己喀痰できているか観察が必要．

循環状態

- 手術侵襲により循環動態の変化が起こる．術後2～3日は，体温が上昇し，**血圧低下**や**頻脈**の状態を呈しやすく，また**尿量が減少**し，体重が増加し**浮腫**が容易に発生する．
- 心室性期外収縮が起こりやすくなり，心房細動などの**頻脈性不整脈も発生**する．
- **こまめなバイタルサイン測定**や**尿量・尿比重のチェック**，全身状態の観察が必要．

ドレーンの排液

- 術後ドレーンの留置は**出血**や**縫合不全の有無**などの情報や，**創部の除圧を得る目的**がある．
- 術後に**出血**があれば**血性排液が持続**し，**縫合不全**が起こった場合には，近傍のドレーンが**混濁・膿性**となる．
- **経腸栄養や食事開始後**のドレーン排液の**白濁**は，手術時の胸管損傷による**乳び胸**を意味する．
- 胸腔ドレーンのエアリークは，肺や気管支などの損傷を意味する．**ドレーンの性状やエアリークの有無**を観察する．

創部の状態

- 食道がんの創部は，頸部・胸部・腹部の3箇所になることが一般的であり，特に頸部・胸部がより重要である．
- 頸部創の直下には吻合部が位置することが多い．
- **頸部縫合不全**は比較的に**頻度が高く**，観察は重要であり，**頸部創**では**発赤・腫脹・疼痛・圧痛の有無**を観察する．

- **胸部創**では**皮下気腫の有無を観察**し，肺や気管支などの気道系に損傷があるか観察していく．

ケアのポイント

対症療法

- 症状観察を始めとした全身状態の観察や，食べられないことに対する精神的フォローが重要となる．
- 選択される対症療法によっては，看護技術の習得など退院支援が必要となってくるため，家族状況や生活背景などの情報収集を密に行っていく．

外科的治療（手術）

- 食道がんの手術では，重要臓器が密接していることや侵襲臓器が多岐にわたるため，**合併症を起こす危険が高い**．

＜手術後の主な合併症＞
- 無気肺，肺炎など．
- 反回神経麻痺（嗄声・誤嚥など）．
- 縫合不全（食道に漿膜がないこと，吻合部の血流障害，嚥下困難に伴う低栄養状態などが原因）．
- 吻合部出血．

＜手術後の状況の説明と疼痛コントロール＞
- 術後は，**十分な疼痛コントロール**と**ドレーン管理**が**重要**となる．
- 疼痛管理は，硬膜外カテーテルや経静脈的に鎮痛剤を持続投与し，コントロールを図る．
- ドレーン管理では，**患者**にも挿入中のドレーンの**位置や役割について説明**していくことが重要である．

  - 患者が疼痛を訴えた時に速やかに対応できるように，医師の指示を確認しておく．

＜手術後の早期離床＞

- 術後の経過に問題なければ，手術翌日にも離床は可能であり，**早期の離床**は肺の拡張や，気道分泌物の移動と喀出を促し，呼吸器合併症を予防する．
- 術直後の離床について，患者は不安を訴えることもあり，**早期離床の必要性を十分に説明**し，**疼痛コントロール**で不安を緩和させる．
- 離床する前に鎮痛剤を予防的に使用することも有効である．
- 手術前からリハビリテーション科に依頼し，協働する．

化学療法・放射線治療

- 副作用の症状・徴候の有無に注意し観察行い，それぞれの副作用に応じた対症療法を行っていく．

＜主な合併症＞

- 粘膜・循環障害（口内炎，しびれ，麻痺など）．
- 消化器症状（食欲不振，悪心・嘔吐など）．
- 骨髄抑制（好中球減少，赤血球減少，血小板減少）．
- 放射線心外膜炎，放射線肺臓炎，胸水貯留，甲状腺機能低下症．

- 患者や家族は疾患や治療，予後などに不安を抱いていることが多い．精神的ケアも含めて，看護していくことが重要である．

文献

1) 日本食道学会編：臨床・病理　食道癌取扱い規約 第12版. p10, 金原出版, 2022.

Memo

付録　解剖（食道）

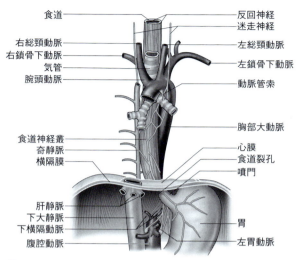

>> 食道の構造

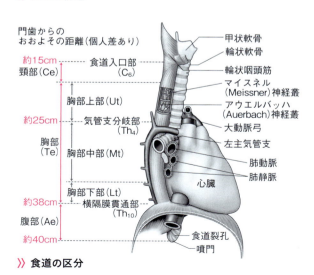

>> 食道の区分

付録　解剖（胃・大腸）

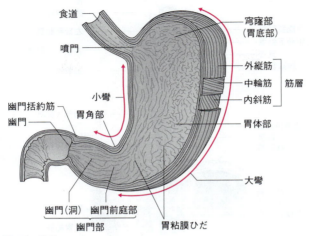

》**胃の構造**

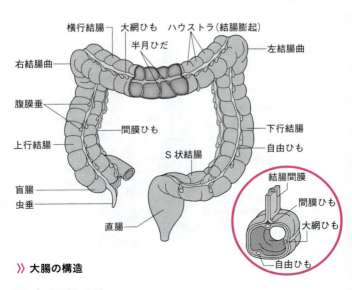

》**大腸の構造**

第2章

消化器科領域の主な疾患

2 胃・十二指腸疾患

- 急性胃炎・急性胃粘膜病変
- 慢性胃炎
- 胃・十二指腸潰瘍
- 胃がん

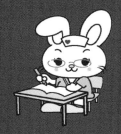

急性胃炎・急性胃粘膜病変

疾患の概要

- 急性胃炎は胃粘膜の炎症性変化をきたす疾患の総称であり,急性胃粘膜病変(AMGL)は内視鏡所見(びらん,出血,潰瘍など)を重視した概念である.
- 原因としては薬剤,ストレス,感染,医原性,異物などが挙げられる.
- 急激な発症であるが,予後は良好.再発はほとんどみられない.

診断

- 上部消化管内視鏡で診断する(図).
- 胃粘膜に多発性の浮腫,発赤,びらん,出血,潰瘍などを認める.

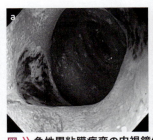 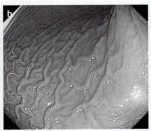

図 》》 急性胃粘膜病変の内視鏡像(カラー口絵:p.xi)
a:黒色部は出血痕,黄色部はびらん(濃い黄色部は潰瘍気味),地図状のびらんが特徴.
b:正常所見.

治療

- 原因の除去,安静,絶飲食,補液が基本.

- プロトンポンプ阻害薬（PPI）やH_2受容体拮抗薬（H_2ブロッカー）などの胃酸分泌抑制薬を使用したり，出血した場合は内視鏡的止血術が行われる.
- アニサキス症では内視鏡鉗子でアニサキス虫体を除去する.

観察のポイント

- 重篤な出血を伴うことがあるので吐下血の有無を確認する（ショック状態になることは少ない）.
- 心窩部痛の軽度の痛みから腹痛，悪心など様々な症状がみられる.
- 食中毒では高熱が出る.

ケアのポイント

- 腹痛，嘔吐が強い場合は，絶食，補液管理が基本となる．腹痛発作時は抗コリン薬や鎮痛剤で対応.
- **禁酒**，**禁煙**を指導する.
- コーヒーや香辛料などの**刺激物を避ける**ようにする.
- 精神的ストレスが原因となっている場合は，**精神面でのケア**を心がける.

自施設でのケアのポイントを記載

急性胃炎・急性胃粘膜病変

慢性胃炎

疾患の概要

- 慢性胃炎とは，胃粘膜組織の粘膜内に多くの炎症細胞がある状態である（図1）．
- 原因はヘリコバクター・ピロリ菌（*Helicobacter pylori*）感染症，自己免疫疾患，非ステロイド性抗炎症薬（NSAIDs），食物などである．
- **原因のほとんどはヘリコバクター・ピロリ菌感染**によるもので一番多い．
- 急性胃炎と慢性胃炎の鑑別は病変部の炎症細胞の違いで判断する．
- **多くは無症状**であるが，潰瘍形成した場合は，心窩部痛，悪心，食欲不振，腹部膨満感が出現する．潰瘍出血を伴うと，吐血や下血，嘔吐を認める．
- 寛解と増悪を繰り返して長期となる場合が多い．

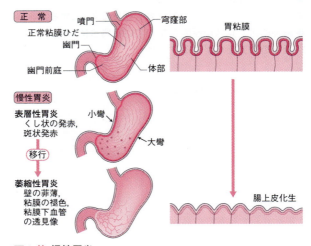

図1 》慢性胃炎
（文献1より引用）

診断

- X線検査（バリウム造影検査），上部消化管内視鏡検査にて評価する．
- 確定診断：内視鏡による観察と生検を行う．
- ヘリコバクター・ピロリ菌感染の初回診断は内視鏡検査にて診断する．

自施設で行われているヘリコバクター・ピロリ菌感染の診断法を記載

治療

- 症状がなければ経過観察．
- 基本的には原因を除去する．NSAIDsなど，薬剤によるものであれば薬剤の使用を中止し，ヘリコバクター・ピロリ菌によるものであれば除菌する．
- ストレス要因が強い場合は，鎮静薬の使用も検討する．
- ヘリコバクター・ピロリ菌の除菌治療を**図2**に示す．

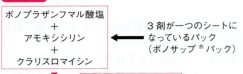
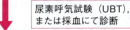
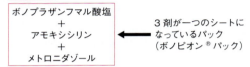

*3次除菌は自費診療となるため当院では行っていない．
図2 》 ヘリコバクター・ピロリ菌除菌の標準治療

自施設で使われているヘリコバクター・ピロリ菌の除菌薬剤名を記載

観察のポイント

● 主な症状は胸やけ，心窩部痛，腹部膨満感，全身倦怠感，食欲不振などがある．
● 除菌療法の副作用は，軟便，下痢，味覚異常，肝機能障害，皮疹など．
● 潰瘍形成による心窩部痛，悪心，食思不振，腹部膨満感などの症状の有無を確認．
● 潰瘍からの出血があると，吐血やタール便などが見られる．

ケアのポイント

● **除菌薬内服中は確実な服薬指導や禁酒指導，禁煙指導が重要**となる．
● ストレス因子を取り除き，規則正しい生活を送る．
● 患者の生活背景やストレスの有無などを聴き出し，不安を取り除くことも重要．
● 心因性によるものもあるため，**精神面でのケアが重要**である．
● 精神症状がある場合，抗不安薬や抗うつ薬を用いることもある．
● 食事は，お酒やコーヒー，香辛料など胃粘膜を刺激しやすい食品を避けるよう指導．
● 食事療法により改善が十分に期待できる．その際の食事は，高脂肪，高タンパク質のものは避け，ゆっくり食べるように指導する．

文献

1) 針原 康ほか：消化器疾患ビジュアルブック 第2版．p77-81, 学研メディカル秀潤社，2014.

Memo

慢性胃炎

胃・十二指腸潰瘍

疾患の概要

- 胃・十二指腸粘膜に生じ，粘膜筋板を越えて深く組織が欠損した状態.
- 潰瘍によって心窩部痛，腹部膨満感，悪心・嘔吐，胸やけ，食欲不振などの症状が見られる（表1）.
- 合併症として吐血（特にコーヒー残渣様），下血（特にタール便），消化管穿孔などを生じる.

表1 》》胃潰瘍と十二指腸潰瘍の比較

	胃潰瘍	十二指腸潰瘍
症状	・心窩部痛，食欲不振，悪心，胸やけ，胃部の不快感，吐血（コーヒー残渣様），下血（タール便：黒色）	
症状出現	・食後	・空腹時や夜間（食事を摂ると一時的に治まることが多い）
発症年齢	・40 〜 50歳代	・20 〜 30歳代
好発部位	・胃角部	・十二指腸潰球部
胃酸分泌量	・胃酸の分泌は少ない	・胃酸の分泌は多い
原因因子	・和食中心の食生活でも発症	・脂っこい洋食中心の方が多く発症
共通した原因因子	・ヘリコバクター・ピロリ菌感染，ストレス，喫煙，薬剤（消炎鎮痛剤や抗血小板薬），暴飲暴食	

胃・十二指腸潰瘍の症状の違いを記載

診断

- 内視鏡検査で辺縁平滑な潰瘍性病変を認める.
- 潰瘍の深さでⅠ~Ⅳ度に分かれる(図).

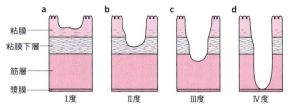

図 》 潰瘍性病変の重症度分類
a:潰瘍が粘膜までのもの(Ⅰ度),b:潰瘍が粘膜下層までのもの(Ⅱ度),
c:潰瘍が筋層までのもの(Ⅲ度),d:潰瘍が漿膜まで達したもの(Ⅳ度).

治療

出血がない,または止血されていることが確認されている場合

<ヘリコバクター・ピロリ菌除菌治療>
- ヘリコバクター・ピロリ菌(*Helicobacter pylori*)により,胃酸や消化酵素などの攻撃因子と粘膜を保護する防御因子のバランスを崩すため.

<NSAIDs内服中止>
- 胃粘膜保護にかかわるプロスタグランジンを合成するシクロオキシゲナーゼの阻害で粘膜が障害される.
- プロトンポンプ阻害薬(PPI)やH_2ブロッカーなどを投与する.

出血がある場合

<内視鏡的治療>
- 内視鏡止血術(止血鉗子,クリッピングなど).

<血管内治療・外科的治療>
- 内視鏡的治療で止血ができない場合に行う.

観察のポイント（出血の有無にかかわらず）

- 症状，随伴症状．
- 食事時間と心窩部痛発生とが関連．
- 食事摂取状況と栄養状態．
- 通過障害の有無．
- 精神的，身体的ストレス．
- 喫煙，飲酒の有無や程度．

出血がある場合

- 出血性ショックの徴候．
- 顔面蒼白，冷汗，四肢冷感，チアノーゼ．
- 頻脈，血圧低下，呼吸促迫，尿量減少．
- 不安感，意識レベルの低下，不穏状態．
- 貧血の進行．
- 眼瞼結膜．
- 血液検査データ（基準値；**表2**）．
- 出血量および出血の持続時間．
- 吐下血量，性状，色調．
- 血液検査データによる肝機能評価（HBs抗原・抗体，HBe抗原・抗体，C型肝炎ウイルス抗体陰性；**表3**）．

表2 》 検査項目：血液検査データ

検査項目	男性	女性	単位
RBC（赤血球数）	4.35〜5.55	3.86〜4.92	$10^6/\mu L$
Hb（ヘモグロビン）	13.7〜16.8	11.6〜14.8	g/dL
Ht（ヘマトクリット）	40.7〜50.1	35.1〜44.4	%

（日本臨床検査標準化協会[JCCLS]の数値を元に作成）

Memo

表3 ≫ 検査項目：肝機能評価

検査項目	基準値	単位
ALT（アラニンアミノトランスフェラーゼ）	男性：10〜42 女性： 7〜23	U/L
AST（アスパラギン酸アミノトランスフェラーゼ）	13〜30	U/L
γ-GTP（γ-グルタミルトランスペプチダーゼ）	男性：13〜64 女性： 9〜32	U/L
ALP（アルカリホスファターゼ）	106〜322	U/L
T-BIL（総ビリルビン）	0.4〜1.5	mg/dL
TP（総タンパク）	6.6〜8.1	g/dL
Alb（アルブミン）	4.1〜5.1	g/dL

（日本臨床検査標準化協会［JCCLS］の数値を元に作成）

ケアのポイント（出血の有無にかかわらず）

- 安楽な姿勢を保持する.
- 悪心・嘔吐，胸やけ，腹部膨満感がある際は腹筋の緊張を和らげるよう膝と股関節を屈曲する.
- 吐血，下血があった際は直ちに医療者へ伝えるように説明する.
- 不安を除去する.
- **食事に関する指導**を行う.
- 暴飲暴食は避け，十分に時間をとって食事する.
- 規則正しく食事する.
- 食後は20〜30分ほど休息をとる.
- 過度に熱い物，冷たいものは避ける.
- タンパク質は良質なものを摂る（卵，乳製品，白身魚，脂肪の少ない肉，豆腐など）.
- 糖質は消化吸収の良いものを選ぶ（白米，食パン，うどんなど）.
- 脂質は良質なものを適量摂る（バター，マヨネーズ，卵黄など）.
- 食物繊維の多いもの（ごぼう，たけのこ，れんこん，ひじきなど）や，消化の悪い硬いもの（いか，たこ，貝類など）は避ける.

- **嗜好品に関する指導**を行う.
  - タバコは治癒を遅らせるため, 禁煙が原則である.
  - アルコールは少量をたしなむ程度なら厳重に制限する必要はない.
  - カフェインを多く含むものや, 香辛料, 刺激物を多く含む食品の摂取を避ける.
- **薬物療法に関する指導**を行う.
  - 薬剤の作用, 副作用, 内服方法を指導する.
  - 症状がなくなっても自己中断することがないよう説明する.
- **生活指導**を行う.
  - ストレスを溜めず, 休養をとる.
  - 規則正しい日常生活.
  - 腹痛が持続する際, 出血があった際は受診する.
  - 定期的に受診する.

出血がある場合

- 絶対安静, 絶食, 胃部冷罨法.
- 吐血後の口腔内, 下血時の肛門周囲の保清.
- 安静保持による皮膚トラブルの予防.

生活指導のポイントを記載

胃がん

胃の解剖

- 胃は，**胃底部**，**胃体部**，**幽門部**の3つに大きく区分される（図）．
- 胃は食道に続いて上腹部を占めている袋状の器官であり，最も拡張された部分である．
- 入口から**噴門部**，**胃底部**，**胃体部**，**幽門部**と呼ばれる部分で構成されている．

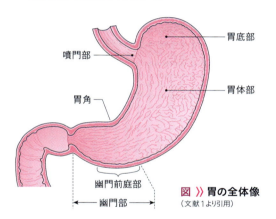

図 》 胃の全体像
（文献1より引用）

疾患の概要

- 胃は粘膜，粘膜下層，筋層，漿膜の4つの層から成り立っており，胃がんは胃粘膜上皮から発生する悪性腫瘍で，**90%以上が腺がん**である．
- **スキルス胃がん**は，女性や若年者にも見られている．
- スキルス胃がんは胃壁の中を浸み込むように浸潤し，粘膜の表面には現れないため内視鏡検査でも診断が難しい．**治癒切除が困難であることが多く，予後が悪い傾向にあり治療が難しい．**

- 胃がんは，がんの浸潤が**粘膜あるいは粘膜下層にとどまる早期胃がん**と，**固有筋層以下に浸潤した進行胃がん**に分けられる．
- **好発は60歳代**で，幽門部が最も多い．
- 代表的な症状は胃痛，不快感，違和感，胸やけ，悪心，食欲不振が挙げられるが胃炎や胃潰瘍の場合でも起こりうるため，検査をしなければ確定診断はできない．

危険因子

- がん発生の危険因子として食生活における高塩分食，穀物の大食，動物性食品の小食，嗜好品，喫煙，βカロテン摂取不足，ヘリコバクター・ピロリ菌（*Helicobacter pylori*）感染による萎縮性胃炎や腸上皮化生がある．
- 特に，ヘリコバクター・ピロリ菌感染は**胃がん発症の90％以上を占める**ためであり，重要である．

症状

＜早期胃がん＞
- 潰瘍に伴う心窩部痛，上腹部不快感．
＜進行胃がん＞
- 腹部膨満，食思低下，倦怠感，上腹部の違和感や痛み，体重減少，腫瘍から出血によるタール便，腹部から触知できる腫瘤，貧血症状，転移による黄疸・腹水．

Memo

検査・診断

● 血液検査（腫瘍マーカー）やX線検査，内視鏡検査があり，病変の疑いがある部位は生検を行い，**病理検査・病理診断で確定診断**する．

● 進行度や深達度，転移を調べる検査として超音波検査，CT検査，上部消化管造影検査がある．

分類

● 胃がんの組織診断は，Group X ～ Group 5までの6つに分類される[2]．

● Group Xは診断不適材料，1は正常および非腫瘍性，2は非腫瘍か腫瘍の鑑別困難，3は腺腫，4は腺腫と癌の鑑別困難，5は癌にあたる．

● 胃壁深達度は，胃壁各層や多臓器浸潤を表すT1a（M），T1b（SM），T2（MP），T3（SS），T4a（SE），T4b（SI）の記号で記載する（**表**）．

表 》壁深達度（T）

胃壁は，粘膜・粘膜下組織・固有筋層・漿膜層の4層に区分され，癌の壁深達度は癌浸潤の及んだ最も深い層をもって表す．

TX	癌の浸潤の深さが不明なもの
T0	癌がない
T1	癌の局在が粘膜（M），または粘膜下層（SM）にとどまるもの
T1a	癌が粘膜にとどまるもの（M）
T1b	癌の浸潤が粘膜下組織にとどまるもの（SM）
T2	癌の浸潤が粘膜下組織を越えているが，固有筋層にとどまるもの（MP）
T3	癌の浸潤が固有筋層を越えているが，漿膜下組織にとどまるもの（SS）
T4	癌の浸潤が漿膜表面に接しているか，または露出，あるいは他臓器に及ぶもの
T4a	癌の浸潤が漿膜表面に接しているか，またはこれを破って腹腔に露出しているもの（SE）
T4b	癌の浸潤が直接他臓器まで及ぶもの（SI）

（文献2より引用し，作表）

胃がん

- 早期胃がん：胃壁の断面において，がんの浸潤が粘膜（M），粘膜筋板（MM），粘膜下層（SM）までにとどまっていた場合（深達度：T1a, T1b）．大きさや転移の有無にかかわらない．
- 進行胃がん：筋層（MP）以深に及んだ場合．
- 胃がんの進行度（Stage I〜IV）は，深達度（T）や，リンパ節転移（N），肝転移（H），腹膜転移（P），腹腔洗浄細胞診（CY）その他の遠隔転移（M）をもとに決定する．

治療

- 検査で病変の深達度や転移の有無を調べ，治療方針を決定する．

＜早期胃がん（T1a［M］）＞

- **内視鏡的粘膜切除術（EMR），内視鏡的粘膜下層剥離術（ESD）．**

＜T1b以深の病変＞

- **外科的治療**（p.183参照）．
- 腹腔鏡下胃切除術．
- 噴門側胃切除術．
- 幽門側胃切除術（Billroth-I・II法, Roux-en-Y法）．
- 胃全摘術（Roux-en-Y法）．

＜切除不能例（M1）＞

- **化学療法**：SOX療法（S-1＋オキサリプラチン：p.231参照）．
- **緩和医療**：放射線治療，緩和手術（バイパス術など），減量手術（部分切除術），対症療法．

Memo

ケアのポイント

症状の緩和

- 悪心・嘔吐，つかえ感，腹部膨満感などの不快な症状を伴う場合には食事摂取を控え，できるだけ安楽な体位をとり，患者が落ち着いて過ごせるよう環境を整える．
- 疼痛増強時，悪心・嘔吐がある場合には，患者の状況を見ながら効果的に症状緩和できるように，制吐剤や鎮痛剤を積極的に使用していく．
- 頻回な嘔吐や，幽門部病変により通過障害がある場合は，経鼻胃チューブを挿入することがある．

栄養状態の改善

- がんの進行とともに通過障害を生じている場合は，経口的に栄養や水分を補給することは困難なため，**低タンパク血症・貧血・脱水・電解質の異常**が生じることがある．
- 最善の状態で手術に臨めるよう**本人が経口摂取しやすい食事形態の検討**をし，中心静脈栄養による栄養改善，水・電解質の補正を行う．
- 貧血時には輸血を手術に備えて行う．

不安の緩和

- 胃がんの**初期は無症状**のことが多く，気持ちの整理がつかないまま手術目的での入院となることがある．
- 患者の不安を緩和するためには，医師からの説明の内容，患者の病気や手術に関する理解を受けとめ，過去の手術体験や社会役割などの情報収集を行い，**患者の感情表出を促し，不安を受けとめる**ように努める必要がある．

胃がん

検査・処置時の苦痛緩和

● 手術や麻酔などの未知の出来事への不安に対しては，術前の準備や術後の状態，術後の経過，痛みに対して行われる治療や処置などについて説明し，患者が具体的にイメージできるように促す．

術後の食事

● **早期ダンピング症候群**（小腸内に多量に流入した高張な食物による）は，胃切除や幽門形成，胃空腸吻合などを受けた症例にみられる．
 ● 血管運動性症状：冷汗，顔面紅潮，動悸，頭痛，めまいなどが起こる．
 ● 消化器症状：下痢，悪心・嘔吐，腹痛，腹部膨満感などが起こる．
● **後期ダンピング症候群**は，食後に大量の糖が急速に吸収され，インスリンの一過性過剰分泌の結果起こる．
 ● 低血糖症状：めまい，脱力感，冷汗，動悸，空腹感，手指震戦などが起こる．
 ● 低血糖に対しては，糖質投与を行う．

＜食事療法＞

● 高タンパク質，高脂質，低炭水化物を主体にした食事にして，水分などの液体成分を減らす．
● **1回の食事摂取量を少なくし，1日の摂取回数を5〜6回に増やす．**
● ゆっくり摂取することや，よく噛むことなどの食事指導により，軽快することが多い．

文献

1) 針原　康ほか：消化器疾患ビジュアルブック 第2版. p74, 学研メディカル秀潤社, 2014.
2) 日本胃癌学会編：胃癌取扱い規約 第15版. p17, 46, 金原出版, 2017.

第2章 消化器科領域の主な疾患

3 大腸疾患

- 潰瘍性大腸炎
- クローン病
- 虫垂炎
- 痔核
- 大腸がん

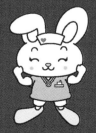

潰瘍性大腸炎

疾患の概要

- 潰瘍性大腸炎は，大腸粘膜を侵し，びらんや潰瘍を形成する原因不明の**大腸のびまん性炎症性疾患**である．
- びまん性とは，病変が1箇所にとどまらず，全体に広がっていることを指す．
- 粘膜から粘膜下層までの大腸の表層を主とした炎症で，直腸より口側に向かって連続性に広がるのが特徴である．
- 潰瘍性大腸炎の病変の広がりによる病型分類を**表1**に示す．
- **原因は不明**で，**異常な免疫反応**やストレスの関与が考えられている．
- **多くの患者は再燃・寛解を繰り返すことから，長期間の治療が必要となる**．
- 類似疾患にクローン病があるが，病変部位に大きな差がある（**表2**）．

表1 》病変範囲による潰瘍性大腸炎の病型分類

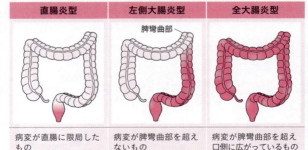

直腸炎型	左側大腸炎型	全大腸炎型
病変が直腸に限局したもの	病変が脾彎曲部を超えないもの	病変が脾彎曲部を超え口側に広がっているもの

（文献1より引用）

表2 ≫ 潰瘍性大腸炎とクローン病の違い

	潰瘍性大腸炎	クローン病
好発年齢	● 20歳前後の若年者	● 20歳前後の若年者
病変部位	● **大腸のみ**	● 口腔，食道，胃，小腸，大腸，肛門
病型分類	● 直腸炎型 ● 左側大腸炎型 ● 全大腸炎型	● 小腸型 ● 小腸大腸型 ● 大腸型
主症状	● 発熱，腹痛，体重減少 ● (粘) 血便	● 発熱，腹痛，下痢，体重減少 ● 血便はまれ
病理	● 炎症は主として粘膜層に限局	● 炎症は全層性に及ぶ
内視鏡所見	● **潰瘍が直腸から連続性に存在**	● 縦走潰瘍，敷石像，アフタ ● 正常粘膜のなかに病変部が区域性に存在
腸管合併症	● 穿孔，**中毒性巨大結腸症*** ● がん化 ● 肛門部病変はまれ	● 狭窄，瘻孔 ● がん化はまれ ● 肛門部病変 (痔瘻)

(文献1より引用)

*中毒性巨大結腸症：激しい炎症のために腸管の動きが麻痺して，異常に拡張（6cm以上）してしまう重篤な病態．全身の中毒症状を伴うため，多くは緊急手術が必要となる．

● 特定医療費医療受給者証で見ると，2014年には17万781人，2020年には14万574人と減少しているように見えるが，これは2015年1月以降医療受給者証の認定基準が変更になったためである．実際の患者数は，依然として増加傾向にある．

活動期（再燃）

● 初期症状として，粘血便が最も多くみられる．
● 血便や内視鏡的に血管透見像の消失，易出血性，びらんまたは潰瘍などを認める．
● 症状は，倦怠感や腹部不快感，食欲不振，貧血，体重減少，発熱，疲労感，腹痛などがある．
● 下痢が多い時は，1日20回以上もトイレに行くこともある．

潰瘍性大腸炎

寛解期

● 血便が消失する．内視鏡的に活動期の所見が消失して血管透見像が出現する．

診断

● 問診や血液検査，便潜血検査，注腸X線検査，大腸内視鏡検査から総合的に判断する．
● 寛解期でも，治療内容の判断や，大腸のがん化や炎症を確認するために検査が必要である（**表3**）．

表3 》》血液検査などで確認する項目

CRP・白血球数・赤沈	腸の炎症が強くなると数値上昇
アルブミン	栄養状態の判定
ヘモグロビン	貧血
便中カルプロラクチン	腸の炎症が強くなると数値上昇

治療

● 潰瘍性大腸炎には根本的な治療法はないため，薬物療法を中心に行い，活動期に使う薬剤を決める．
● 効果がない場合には外科的治療となることがある．

薬物療法

● 5-アミノサリチル酸（5-ASA）製剤や副腎皮質ステロイド薬，抗TNF-α抗体製剤，免疫調節薬または抑制薬などを使用する（**表4**）．

血球成分除去療法

● 顆粒球除去療法（GCAP），白血球除去療法（LCAP）．

表4 》潰瘍性大腸炎で使用する主な薬剤と治療法

薬剤名	一般名	目的／備考
5-アミノサリチル酸（5-ASA）	• サラゾスルファピリジン • メサラジン など	• 経口や経直腸から投与され，持続する炎症を抑える • 炎症を抑えることで，下痢，血便，腹痛などの症状は著しく減少する • 5-ASAは軽症から中等症の潰瘍性大腸炎に有効で，再燃予防にも効果がある
副腎皮質ステロイド	• プレドニゾロン • ブデソニド など	• 経口や経直腸，あるいは経静脈的に投与する • 中等症から重症の患者に用いられ，強力に炎症を抑えるが，再燃を予防する効果は認められていない • 最近では，肝臓で速やかに分解されるブデソニドという新しいステロイドを使った注腸製剤も使われている
抗TNF-α抗体製剤	• インフリキシマブ • アダリムマブ • ゴリムマブ など	• クローン病や難病の自己免疫疾患において高い治療効果を上げている • これまでの治療法では改善が見られない潰瘍性大腸炎の症状改善効果が期待できる
免疫調節薬または抑制薬	• アザチオプリン • メルカプトプリン水和物（6-MP） • シクロスポリン など	• ステロイドを中止すると悪化してしまう患者に有効 • シクロスポリンはステロイドが無効の患者に用いられる
血球成分除去療法		• 薬物療法ではないが，血液中から異常に活性化した白血球を取り除く治療法で，顆粒球除去療法（GCAP），血球細胞除去用浄化器がある • 副腎皮質ステロイドで効果が得られない患者の活動期の治療に用いられる

外科的治療（手術）

● **大腸全摘出術＋回腸嚢肛門（管）吻合術が第一選択**
とされている.

● 中毒性巨大結腸症・大腸がんなどの合併症や，穿孔・大量出血など，内科的治療では難しい場合には，外科的治療が適応となる.

● 術後合併症として，肛門とつなげた小腸の部分に炎症が起きる回腸嚢炎がある．術後10年で20〜40％の確率で発症する.

観察・ケアのポイント

排泄状況

● 排便回数・性状（**便の色・硬さ**），腹痛，肛門周囲の皮膚．

栄養評価

● 食事摂取量，悪心・嘔吐，体重，BMI，血液検査データ（TP, Alb）．

日常生活における食事指導や留意点

● 低脂肪・低残渣食を勧める．刺激の強いカフェインやアルコール，香辛料を控えるようにする．
● 寛解期は厳しい食事制限は必要ないが，症状がある場合は高脂肪食や食物繊維の多い食事を避ける．
● 肉体的・精神的ストレスをきっかけに悪化することがあるため，**ストレス解消の方法やストレスになる環境を避ける必要がある**．

COLUMN

潰瘍性大腸炎は指定難病

● 潰瘍性大腸炎は，「難病の患者に対する医療等に関する法律」における指定難病に定められている．そのため，住所地を管轄する最寄りの保健所にて所定の手続きを行い，認定されると医療費の一部が国や都道府県から助成される．
● 公益財団法人難病医学研究財団が運営する難病情報センターのホームページ（http://www.nanbyou.or.jp/）で，国の難病対策や医療費助成制度を確認できる．

文献
1) 針原 康ほか：消化器疾患ビジュアルブック 第2版．p144, 149，学研メディカル秀潤社，2014．

クローン病

疾患の概要

- クローン病は原因不明で，**若い成人（10歳代後半～20歳代）に好発**し，わが国では男女比2：1とやや男性に多い．口腔から肛門までのすべての消化管が非連続性に全身にわたって侵され，潰瘍や線維化を伴う肉芽腫性炎症疾患である．
- 一般的に炎症性腸疾患（IBD）と言えばクローン病や潰瘍性大腸炎（p.414参照）を指すが，**クローン病は小腸にも炎症を起こす**のが特徴である．
- 炎症を起こす範囲によって小腸型や小腸大腸型，大腸型の3型に分けられる（**表1**）．
- 食道や胃にも病変を起こすことがある．
- 2020年3月の難治性炎症性腸管障害に関する調査研究（鈴木班）では，「国内患者数は2019年に約7万人に達する」とある．

表1 》 病変範囲によるクローン病の病型分類

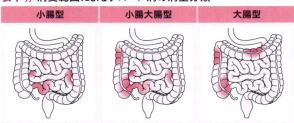

小腸型	小腸大腸型	大腸型
病変が小腸のみに存在	病変が小腸と大腸に存在	病変が大腸のみに存在

（文献1より引用）

症状

- 腹痛や下痢，下血，体重減少，発熱，貧血，肛門部病変などを主訴とする．

- 病気が進行すると狭窄による腸閉塞症状や穿孔，大出血，瘻孔などが見られる．
- その他に，関節炎やアフタ性口内炎，結節性紅斑などの皮膚病変や虹彩炎などの眼病変などの合併症をきたしやすい（図1）．

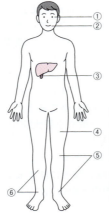

図1 》 クローン病の腸管外合併症

① 虹彩炎などの眼合併症
② 口内炎
③ 原発性硬化性胆管炎や脂肪肝などの肝胆膵系合併症
④ 静脈血栓
⑤ 膝や足首などの関節炎（発生頻度高）
⑥ 結節性紅斑や壊疽性膿皮症などの皮膚病変

診断

- 確定診断をするために大腸内視鏡検査やX線造影検査，腹部CT検査，MRI検査などを実施する．
- 検査の所見を図2に，診断の基準を図3に示す．

検査	所見
大腸内視鏡検査	縦走潰瘍，敷石像，アフタ，不整形潰瘍など
X線造影検査	痔瘻の狭窄，瘻孔の描出
腹部CT検査・MRI検査・超音波検査	腸管炎症，痔瘻，膿瘍などの評価に有用
病理組織検査	非乾酪性肉芽腫
血液検査	赤沈↑，CRP↑，鉄欠乏性貧血，低タンパク血症

図2 》 特徴的な検査所見

1. 主要所見

A：縦走潰瘍
B：敷石像
C：非乾酪性類上皮細胞肉芽腫

2. 副所見

a：消化管の広範囲に認める不整形～類円形潰瘍，またはアフタ
b：特徴的な肛門病変
c：特徴的な胃・十二指腸病変

確診例

[1] 主要所見のA，またはBを有するもの
[2] 主要所見のCと，副所見のaまたはbを有するもの
[3] 副所見のa，b，cすべてを有するもの

図3 》》診断の基準

上部消化管内視鏡検査や大腸内視鏡検査など，全消化管検査を行い，本疾患の特徴的な腸病変を確認する.
局所所見だけでなく，他臓器病変も重要である.

治療

- クローン病の患者は，活動期（症状の重い時期）と寛解期（症状が落ち着いている時期）を繰り返す．患者の状態に合わせて治療を選択する.
- 薬物療法と栄養療法による内科的治療が原則.
- 内科的治療だけでは症状のコントロールが難しい場合には，血球成分除去療法（顆粒球吸着療法）の併用や手術を行うことになる.

薬物療法

- 薬物療法で使用される主な薬剤を**表2**に示す.
- 薬物療法は5-アミノサリチル酸（5-ASA）製剤が基本となる.
- 抗菌薬は，主に痔瘻合併例で使用する.
- その他に，副腎皮質ステロイド薬や免疫調節薬，抗TNF-α抗体製剤を使用する.

表2 》薬物療法で使用する主な薬剤

5-アミノサリチル酸製剤	● サラゾスルファピリジン（サラゾピリン®）	● 大腸型に有用
	● メサラジン（ペンタサ®）	● 小腸型・小腸大腸型に有用
抗菌薬	● メトロニダゾール（フラジール®） ● シプロフロキサシン（シプロキサン®）	● 難治性痔瘻などの肛門部病変に有用
副腎皮質ステロイド薬	● プレドニゾロン	● 5-ASA製剤のみでの寛解導入が困難な中等症，重症例に用いる
免疫調節薬	● アザチオプリン（イムラン®，アザニン®） ● メルカプトプリン水和物（ロイケリン®）	● 効果発現に2〜3ヵ月を要するため，ステロイド抵抗性症例における早期の寛解導入効果は期待できない ● ステロイド依存性難治症例のステロイドの減量と中止，寛解維持，および難治性瘻孔に対して用いられる
抗TNF-α抗体製剤	● インフリキシマブ（レミケード®） ● アダリムマブ（ヒュミラ®）	● 栄養療法や従来の薬物療法を施行しても，十分な効果の得られない中等症以上の活動期クローン病患者が適応 ● 活動期クローン病，外瘻（痔瘻や皮膚瘻）症例の寛解導入に有用 ● 最近ではステロイドの投与効果を待たずに，当初からインフリキシマブを投与して炎症を押さえ込む"top-down"療法が注目されている ● 初回投与前には胸部X線検査，ツベルクリン反応などを施行して，結核などの感染症を否定しておく

（文献1より引用，一部改変）

クローン病患者の治療で気をつけるべきことを記載

栄養療法

● 栄養療法は，第一選択の治療法である．栄養の改善，腸の安静，食事抗原の除去により，症状改善と病変の悪化を防ぐ．

● 栄養療法の種類には，経腸栄養（**表3**）と中心静脈栄養がある．

● 中心静脈栄養は，通常の経腸栄養が難しい場合や病状が重篤な場合，狭窄などの重大な合併症がある場合に行う．

表3 》経腸栄養

経口ができない場合は，経鼻チューブを用いて投与する．

禁食のうえ成分栄養剤	消化態栄養剤	半消化態栄養剤
● 窒素源が抗原を含まない合成アミノ酸のみで構成	● 少量のタンパク質と脂肪量がやや多い	● カゼイン，タンパク質などを含む

観察・ケアのポイント

● **図1**の合併症を確認する．他は潰瘍性大腸炎の「観察・ケアのポイント」に準ずる（p.418参照）．

COLUMN

クローン病は指定難病

● クローン病は，潰瘍性大腸炎と同様に「難病の患者に対する医療等に関する法律」における指定難病に定められている（p.418参照）．手続きを行い，認定されると医療費自己負担分（保険診療）の一部が国や都道府県から助成される．

文献

1) 針原　康ほか：消化器疾患ビジュアルブック 第2版．p148-52，学研メディカル秀潤社，2014．

虫垂炎

疾患の概要

- 急性腹症の中で最も頻度が高い疾患である．
- あらゆる年齢層に発症するが，**10～20歳代に好発**する．
- 誘因として，暴飲暴食，過労，便秘，かぜ，胃腸炎などが挙げられる．

診断

＜自覚所見＞
- 上腹部痛（初期），右下腹部痛（数時間後），食欲不振，悪心・嘔吐など．

＜他覚所見＞
- 特定の部位の圧痛点（図）：マックバーニー圧痛点（McBurney），ランツ圧痛点（Lanz），キュンメル圧痛点（Kummel）．
- 腹膜刺激症状：反跳痛，筋性防御．
- 血液検査：白血球数上昇，CRP上昇．
- 画像診断：腹部X線（盲腸の拡張，虫垂内にガス貯留），CT（虫垂腫大），超音波（虫垂腫大，壁肥厚）．

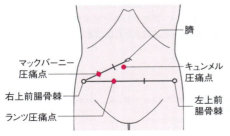

図 》 各種圧痛点

マックバーニー圧痛点：臍と右上前腸骨棘を結ぶ線上の臍から2/3の点．
ランツ圧痛点：左右の上前腸骨棘を結ぶ線上を3等分したうち，右から1つ目の点．
キュンメル圧痛点：臍右下1～2cmの点．

＜組織学的分類＞

- 虫垂炎は，炎症の程度によって組織学的に，カタル性虫垂炎，蜂窩織炎性虫垂炎，壊疽性虫垂炎の3つに分類される（**表**）．
- カタル性虫垂炎，蜂窩織炎性虫垂炎，壊疽性虫垂炎の順に炎症が進行する．
- カタル性虫垂炎は保存療法の適応となるが，蜂窩織炎性虫垂炎と壊疽性虫垂炎は外科的治療の適応となる．

表 》 虫垂炎の組織学的分類

カタル性虫垂炎	蜂窩織炎性虫垂炎	壊疽性虫垂炎
● 好中球を主体とする急性炎症性細胞浸潤が粘膜内に限局する状態	● 虫垂壁全層にびまん性に炎症性細胞が浸潤した状態	● 粘膜や筋層が壊死に至った状態

（文献1を参考に作表）

治療

外科的治療（手術）

- 虫垂切除（開腹手術，腹腔鏡下手術）．

保存療法

- 広域性抗菌薬投与，鎮痛剤投与．

観察のポイント

- 腹部症状：腹痛，圧痛，腹部膨満，腹部緊満．
- 悪心・嘔吐，発熱．
- 腸蠕動音，排便・排ガスの有無．
- 炎症が腹膜に及ぶと体性痛となり，右下腹部に痛みが限局する．
- 肥満や高齢者，妊婦では腹膜刺激症状がわかりにくいので，注意が必要である．

ケアのポイント

- 腹痛が増強するため，疼痛コントロールが必要である．
- ポピュラーな疾患であるが進行が早いため**虫垂穿孔による腹膜炎**など，**症状の変化に注意**する．
- 基本は手術療法のため，手術に対する精神的，身体的ケアが必要である．
- 術後は合併症予防のため，早期離床を心がける．
- 幼児や高齢者に穿孔例が多く，重症化しやすいため，十分な観察が必要である．

COLUMN

近年の虫垂炎の診断

- 近年，憩室症と憩室炎が著しく増加し，画像診断なくして虫垂炎の診断を行うことは困難になった．

文献

1) 針原　康ほか：消化器疾患ビジュアルブック 第2版．p183，学研メディカル秀潤社，2014．

どのような腹膜刺激所見が出ているか記載

痔核

疾患の概要

- 痔核とは，直腸や肛門の静脈叢から発生した静脈瘤のことである．
- 肛門や直腸の静脈叢には静脈弁がなく，うっ血をきたすことがある．うっ血が反復すると静脈壁が拡張し，痔核が形成される．
- 上直腸動脈の末梢枝が分布しているため，肛門を砕石位で直視し，前側を12時というように時計に例えて部位を表現する．
- **3時**（患者の左側），**7時**（患者の右後側），**11時**（患者の右前側）方向にできやすい（図1）．

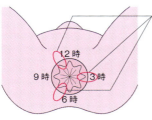

図1 》 痔核の位置
腹側を12時として時計を読む要領で「○時の方向」と表現する．3時，7時，11時の方向にできやすい．
（文献1より引用）

症状

内痔核

- 内痔核の3大症状は，**疼痛・脱出・出血**．
- 痔核が巨大化し肛門外まで及ぶと，肛門括約筋によって絞扼され，強い疼痛（嵌頓痔核）が現れる．
- 痔核の脱出は立ち仕事や排便などによって出現するが，安静にすることで軽快する．
- 痔核が進行し，慢性的に肛門外に脱出したまま肛門内に還納できなくなった状態を脱肛という．

● 排便や力んだ時などに静脈の損傷が起こると出血する．出血は，排便後，紙につく少量のものから，便器に新鮮血が飛び散り貧血になるほど大量の出血が起こる場合もある．

外痔核（血栓性外痔核）

● 肛門外の皮膚に発生するため，触れてみると肛門縁付近に半球状の硬い腫瘤を触知できる．
● **強い肛門痛**があり，**痔核を破綻させると出血**するのが特徴．
● 激しい痛みが主な症状だが，外科的治療は行わず，1〜2週間で軽快し，腫瘤も小さくなる．

診断

視診

● 左横向きの姿勢となり，下着を少しずらして，医師の目で肛門周辺の状態を見る．

触診，直腸・肛門指診

● 触診は，視診の体勢のままで，医師が肛門の周囲を診断する．
● 直腸・肛門指診は，肛門の狭窄や痔核の大きさ，出血の有無などを確認し，診断する．

必要に応じて行う各種検査

＜肛門鏡検査＞
● 肛門鏡で肛門を押し広げて肛門内部を確認する．
＜大腸内視鏡検査＞
● 肛門からファイバースコープを入れ，大腸の粘膜の状態や肛門を確認する．

治療

薬物療法

● 基本的には，薬物療法が第一選択である．薬物療法で改善が認められない場合は，手術を検討する．

外科的治療（手術）

● 結紮切除法（痔核に流れる動脈を結紮し痔核を切除する方法）が主流である．ミリガン - モルガン（Milligan-Morgan）法がよく行われている．
● 手術の場合は4日程度で退院できる．

その他

● 硫酸アルミニウムカリウム製剤（ジオン®）を用いたALTA療法という一種の硬化療法が効果的である．
● 痔核を特殊な輪ゴムで結紮する方法や，フェノールとアーモンド油が主成分の注射を行う硬化療法などもある．

観察のポイント

● 肛門痛，出血（量，性状），滲出液，脱肛，裂肛の有無，排便状況，便性状，食事内容（刺激物の摂取など）．

ケアのポイント

● アルコール飲料や刺激物を避けて，増悪を防ぐ．
● 術後の入浴（浴槽に入る）は肛門周囲の血液循環が良くなり，回復の促進につながるため大切である．

- 便秘は，硬便による創部損傷や，腸壁の血流の妨げにより回復が遅くなることがある．**こまめな水分摂取**や**食物繊維が多く含まれる食事**を心がける．
- 緩下剤の使用も検討する．
- 手術療法を行った場合は，創部の状態の観察（疼痛，出血，滲出液）を行う．特に，術後早期に大量出血を起こすことが多く，心停止するほどの出血が発生することもあるため，止血ができているか確認することが重要である．

COLUMN

痔核の種類（図2）

内痔核（internal hemorrhoids）
- 肛門管歯状線より上方の粘膜部分に発生したもの．

外痔核（external hemorrhoids）
- 歯状線より下方の肛門上皮に発生したもの．

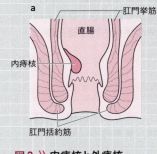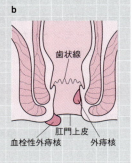

図2 》内痔核と外痔核
a：内痔核，b：外痔核と血栓性外痔核．

文献

1) 針原　康ほか：消化器疾患ビジュアルブック 第2版．p204，学研メディカル秀潤社，2014．

大腸がん

疾患の概要

- 大腸粘膜から生じる悪性腫瘍．Ｓ状結腸や直腸に好発し，人口の高齢化に伴い，いまだ罹患者数は増加している．
- 要因は，環境的要因（動物性脂肪やタンパク質の摂取過多，食物繊維不足などの食生活の変化など）や喫煙，飲酒などである．
- 早期大腸がんでは，**部位に関連せず無症状**のことが多い．症状は肛門に近いほど出やすいため，左側大腸がんの方が症状がみられやすい．
- 進行すると腸壁を破り，周囲の組織や臓器に浸潤したり転移したりしていく．転移様式には主に血行性・リンパ行性・播種性の３つがある．
- 21世紀になって以後，抗がん剤と分子標的治療薬の進歩により進行大腸がんの予後は著しく改善した．

右側大腸がん（盲腸・上行結腸・横行結腸がん）

- 腸管内容が液状で内腔が広いことから，通過障害になりにくく比較的症状が出にくい．
- がんが大きくなってから腹部腫瘤として気づく場合がある．また，**じわじわと出血が続き，貧血を指摘され発見される**場合も多い．
- 主症状：腹痛，腸閉塞，貧血，腫瘤（しこり），など．

Memo

左側大腸がん（下行結腸・S状結腸・直腸がん）

● 腸管内容が固形で肛門に近いことから，**便の性状変化や通過障害が起こりやすく**，直腸では比較的早い時期から症状が出やすい．
● 主症状：腹痛，腸閉塞，下血，血便，便秘，残便感，下痢，便柱狭小化，など．

診断

● 検診の便潜血検査で発見されることが多い．
● 確定診断は内視鏡所見や生検組織診を参考に行う．
● 内視鏡検査，直腸指診，注腸造影などでがんが発見されたら，病期（stage）を決定するために必要な検査が行われる（CT，MRI，エコーなど）．
● 病期はTNM分類（がんの壁深達度［T：depth of Tumor invasion］，リンパ節転移の個数［N：lymph Node］，遠隔転移の有無［M：Metastasis］）によって決定され，治療方針の決定や予後予測の目安となる（**表**）．

表 》 壁深達度（T）

TX	壁深達度の評価ができない
T0	癌を認めない
Tis	癌が粘膜内（M）にとどまり，粘膜下層（SM）に及んでいない
T1	癌が粘膜下層（SM）までにとどまり，固有筋層（MP）に及んでいない
T1a	癌が粘膜下層（SM）までにとどまり，浸潤距離が1,000μm未満である
T1b	癌が粘膜下層（SM）までにとどまり，浸潤距離が1,000μm以上であるが固有筋層（MP）に及んでいない
T2	癌が固有筋層（MP）まで浸潤し，これを越えない
T3	癌が固有筋層を越えて浸潤している 漿膜を有する部位では，癌が漿膜下層（SS）までにとどまる 漿膜を有しない部位では，癌が外膜（A）までにとどまる
T4a	癌が漿膜表面に接しているか，またこれを破って腹腔に露出している（SE）
T4b	癌が直接他臓器に浸潤している（SI/AI）

（文献1より引用し，作表）

COLUMN

進行期によって異なる大腸がん
- 早期大腸がん：がんが粘膜下層にとどまるもの．
- 進行大腸がん：固有筋層またはそれより浸潤しているもの．

肝臓転移が多い理由
- 大腸の血流は門脈を介して肝臓へ流入するため，肝臓への血行性転移が最も多い．

治療

EMR・ポリペクトミー・ESD

- 早期大腸がんの場合は，内視鏡的治療が主となる（p.117, 121参照）．

外科的治療（手術）

- リンパ節転移の可能性を含む進行大腸がんの場合は，手術などの外科的治療が主となる（p.190参照）．
- 原発巣が肛門側に近い場合は，肛門括約筋が温存できないため人工肛門（ストーマ）造設（図）が必要になることがある．
- 術後補助化学療法を併用していくこともある．

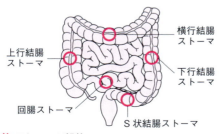

図 》 ストーマの部位

化学療法・放射線治療

- 化学療法は，術前に抗がん剤を使用し腫瘍を小さくすることを目的とした術前補助化学療法と，進行がんの根治術後に再発を予防することを目的とした術後補助化学療法に分けられる（p.238参照）.
- 切除不能例には生存期間の延長や，QOL改善を目的とした化学療法や放射線治療が選択されることがある.
- 抗がん剤には点滴で投与するものと，内服で投与するもの，両者を行うものがある.

観察のポイント

自覚症状の有無と腹部症状の観察

- 腹部膨満感・腹痛・嘔吐・便秘・排ガスの消失があれば，腫瘍で腸内が狭窄したことによる腸閉塞が疑われる.
- 早期の発見はもちろん重要であるが，進行すると**穿孔し，腹膜炎へつながる**場合もある.

採血データ

- ヘモグロビン（Hb）や赤血球（RBC）の低下が見られた場合は，下血や血便による貧血の亢進が考えられる.
- 通過障害により食事摂取量が減少している場合は低栄養になりやすいため，総タンパク（TP），アルブミン（Alb），白血球（WBC）などの値に留意する. しかし，多くの進行大腸がんにおいても低栄養となっている患者は多くない.

ケアのポイント

● 確定診断までには複数の検査が必要である．そのため患者の身体的負担はもちろん，精神的負担にも考慮しながら，不安の軽減に努め，前向きに治療に取り組んでいけるよう支援していく．

● 術前患者が**低栄養のまま手術に臨むと術後合併症のリスクが上がる**．そのため，術前より食事形態を工夫したり高カロリー食品を追加するなど，より良い状態を保てるよう援助していくことが大切である．

● 告知の対応については，「精神的支援」（p.49）を参照．

● 人工肛門造設が必要となった患者には前向きな声かけが大切である．

例1：趣味も今まで通り楽しめますよ．

例2：旅行にも行けますよ．

文献

1) 大腸癌研究会編：大腸癌取扱い規約 第9版．p10，金原出版，2018．

大腸がん

大腸がんの治療後に注意すべきことを記載

付録　解剖(肝臓・胆囊・膵臓)

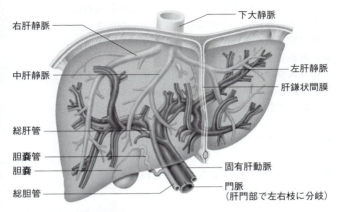

》 肝臓の構造と動静脈の走行

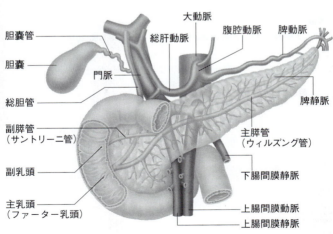

》 胆囊・膵臓の構造

第2章
消化器科領域の主な疾患

4 肝・胆・膵疾患

- 肝硬変
- 脂肪肝
- 肝炎
- 薬物性肝障害
- 肝細胞がん
- 胆石症
- 胆道がん
- 急性膵炎
- 慢性膵炎
- 膵臓がん

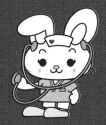

肝硬変

疾患の概要

● 肝硬変とは，小葉といわれる基本構造が肝臓全体にわたって壊され，線維増生から再生結節が発生し，偽小葉と呼ばれる新たな構造が形成された状態である．
● あらゆる慢性肝疾患の終末像といわれる．
● 病勢の進行とともに，様々な症状をきたす．

症状

● 代償性肝硬変では，肝硬変に特有な所見はほとんど認めないが，非代償性肝硬変では黄疸や腹水，肝性脳症を中心とした肝不全症状や合併症が出現する．
● これらは，肝機能低下による代謝障害，門脈圧亢進，門脈‐大循環シャント形成が複合的に関与している．
● 食欲不振，腹痛，下痢，悪心・嘔吐，腹部膨満感，ガスの発生などの消化器症状や，疲労感・倦怠感，出血傾向，黄疸（血中に胆汁色素が増加），浮腫，免疫力低下などの全身症状がある．

検査・診断

● 検査には，血液検査や腹部超音波検査（図1），腹部CT検査（図2），腹腔鏡検査や肝生検による病理組織学的検査がある．
● チャイルド・ピュー（Child-Pugh）分類による重症度分類の点数が高くなるほど重症度が増す（表1）．

438　肝・胆・膵疾患

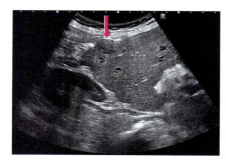

図1 》腹部超音波（エコー）像
肝臓表面に凹凸があり，肝細胞がんの結節を認める（矢印）．

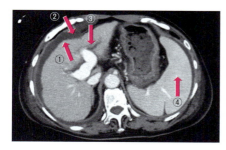

図2 》腹部CT像
①肝臓表面凹凸．
②腹水．
③門脈域の拡張．
④脾腫．

表1 》Child-Pugh分類（重症度）
Grade A：5～6点，Grade B：7～9点，Grade C：10～15点．

	Grade A	Grade B	Grade C
血清ビリルビン	＜2.0mg/dL	2.0～3.0mg/dL	＞3.0mg/dL
血清アルブミン	＞3.5g/dL	2.8～3.5g/dL	＜2.8g/dL
腹水	なし	軽度，管理容易	高度，管理困難
肝性脳症	なし	Ⅰ～Ⅱ	Ⅲ～Ⅳ
プロトロンビン活性値	＞70％	40～70％	＜40％

（文献1を参考に作成）

- **初期には肝臓の代償機能が働くため無症状**（代償期）．病状の進行とともに，手掌紅斑やクモ状血管腫，女性化乳房が現れ，非代償期となると下腿浮腫や腹水，食道静脈瘤，肝性脳症，黄疸といった症状をきたす．

治療

- 一般的な治療は，肝障害の進展を防ぐために，その原因を取り除くこと（**原因治療**）が重要である．
- B型肝炎であれば核酸アナログ，C型肝炎であれば直接作用型抗ウイルス剤（DAAs）といった抗ウイルス療法の適応を検討．
- アルコール性であればアルコール依存症（精神疾患）を合併していることが多いため，精神科やリエゾンナースと協力し，**禁酒指導が必要**である．

代償性肝硬変

- 肝硬変に**特有な所見はほとんど認めない**ため，治療としては**日常生活上の制限はない**．
- 仕事はデスクワーク中心となり，翌日に疲れを残さない軽い運動であれば有用である．
- 食事に関しては，カロリーやタンパク質，塩分制限に心がける．

非代償性肝硬変

- **黄疸**や**腹水**，**肝性脳症**を中心とした**肝不全症状**や**合併症**が出現するため，治療としては安静が必要である．
- 合併症の悪化が起こりうる仕事や運動は禁忌である．
- ゴルフなどの運動は，門脈圧を上昇させ，食道静脈瘤破裂の危険性がある．
- 食事に関しては，症状・状態に応じた制限食を摂取する必要がある．腹水や浮腫をコントロールしなければ肝機能はさらに低下し，肝性脳症を放置すると昏睡に至ることもある．
- 早期診断，早期治療が必要になる．

- 代償性であっても，非代償性であっても，禁酒は必要である．

観察のポイント

● 表2のような消化器症状や全身症状が見られるため，これらを観察し，早期発見することが大切である．

表2 》》肝硬変患者の観察すべき主な症状

消化器症状	● 食欲不振 ● 腹痛 ● 下痢 ● 悪心・嘔吐 ● 腹部膨満感 ● ガスの発生
全身症状	● 疲労感・倦怠感 ● 出血傾向 ● 黄疸（血中に胆汁色素が増加） ● 浮腫 ● 免疫力低下 ● 肝性脳症による意識障害や記憶障害 ● 食道静脈瘤の出血を原因とする吐血

ケアのポイント

● 症状に合わせた対症療法を行っていく．
● 食事は，カロリーやタンパク質，塩分を制限する．
● 腹水や浮腫をコントロールする．
● 安静にする．

文献
1) 針原　康ほか：消化器疾患ビジュアルブック 第2版，p292-6，学研メディカル秀潤社，2014．

Memo

肝硬変

脂肪肝

疾患の概要

● 脂肪肝とは肝実質細胞に脂肪がまだら状，あるいは限局的に沈着した状態である．
● 肝細胞の**1/3以上に脂肪滴が蓄積した病態**である．
● 脂肪肝は原因により，**アルコール性と非アルコール性**に大別することができる．
● 肥満の改善，血糖コントロール，禁酒が大切である．

非アルコール性脂肪性肝炎

● 非アルコール性は肥満，糖尿病によるものが多い．
● **非アルコール性脂肪性肝疾患（NAFLD）**の一部は重症化する．このような病態を**非アルコール性脂肪性肝炎（NASH）**と呼ぶ．
● NASHは進行しても特異的な症状はなく，倦怠感，不眠などの自覚症状，肝腫大を認める程度．
● 脂肪肝に比べ，肝硬変や肝細胞がんへ進行するリスクがある．
● NASHは進行しないか改善する場合が大半だが，**約10％は肝硬変へ進行する**．
● NASHに至ると高度の肝障害が持続し，時に進行性の病態をたどる．肝硬変に至った時は，黄疸や食道静脈瘤，腹水，肝細胞がんなどの**肝硬変症状**を呈する．

アルコール性肝炎

● 常習飲酒家に好発する（1日3合以上，5年以上）．
● 飲酒量の急激な増加を契機に発症する．
● 禁酒が守られない場合，肝硬変に移行しやすい．

- アルコールの感受性には性差があり，体格差や脂肪含有率，女性ホルモンの影響で女性は男性に比べ肝障害になりやすい．
- 厳格な断酒が強く推奨されている．
- ウイルス性肝炎の合併は，アルコール性肝障害を増悪させる．

診断

血液検査

- AST＜ALTのトランスアミナーゼ上昇．
- γ-GTP，コリンエステラーゼ（ChE）上昇．
- コレステロール，中性脂肪，血糖の上昇など．
- NASHでは炎症を伴うため，高度のトランスアミナーゼ上昇を呈するとともに血清フェリチンも高値である．
- 肝硬変に至るとAST＞ALTとなる．

超音波検査

- 肝エコーレベル上昇（肝腎コントラスト上昇）．
- 肝深部のエコーレベル減衰，肝脈管壁の不明瞭化．

腹部CT検査

- 肝CT値の低下．
- 肝/脾CT値（L/S比）の低下．

肝生検

- 肝生検により，NAFLD/NASHの鑑別を行う．
- 病理所見で，肝細胞の脂肪沈着に加えて，炎症を伴う肝細胞の風船様変性を認める場合，NASHと診断する．

治療

- 原因あるいは原因疾患を除去または治療し，必要に応じて食事療法・運動療法を行う．
- NAFLD に対する薬物療法は，NASH の診断が確定した場合か，線維化の進行が疑われる場合に推奨される．

肥満による脂肪肝

- ダイエットにより体重減少すればそれに伴って肝内脂肪は減少される．
- 摂取エネルギーの減少と運動によって，1ヵ月に2〜3kg の体重減少くらいが望ましい．

糖尿病による脂肪肝

- 成人以降に発病する糖尿病は，ほぼ肥満や過栄養によるもの．**60歳以上の糖尿病患者の50％は脂肪肝を伴っている**．
- 適切なエネルギー量の摂取と運動療法を指導する．

アルコール飲料の過飲による脂肪肝

- アルコール飲料摂取の抑制，または禁止．タンパク質中心の食事を心がけ適切なエネルギー量を摂取するよう指導する（**表**）．

表 》 食事療法

急激な体重減少により脂肪肝が増悪することがあるため注意する．

総エネルギー	（体重1kgあたり）25〜35kcal
タンパク質	（体重1kgあたり）1.0〜1.5g
脂肪	総エネルギーの20％以下に制限
禁酒	

（文献1より引用）

- NASHも肥満対策を目指した**生活習慣の改善が重要**である.
- 難治性の高度の肥満（BMI 35kg/m^{2}以上）があり，糖尿病・高血圧・脂質異常症・睡眠時無呼吸症候群のいずれかを伴うNAFLDに対して肥満手術が有効である.
- 薬物療法は，代謝異常や糖尿病の管理，インスリン抵抗性改善薬，抗酸化ストレス製剤，ビタミンEなどがある.
- NASHに対する有効的な薬物療法に関する統一した見解は得られてない.
- アルコール性肝炎の場合は，禁酒が重要である.
- アルコール依存症の場合は，精神科やリエゾンナースとの連携が必要である.

観察のポイント

- 大半が可逆的で良性の病態であり，特異的な症状は認めない.
- 基本的に無症状であるが，時に，右季肋部に鈍痛を訴えることがある.

文献

1) 針原　康ほか：消化器疾患ビジュアルブック 第2版. p279-80, 学研メディカル秀潤社, 2014.

Memo

肝炎

疾患の概要

● 肝炎とは，肝細胞に炎症が起こり，肝細胞が破壊される病態である．

● 主な原因は，ウイルスやアルコールである．

● 肝炎ウイルス自体は肝細胞を攻撃することはほとんどなく，ウイルスに**感染した肝細胞**が自己免疫によって，**自身の肝細胞を破壊**することで肝炎を引き起こす．

● 急性肝炎から慢性肝炎や肝硬変，劇症肝炎などを引き起こす．

ウイルス性肝炎

● 肝炎ウイルスはA～E型の5種類があるが，わが国ではA～C型がほとんどである．

A型肝炎（HAV）

● 主に**水**や**食物**を介して感染する．衛生状態の改善により，わが国での感染者は劇的に減少した．

● 原因は，生ガキなどの生ものや，海外渡航時の生水摂取などがある．

● **終生免疫獲得**（IgG型HA抗体）のため，**再感染しない**．

● ワクチン接種により再感染しない．

● 2～3週間の潜伏期間で急性肝炎を発症し，慢性化することなくほとんどが**自然治癒**する．

● 感染症予防法では4類感染症に分類され，直ちに届け出の必要がある．

446 ｜ 肝・胆・膵疾患

B型肝炎（HBV）

- HBVに感染している人の**血液**や**体液**を介して感染する.
- 成人感染と垂直感染（母子感染），水平感染（家族内感染）があり，感染経路が異なる（**表1**）.
- 成人感染はほとんどが**一過性**で，急性肝炎からウイルスを排除し治癒することが多い.
- 肝炎ウイルスマーカーでウイルスの種類や感染力・量を知ることができる（**図1，2**）.
- 乳幼児感染は免疫応答が不十分なことからウイルス排除が起きにくく，90％が持続性感染（無症候性キャリア）になることが多い.
- **予防**は成人感染，乳幼児感染ともに**ワクチン**である.

表1 》》成人の感染経路

● 血液体液感染	● 薬物中毒の注射器の使い回し
● 性交渉	● 輸血（現在はほぼ見られない）
● 針刺し	

臨床的意義

HBs抗原 ➡ 感染状態
HBs抗体 ➡ 治癒かつ既感染
HBe抗原 ➡ 肝炎活動中かつ感染力強い
HBe抗体 ➡ 原則的に非活動性・回復期
IgM型 HBc抗体 ➡ 発症早期（高力価）
IgG型 HBc抗体 ➡ 発症後期〜既感染
HBV-DNA ➡ 血中ウイルス量

確定診断

HBs抗原（＋）
＋
IgM型 HBc
抗体高力価（＋）
↓
B型急性肝炎と
診断

図1 》》B型急性肝炎のウイルスマーカーと確定診断

臨床的意義

HBs抗原 ➡ 感染状態
HBs抗体 ➡ 既感染（治癒）
HBe抗原 ➡ 肝炎活動中（感染力強い）
HBe抗体 ➡ 原則的に非活動性（回復期）
IgM型 HBc抗体 ➡ 急性増悪期（低力価）
IgG型 HBc抗体 ➡ 発症後期〜既感染
HBV-DNA ➡ 血中ウイルス量

確定診断

HBs抗原（＋）：6ヵ月以上
IgG型 HBc
抗体高力価（＋）
＋
肝機能異常（6ヵ月以上）
↓
B型慢性肝炎と診断

図2 》》B型慢性肝炎のウイルスマーカーと確定診断

C型肝炎（HCV）

- C型肝炎は歴史が浅く，1989年にHCVが同定されるまでは輸血を受けた患者の7〜20％が感染していたが，現在はほとんどなくなった．
- 手術や分娩の際に止血目的で使用されていた血液製剤であるフィブリノーゲン，または第IX因子により感染することも多かった．
- 感染経路は**血液感染**で，薬物中毒者などの注射器の使い回しや，輸血が原因である．
- 急性肝炎の**70％が慢性化**し，20〜30年で**肝硬変**に移行する．その後，**肝細胞がん**へと移行する．

＜診断＞

- C型急性肝炎，C型慢性肝炎の診断の流れを**図3**，**4**に示す．

確定診断

初診時
HCV 抗体（−） HCV-RNA（＋）
↓
1ヵ月後
HCV 抗体（＋） HCV-RNA（＋）

HCV 抗体は陽転するまでに約2ヵ月かかるため，2回測定し診断する

図3 》》 C型急性肝炎の確定診断

確定診断

HCV 抗体（＋） HCV-RNA（＋）
↓ 6ヵ月以上続く肝機能障害の原因がHCV以外にない
↓ またはエコーや肝生検で線維化を確認
C型慢性肝炎と診断

C型急性肝炎が多峰性変化を見せると慢性化しやすい

図4 》》 C型慢性肝炎の確定診断

肝炎の患者のケアで注意すべきことを記載

448 ┃ 肝・胆・膵疾患

急性肝炎

- 肝細胞に急性の炎症をきたし，全身倦怠感や黄疸，発熱などの症状をきたす．
- 血液検査で**トランスアミナーゼの上昇**を認める．
- ウイルス性が多いが，アルコール性（p.442参照）や自己免疫性（p.454参照），薬物性（p.456参照）がある．
- 急性肝炎の発症割合を**図5**に示す．

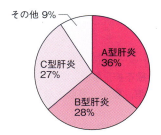

図5 》急性肝炎の発症割合
（文献1を参考に作成）

急性ウイルス性肝炎

- 肝炎ウイルスによるA〜E型肝炎によるものが多い．
- 一般的には保存的療法で軽快することが多いが，劇症型や慢性化も考慮する．
- 特に**プロトロンビン時間（PT）が40％以下**，または意識障害を示す場合，劇症化が予測される．
- 核酸アナログ製剤や肝移植手術の向上により，B型急性肝炎からの肝不全症の救命率は向上している．

症状・検査

- CTやエコーで閉塞性黄疸（肝内，肝外胆管拡張）の所見を認めない．

- 血液検査で，AST・ALTの上昇（数百〜数千単位），ビリルビン（直接ビリルビン）の上昇，PT延長，血清アンモニア値上昇などを認める．

治療

- 自然治癒傾向が強く，安静臥床や食事療法などの保存的治療が主体である．予後は良好．
- 安静臥床することで，**肝血流量**が**座位**に比べて**50％上昇**し，治癒速度も上昇するため重症化の予防につながる．

観察のポイント

- 症状は全身倦怠感，食欲不振，悪心，嘔吐，発熱，感冒症状，関節痛，黄疸，腹痛，肝腫大などであり，観察が必要．
- Ａ型肝炎が，一番症状が強く表れる（**表2**）．

表2 》》劇症化に注意するためのポイント

肝性脳症	・意識障害，傾眠傾向，せん妄，物を取り違えるなどの異常行動，羽ばたき振戦
腹水	・肝細胞が壊死することで肝機能が低下し，低アルブミン血症となり，腹水や，浮腫がみられる ・腹満感の出現
黄疸	・ビリルビンの代謝障害により黄疸が現れる ・眼瞼血膜や皮膚が黄色く変化し，尿が濃くなり，全身掻痒感が出現する
出血傾向	・肝臓で凝固因子を生産していることから，肝機能が低下することで出血傾向となる ・皮下出血や歯磨きによる歯肉出血が見られることがあり，止血まで時間がかかる

ケアのポイント

- 掻痒感に対する援助．
- 補液，薬物療法（肝庇護剤）に対する援助．

- 安楽に過ごせるように環境を整える.
- 安静の必要性の説明.
- **精神的サポート**.

慢性肝炎

- **慢性肝炎**とは,肝臓の炎症が**6ヵ月以上持続**する状態である.
- 70%強がC型肝炎ウイルスで,20%弱がB型肝炎ウイルスによるもの.
- 慢性化の状態が持続すれば徐々に肝臓が線維化し**肝硬変**へ移行する.また持続的な炎症により,**肝細胞がん**のリスクが高くなる.
- 肝硬変の成因を**図6**に示す.

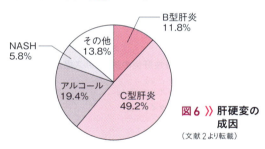

図6》肝硬変の成因
(文献2より転載)

慢性ウイルス性肝炎

- 肝炎ウイルスによる慢性肝炎.
- 抗ウイルス療法により炎症を抑え,肝硬変や肝細胞がんへの進展を防ぐことが重要である.
- 好発は,輸血歴や針刺し事故,入れ墨歴などがある.

症状・検査

- 血液検査で,AST・ALTが上昇(数百〜数千万単位)する.ALT優位のことが多い.この場合,慢性ウイルス性肝炎を疑う.

診断

- B型肝炎：HBs抗原（＋），HBc抗原高力価，HBV-DNA（＋）.
- C型肝炎：HCV-RNA（＋），HCV抗体（＋）.
- 肝生検：線維化，門脈域の炎症（piecemeal necrosis）.

治療

- 抗ウイルス療法（第一選択薬）：肝硬変や肝細胞がん，肝不全の予防のため，肝炎の鎮静化を目指した治療を行う（**表3**）.
- 肝庇護療法：ウルソデオキシコール酸（ウルソ®），グリチルリチン製剤（強力ネオミノファーゲンシー®）.

表3 》》B型・C型慢性肝炎の抗ウイルス療法

B型慢性肝炎	●ペグインターフェロン ●核酸アナログ製剤
C型慢性肝炎	**ジェノタイプ1型** ●ソホスブビル＋レジパスビル ●グラゾプレビル＋エルバスビル ●グレカプレビル＋ピブレンタスビル
	ジェノタイプ2型 ●ソホスブビル＋リバビリン ●グレカプレビル＋ピブレンタスビル

観察のポイント

- 症状は無症状，または食欲不振，掻痒感，全身倦怠感，黄疸，腹水などの観察が必要.

Memo

ケアのポイント

<症状に対する理解度>

● 疾患や検査，治療など医師からの説明が十分理解できていないことがある．

● 患者が安心して治療が受けられるように，医師からの説明内容を確認し，**看護師からも説明を行う**ことが必要．

<感染防止のための指導>

● B型，C型肝炎ウイルスは**血液を介して感染**する．第三者への感染を防止するために，予防行動を指導する．

● カミソリ，歯ブラシなど，血液が付着している可能性のある物の他者との共有を避ける．

● ケガをした時は，ガーゼなどを使用し，他者との接触を防ぐ．

● 握手や会話，会食，シャワーや入浴など**日常生活動作で感染することはない**．

<服薬・栄養指導>

● 治療が長期にわたったり症状が落ち着くと，自己判断で服薬を中止したり治療を中止することがある．これらは症状の悪化を招くため適切な指導が必要となる．

<掻痒感のケア>

● 肝機能が障害されるとビリルビンが代謝できなくなり，血中のビリルビン濃度が高くなる．ビリルビンは皮膚の末梢神経を刺激し，**強いかゆみが出現する**ことがある．

● 保湿剤を使用したスキンケアを行う．入浴時は強くこすらない，

● 締め付けの弱い衣服を着用するなど**皮膚への刺激を最小限にする**．改善されない場合は医師に薬剤処方を相談する．

肝炎

自己免疫性肝炎（AIH）

- 好発は中年女性．原因不明の慢性活動性肝炎で，自己免疫機序の関与が考えられる．
- 30％は橋本病やシェーグレン症候群，関節リウマチなどの自己免疫疾患を合併．

症状・検査

- 症状は無症状，または全身倦怠感，黄疸，食欲不振，発熱，皮疹，関節痛など．
- 血液検査で持続性のトランスアミナーゼ（AST, ALT）上昇，γ-グロブリン高値，IgG高値，ビリルビン上昇．
- 自己抗体の出現の有無を調べるために抗核抗体（ANA）陽性，抗平滑筋抗体陽性．
- ウイルス性肝炎除外のために，抗ウイルスマーカー陰性．

診断

- 他疾患を除外することが大切（図7）．

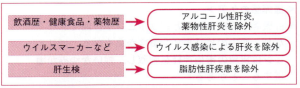

図7 》 AIHと他疾患を除外する方法
生活歴の聴取や検査を実施することで鑑別する．

Memo

治療

●主な治療法を**表4**に示す.

表4 ≫ AIHの治療法

副腎皮質ステロイド薬	●第一選択薬（長期投与）
アザチオプリン	●ステロイドの抵抗例（副作用で使用できない，再燃を繰り返すなど）
ウルソデオキシコール酸	●軽症 ●維持療法

COLUMN

インターフェロンやペグインターフェロン治療は，ほぼ全例に副作用がある

- 頻度の高い副作用の症状としては，インフルエンザ様の症状で発熱，頭痛，関節炎，全身倦怠感，食欲不振，血球減少，脱毛がある.
- 重篤な場合は抑うつ，間質性肺炎，心筋症，不整脈，脳内出血がある.

家族を含めた身体的，精神的なサポートが重要

- 安静臥床が必要だが，症状がないとストレスを感じてしまう.
- 黄疸，腹水によるボディイメージの変化による落ち込み.
- 自らが感染源であることでの負い目や，今後の不安が大きくなる.
- 精神的に不安定な状態であると疾患を受け止められず，治療に専念できなくなる可能性がある．患者・家族に不安な思いを聞き，対処法や疾患に関する正しい知識の提供も必要．ちょっとした変化も見逃さないように，信頼関係を築いていけるようにかかわっていくことが重要である.

文献

1) 柴田　実：急性ウイルス肝炎. medicina 2015；52；740.
2) 日本肝臓学会 編「肝臓病の理解のために 2020年度版（市民向け）」2020年, p5　https://www.jsh.or.jp/citizens/booklet/

薬物性肝障害

疾患の概要

● 薬物によって，胆汁うっ滞，または肝細胞障害が生じる病態である．

● 薬物服用後に食思不振，倦怠感，発熱，黄疸などの急性肝障害の症状が起こり，他の疾患が除外された場合に疑われる．

● 薬物によって起こるすべての肝疾患（脂肪肝，肝腫瘍）を総称して，薬物性肝障害（**表**）とする考え方が世界的にも広がっている．

表 》》 副作用が出現するパターンの分類

パターン	副作用のタイプ	副作用の説明	副作用を起こさない，悪化させない，万が一起こった時のための対策・対処
量をたくさん飲んで出やすい副作用	中毒性肝障害（アセトアミノフェン中毒）	かぜ薬・解熱鎮痛剤などに含まれるアセトアミノフェンを1回で大量に服用することで起こる副作用（肝障害）	定められた用法・用量を遵守する
服用する量と無関係に現れる副作用	アレルギー性副作用（アレルギー体質以外の人にも起こりうる）	少量であっても，主にアレルギー体質の人が服用することで，肝機能障害以外の肝障害が原因のかゆみ，発疹，蕁麻疹などが見られる副作用	急性症状が多いため，服用後，少しでも違和感があれば，直ちに服用を止め，速やかに医療機関で診察を受ける
特定の人に現れ，傾向がない副作用	代謝性副作用（肝臓における薬物代謝能力の個人差によって生じることがある副作用）	アルコールを肝臓で代謝する能力が個々に異なるのと同様，薬への代謝能力，免疫力の個人差がもたらす種類の副作用で，一定期間（6ヵ月とか2ヵ月とか）の継続的服用後に見られることがある肝機能障害	長期的な時間経過によって徐々に肝臓がダメージを受けるため，副作用に気付きにくいことが多く，定期的に肝機能検査（血液検査）を受けることが推奨される

- 肝臓は薬物を代謝・分解する臓器のため，薬物による障害が起きやすい．
- 薬物性肝障害はアレルギー性のものが多い．
- 薬物のみではなく，サプリメントやダイエット薬，健康食品などでも肝障害が起こりうる．

診断

- 血液検査（トランスアミナーゼ上昇，胆道系酵素上昇，総ビリルビン上昇，好中球上昇など）．
- 他の肝障害をきたす原因を認めない場合，薬物性肝障害を考える．
- 確定診断には，**薬物使用歴**，**原因薬剤の中止**による改善，**肝生検**などを参考にする．
- 薬物による肝障害のパターンから肝細胞障害型，胆汁うっ滞型，混合型に分かれる．
- 発症機構からの分類では，中毒性肝障害と特異体質性肝障害に分かれる．

治療

- 基本的に原因薬物の中止を行うことにより軽快する．
- 副腎皮質ステロイド薬を用いることもあり（高度黄疸など重症例）．
- 胆汁うっ滞が遷延する場合，ウルソデオキシコール酸を投与する．
- 胆汁うっ滞型では低脂肪食とする．
- 薬物性肝障害の悪化を防ぐだけに目的を絞るなら，薬の内服を中止すればよいが，中止することで発作が出現する可能性もある．

観察のポイント

- 薬物使用後，肝障害を認める．発熱，発疹，皮膚掻痒感などを呈する．
- 薬物使用後**1ヵ月以内に発症**することが多い．

肝細胞がん

疾患の概要

- ほとんどの肝細胞がんは**ウイルス（B型，C型）による慢性肝炎**や**肝硬変**などの**慢性肝疾患**を背景にして発生する．
- 危険因子として**アルコール多飲，男性，高齢，アフラトキシン曝露，喫煙**などある．

病態・症状

- 進行肝細胞がんでは腹部のしこりや圧迫感，腹部膨満，腹痛，体重減少，発熱などの症状が出現する．
- 腫瘍による門脈閉塞時には肝機能低下に加え，食道・胃静脈瘤の増悪，腹水貯留を認める．
- **進行肝細胞がんの約10％で破裂に伴う腹腔内出血**を認め，**腹部の激痛**や**血圧低下**を起こす．
- 肝臓は**「沈黙の臓器」**と呼ばれ，**初期には自覚症状がほとんどみられない**．
- その他，肝硬変に伴う症状（黄疸，クモ状血管腫，手掌紅斑，女性化乳房，出血傾向，腹水貯留，浮腫，吐下血，肝性脳症，意識混濁など）がある．

診断

- 血液検査で**腫瘍マーカー**である**AFP，PIVKA-Ⅱ，AFP-L3**の上昇が認められる．
- 腹部超音波検査で，鮮明かつ平坦な境界を有する結節，薄い辺縁低エコー帯（halo）を伴う結節，低エコーと高エコーの混在（モザイクパターン）する結節，後方エコーの増強などを認める．
- 腹部造影CTまたはMRI検査で，腫瘤性病変を認める（図1）．

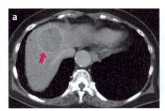
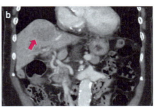

図1 》肝細胞がんのCT像
a：造影（平衡相），b：造影（早期相）．
肝S4に48mmの腫瘤が認められる（矢印）．

治療

- 肝予備能（Child-Pugh分類；p.439参照）や腫瘍数，腫瘍径などを参考に治療方針を決める（図2）．2種類以上の治療を組み合わせて行うこともある．

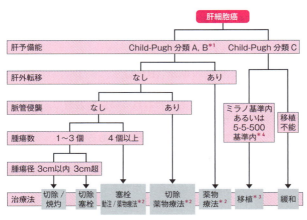

治療法について，2段になっているものは上段が優先される．スラッシュはどちらも等しく推奨される．

- [*1]：肝切除の場合は肝障害度による評価を推奨
- [*2]：Child-Pugh分類Aのみ
- [*3]：患者年齢は65歳以下
- [*4]：遠隔転移や腸管侵襲なし，腫瘍径5cm以内かつ腫瘍数5個以内かつAFP 500ng/mL以下

図2 》肝細胞がんにおける治療アルゴリズム
（文献1より転載）

外科的切除 (p.196参照)

- 長所は，**最も根治的であり，表在のがんであれば治療は容易**である．開腹下に詳細な転移検索ができ，転移結節の除去ができる．単発であれば，大型がんでも治療可能である．
- 短所は，麻酔・手術による侵襲が大きく，深部がんでは切除範囲が大きくなる．医療費が高価である．

経皮的エタノール注入療法 (PEIT)

- 長所は，**内科的に行う簡便な治療で繰り返し行うことで根治的**となる．深在性のがんでは外科的切除より簡便である．医療費が最も安価である．
- 短所は，小型少数（3cm，3個以内）が基本で，薬剤注入状況で効果がやや不確実である．肝表面，超音波検査で死角となる部位のがんでは治療が困難である．門脈・胆管流入による副作用がある．

ラジオ波焼灼療法 (RFA)

- 長所は，**内科的に行われる簡便な治療**で，腫瘍が3cmなら1〜2回の治療で終わる．**穿刺できる腫瘍であれば，効果が確実**である．
- 短所は，小型少数（3cm，3個以内）が基本で，大型血管の近くでは治療効果が不良である．肝膿瘍や周囲臓器熱傷の副作用がある．

肝動脈化学塞栓療法 (TACE)

- 長所は，**大型・多発性がんでも治療可能**であり，肝機能不良であっても試行可能である．

● 短所は，根治性が劣り反復治療が必要なことである．高分化型肝がんには無効で，門脈浸潤・びまん型では治療効果不良である．術者の技術により効果の差が見られる．

観察のポイント

● 内科的な経皮的局所療法を行う際には，患者背景に応じた疼痛除去の工夫が必要である．特に，経皮的マイクロ波凝固療法（PMCT）やRFAでは熱凝固に伴う痛みが強いため，麻薬（ペチジン，モルヒネなど）の前投薬や症例に応じて全身麻酔も考慮される．
● 経皮的穿刺治療においては，**治療日から24時間以内は肝表面からの出血の症状（頻脈，血圧低下）の監視**が重要である．
● TACEでも，疼痛症状が緩和できる投薬や看護が必要である．治療後，1週間前後持続する発熱の動向については，合併症との見極めも必要である．

ケアのポイント

● 肝細胞がんの根治的な切除や壊死治療ができても，**慢性肝炎や肝硬変が基礎疾患として存在するので，肝細胞がん再発の危険性がある**ことを説明する．
● 外科的肝切除では創が大きいため痛みも強く，離床を勧めるには，創痛コントロールが重要である．
● RFAは，焼灼された生体反応による一時的な発熱が起きる．**持続する発熱の場合，胆管炎や肝膿瘍の併発を考慮**する．

文献
1) 日本肝臓学会 編「肝癌診療ガイドライン2021年版」2021年，p76，金原出版．

肝細胞がん

胆石症

疾患の概要

● 胆石は，胆汁中の成分（コレステロール，色素）が固まった物であり，胆道内の部位により**胆嚢結石**，**肝内結石**，**総胆管結石**に分けられる．

● 肝臓で生成される胆汁の流出経路（胆道系）には結石が生じうる．

● 主な原因は**胆汁の流出障害**である．流出障害は胆嚢の機能不全，十二指腸乳頭の機能不全や狭窄，胆管の狭窄または高度の病的拡張などで起こる．

病態

● 胆嚢の機能は**胆汁の貯留**と**絞り出し**である．**胆汁中のコレステロール濃度の上昇**や**胆嚢の収縮不良により胆汁の入れ替えが滞る**と，成分の結合により胆嚢内に**結石**ができる．

● 胆管結石では胆管に狭窄が起こると，胆汁の流れが妨げられ，胆管内に結石が生じたり，胆嚢結石が胆管に落下して生じる．

● 胆管の高度な病的拡張や，細菌感染によっても，胆汁の停滞から流出障害をきたし，結石となる．

症状

胆嚢結石

● 胆石発作と呼ばれる胃痛のような腹痛，絞られるような強い心窩部痛，右季肋部痛が起こる．

肝内結石

- 胆汁内に細菌が常在し，結石により胆汁の流れが妨げられて胆管が炎症・感染を起こす.
- 発熱・腹痛・黄疸になることもある.

総胆管結石

- 総胆管結石が胆管末端の乳頭部にはまると，胆汁の流れがせき止められて**黄疸**が現れる．心窩部の奥の方に**腹痛**を感じることが多い.
- 乳頭部で膵管を閉塞させて膵液の流れを妨げ，**胆石性の急性膵炎を引き起こす**こともある.
- 細菌感染により，急性胆嚢炎や胆管炎，重症急性胆管炎が起こると，眼球結膜の黄疸，発熱，悪寒・戦慄，低血圧，ショック，意識障害などの重篤な病態となることがある.

検査・診断

腹部超音波検査

- 胆石の描出には，腹部超音波検査が第一選択で，特に胆嚢結石の描出に有用.

腹部CT検査

- 超音波で見えにくい総胆管結石や肝内結石の描出にも有用.

MR胆管膵管撮影（MRCP）検査

- 非侵襲的に胆道系を描出できる検査（**図1**）.
- 心臓ペースメーカ挿入例などは禁忌である.

胆石症

463

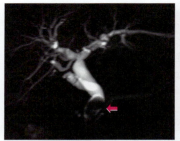
図1 》MRCP画像
総胆管内に陰影欠損（矢印）を認め，総胆管結石と診断された．

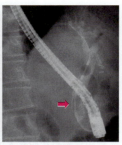
図2 》ERCP画像
総胆管内に透亮像（隆起で造影剤がはじかれた像）を認め（矢印），総胆管結石を確認した．

内視鏡的逆行性胆管膵管造影（ERCP）検査

- 内視鏡を用いて胆道・膵管を造影する検査で，胆管結石の診断に有用（**図2**）．

経皮経肝的胆管造影（PTC）検査

- 閉塞性黄疸に対して超音波ガイド下で，拡張した胆管を穿刺し造影剤を注入して，胆管の狭窄・閉塞を確認する．

治療

胆嚢摘出術

- 胆嚢結石症に対する確実で，根本的な治療法．**胆嚢の機能不全から生じる胆嚢結石症を解決するには，摘出が基本的な治療法**となる．
- 現在，**腹腔鏡下胆嚢摘出術が一般的**で，急性胆嚢炎にも適応されるが，慢性胆嚢炎などの困難症例では，途中で開腹手術に変更することもある．

- 開腹手術既往例では，腹腔鏡下手術ができない場合がある．

経口溶解療法

- 薬剤により胆石を溶解させる治療法．コレステロールが胆汁に溶けることを利用して，胆汁酸利胆薬のウルソデオキシコール酸（ウルソ®）などにより，胆石の溶解を期待する．
- 効果が胆石の種類に依存すること，結石が溶解しても胆嚢そのものの機能が改善されるわけではないため，**結石の再発**がありうる．

経皮経肝胆道ドレナージ（PTCD）

- 早期に胆道内圧の低減を図るため，内視鏡的逆行性胆管ドレナージ（ERBD）ができない場合（上部消化管閉塞例や，Roux-en-Y吻合などの消化管術後症例など）に選択される．
- 胆管内の胆汁を吸引することにより胆管内を減圧し，細菌を含んだ胆汁の肝臓への逆流を防ぐ．
- PTCDによるドレナージでチューブ造影することにより，胆管炎軽快後に胆道系を精査することが可能である．
- 経皮経肝胆道ドレナージ（PTBD）とも呼ばれている．
- 超音波ガイド下で拡張した肝内胆管を穿刺する．

経皮経肝胆嚢ドレナージ（PTGBD）

- 早期手術が困難な場合や，初期治療に反応しない場合に行う．
- 超音波ガイド下で穿刺するが，PTGBDではX線透視下にドレナージチューブを留置する．

胆道ドレナージ

- 胆道ドレナージは胆管切開後に**総胆管にTチューブを留置**するか，**胆嚢管経由でCチューブを留置**する．
- 術後の遺残結石に対しても，胆管ドレナージ経路を使ったアプローチが可能となる．

内視鏡的胆道ドレナージ（EBD）

＜内視鏡的経鼻胆道ドレナージ（ENBD）＞
- 鼻から胆道にかけてドレナージチューブを挿入し，胆汁を体外に排出させる．
- チューブを通して胆管内の洗浄や，造影が可能である．

＜ERBD＞
- 胆道内から狭窄部を越えて，経乳頭的に十二指腸内に胆汁を排出するため，胆管ステントを留置する．

観察のポイント

- 疼痛の部位（右季肋部，心窩部，背部）．
- 発熱の有無．

ケアのポイント

- 油ものを避けたり，少しずつ何回かに分けて食べるなどの食事指導を行う．
- ドレーンの性状・量，刺入部の漏れ，痛み，皮膚の観察を行う．
- ドレーンに配慮して生活動作を行うよう指導する．

胆道がん

疾患の概要

- 胆道がんは，肝外胆道系に発生する悪性腫瘍である．
- がんの発生部位によって，**胆管がん**，**胆嚢がん**，**乳頭部がん**の３つに分類される．

診断

血液検査

- 胆道系酵素（**ALP**，**γ-GTP**）の上昇，胆道がんの腫瘍マーカー（**CA19-9**，**CEA**，など）の上昇．

超音波検査

- 肝内または肝外胆管の拡張，拡張した胆管より下流の腫瘤などを認める．

確定診断や病変の進展度評価

- 超音波内視鏡，腹部MDCT，MR胆管膵管撮影（MRCP），内視鏡的逆行性胆管膵管造影（ERCP），経皮経肝的胆管造影（PTC），EUS，管腔内超音波検査（IDUS）．

治療（図）

外科的治療（手術）

- 胆道がんの根治治療は外科切除のみのため，手術の可能性を検討する．

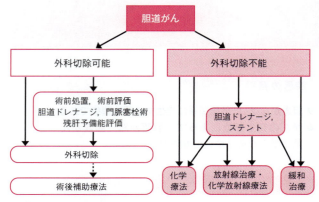

図 》 胆道がんの治療アルゴリズム
(文献1より引用改変)

- 一般的に遠隔転移や腹膜播種，広範なリンパ節転移がある場合には切除不能となる．
- 術前や手術不可能時に，**閉塞性黄疸に対して内視鏡的経鼻胆管ドレナージ（ENBD）やステント挿入**を行う．

化学療法

- 切除不能例に対して，GC（ゲムシタビン＋シスプラチン併用）療法が第一選択である（p.249参照）．

観察のポイント

胆管がん

早期	・胆管が狭窄することにより出現する：黄疸, 全身倦怠感, 褐色尿, 灰白色便 ・初期：しばしば無症状．特異的な症状はないが，黄疸が最も多い
進行期	・全身症状の出現：食欲不振, 体重減少, 全身倦怠感 ・遠位胆管が閉塞した場合：黄疸, Courvoisier徴候（無痛性に腫大した胆嚢を触知する）

- 肝外胆管に生じるがん．発見時には進行がんであることが多く，予後不良．
- 高齢の男性に好発する．
- 早期・進行期いずれの場合も，胆管炎を併発すると発熱・疼痛が出現する．

胆囊がん

早期	・30〜40％が無症状． ・健康診断や精査の画像検査で診断される
進行期	・初発症状：右上腹部痛　黄疸，悪心・嘔吐，体重減少 ・胆管浸潤した場合：閉塞性黄疸，全身倦怠感 ・転移した場合：腸管閉塞，がん性腹膜炎

- 胆囊，および胆囊管に生じるがん．発見時には進行がんであることが多く，予後不良．
- 胆石症手術などの際に，偶然発見されたものは予後良好．
- 高齢の女性に好発する．

乳頭部がん

早期	・初発症状：黄疸・発熱・腹痛
進行期	・動揺性の黄疸, 全身症状の出現, 全身倦怠感, 食欲不振, 体重減少，背部痛

- 十二指腸ファーター乳頭部に生じるがん．予後は，胆道がんの中で最も良好．
- 60歳代の男性に好発する．

ケアのポイント

- 「周術期におけるケア」（p.249）参照．

文献
1) 日本肝胆膵外科学会ほか 編：エビデンスに基づいた 胆道癌診療ガイドライン 改訂第3版．p14，医学図書出版，2019.

急性膵炎

疾患の概要

- 膵臓内の活性化膵酵素が膵臓や周辺臓器を**自己消化**する急性炎症性疾患である.
- 男性では**アルコール性**,女性では**胆石性**が多い.
- その他の原因としては,脂質異常症や手術,内視鏡的逆行性胆管膵管造影(ERCP)の治療後の膵酵素の活性化,膵胆管合流異常,膵腫瘍などがある.

膵臓の機能

- 膵臓には,外界に消化酵素を分泌する外分泌機能(**表1**)と,血中にホルモンを分泌する内分泌機能(**表2**)の2つの機能がある.

表1 》膵臓から分泌される消化酵素の働き

分泌細胞	消化酵素	働き
腺房細胞	アミラーゼ	
	トリプシン	タンパク質の分解
	キモトリプシン	
	リパーゼ	脂肪の分解

表2 》膵臓から分泌されるホルモンの働き

分泌細胞	分泌物質	働き
α 細胞	グルカゴン	血糖値を上げる
β 細胞	インスリン	血糖値を下げる
δ 細胞	ソマトスタチン	インスリン・グルカゴンなどの分泌を抑制

診断

- 『急性膵炎診療ガイドライン2021』にある急性膵炎の診断基準を**表3**に示す.

表3 》急性膵炎の診断基準

1. 上腹部に急性腹症発作と圧痛がある
2. 血中または尿中に膵酵素の上昇がある
3. 超音波,CTまたはMRIで膵に急性膵炎に伴う異常所見がある

上記3項目中2項目以上を満たし,他の膵疾患および急性腹症を除外したものを急性膵炎と診断する.ただし,慢性膵炎の急性増悪は急性膵炎に含める.
注:膵酵素は膵特異性の高いもの(膵アミラーゼ,膵リパーゼなど)を測定することが望ましい.

(文献1より引用)

血液・尿検査

- 血液検査では**血中アミラーゼ**や**リパーゼ**の上昇が,尿検査では**尿中アミラーゼ**などの膵酵素の上昇が確認できる.

超音波検査

- 侵襲がなく,膵腫大や膵周囲への炎症の波及などについて診断ができる.

CT検査

- 他疾患との鑑別診断を目的とする(図).
- 消化管ガスなどの影響を受けずに診断ができる.
- 膵腫大や膵実質の不均一化,膵周囲への炎症の波及などについて診断ができる.

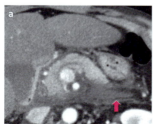 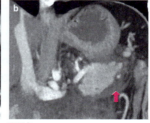

図 》急性膵炎のCT像(52歳,男性)
a:水平断,b:冠状断.
膵臓の腫大と周囲の液体貯留を認める.矢印:腹水(液体貯留).

胸部・腹部X線検査

● 他疾患との鑑別診断ができる.

治療

● 禁食により膵酵素の外分泌を回避し膵臓の安静を図る.
● 体液が膵周囲や後腹膜腔に漏出し循環血漿量が減少するので，補正するために**多量の輸液**を行い，**循環動態を安定**させ，**電解質バランス**を補正する.
● 激しい疼痛が持続的に起こる．その際は，速やかに鎮痛剤を投与する.
● 多くの場合，**タンパク分解酵素阻害薬**を投与することで，膵酵素の活性化を阻害する.

ケアのポイント

● 急性期には循環動態の変動が起こりやすいため，**尿量**や**血圧**などの**バイタルサインをモニタリング**し，輸液管理を行う.
● 重症化すると，**呼吸不全**，**腎不全**，**播種性血管内凝固症候群（DIC）**，**感染**などを起こす恐れがあるため，全身状態の観察を行う.
● 患者には，持続する腹痛や悪心，治療に伴う安静保持，呼吸困難などの苦痛が生じているため，**苦痛の緩和**を図る必要がある.

> 例：薬剤投与による症状緩和や疼痛の評価，安楽な体位の工夫.

● 症状による苦痛や治療の影響によって，**意識障害**や**せん妄**などを認めることがある．せん妄などの評価や対応も必要である.

文献

1) 大槻　眞ほか：厚生労働科学研究補助金 難治性疾患克服研究事業 難治性膵疾患に関する調査研究 平成17年度 総括・分担研究報告書. p11, 2006.

慢性膵炎

疾患の概要

- 膵臓の正常な細胞が壊れて、膵臓が線維に置き換わり、膵臓の働きが徐々に失われていく疾患である.
- アルコールの多飲や膵石などが原因で、膵実質が不可逆的な変化を生じ、膵臓の外・内分泌機能が低下していく**難治性進行疾患**である.

診断

- 繰り返す上腹部痛や背部痛がある.
- 治療により激しい疼痛は治まるが、急性膵炎とは異なり、**鈍痛や重苦しさ**が残る.
- 膵臓の外・内分泌機能が維持されている(5〜10年くらい)代償期では膵酵素が上昇し、不可逆的な機能不全に至った非代償期では膵酵素が低下する.
- 腹部超音波、CT画像では**膵辺縁が不規則**な凹凸を認める(図).

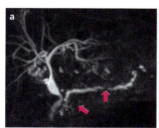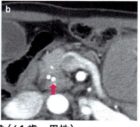

図 》アルコール性慢性膵炎の画像(61歳, 男性)
a:MRCP像. 主膵管の広狭不整を認める. 矢印:主膵管が狭くなっている.
b:CT像. 膵頭部に膵石(矢印)が散在している.

治療

- 疼痛や膵外・内分泌機能不全に対する治療を行う.
- 膵液うっ滞に対して，体外衝撃波結石破砕術（ESWL）や内視鏡的治療を行う.
- 消化酵素の不足による消化器症状の緩和を行う.
- **断酒，禁煙，食事指導**が主である.

ケアのポイント

- **生活の見直しが重要**である.
- 飲酒や喫煙は，量を控えるよりやめることが重要.
- 食事指導は，血液検査で膵酵素が上昇する代償期では低脂肪食（30〜35g/日以下），膵酵素が低下する非代償期では高カロリー食とする.
- 暴飲暴食はやめて規則正しい食事時間と，消化の良い食べ物を摂取する.

COLUMN

治療には家族の協力が必要

- ストレスを溜めないことが大切. 一人で断酒や禁煙，食事療法に取り組むのではなく，家族で応援できる環境を整えることが，改善のポイントである.

生活指導のポイントを記載

例：飲酒歴，喫煙歴，食生活，協力者の有無，など

膵臓がん

疾患の概要

- 膵臓がんは,膵管上皮細胞から発生する悪性腫瘍である.
- 膵臓は**膵頭部**と**膵体部**,**膵尾部**の3つに分けられ(**図1**),がんの占拠部位で膵頭部がん,膵体部がん,膵尾部がん,全体がんに分けられる.

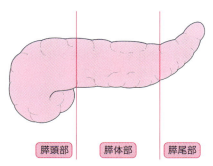

図1 》膵臓の解剖

膵臓の機能

- 膵臓は,**内分泌機能**と**外分泌機能**と呼ばれる2つの働きを持っている.

膵内分泌機能

- **β細胞と呼ばれる細胞は,インスリンを合成して血液中に分泌する役目を持っている.**
- インスリンが不足すると,ブドウ糖をエネルギーに変換することができなくなるため,血糖値が上昇し,糖尿病になる可能性が高くなる.

膵外分泌機能

- 膵外分泌機能とは，膵液が膵管に分泌されて，十二指腸内で分泌する働きである．
- 膵液には，消化酵素と呼ばれるリパーゼ，アミラーゼ，トリプシン，キモトリプシンなどが大量に含まれており，これらがタンパク質や脂肪を分解する．
- 膵液はアルカリ性を持つ重炭酸イオンを多く含んでいる．そのため，酸性を持つ胃液を中和する働きがあり，十二指腸を胃液から保護する役割も果たしている．
- 膵液は，1日あたりおよそ1,500mL分泌される．
- 膵液は普段，膵臓にとどまっているが，食物が十二指腸まで流れると，ホルモン作用により膵液の分泌を促す仕組みとなっている．

症状

- 膵臓がんの初期症状は，一般的に無症状なことが多い．症状が出現する頃には，進行がんになっていることが多い．
- 膵臓がんでは，がんの浸潤による胆道閉塞や神経叢浸潤，膵外分泌や耐糖能の異常が発生する．
- **腹痛**：随伴性膵炎により起こる．腫瘍が小さいうちから認められる．
- **黄疸**：胆道閉塞により起こる．Courvoisier徴候．
- **腰背部痛**：神経叢浸潤により起こる．夜間に多く，胸膝位で軽減する．
- **体重減少**：膵外分泌機能低下・耐糖能低下により起こる．
- **発熱**：胆管炎を併発した際に出現することがある．
- **消化不良症状**：膵外分泌機能低下や胆道閉塞により起こる．下痢・白色便が特徴．

検査・診断

血液検査

- 膵酵素（アミラーゼ，リパーゼ）の上昇，腫瘍マーカー（CA19-9，CEA）の上昇．

超音波検査

- 膵管の拡張，低エコーの腫瘤．

造影CT（図2，3）

- 膵管の拡張，低吸収域の腫瘤，内視鏡的逆行性胆管膵管造影（ERCP），MR胆管膵管撮影（MRCP）．

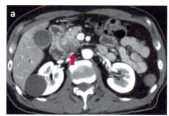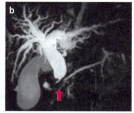

図2 》膵頭部がん，閉塞性黄疸の造影画像（59歳，男性）
a：造影CT像．膵頭部に低吸収域を認める（矢印）．
b：MRCP像．主膵管および総胆管の膵頭部での狭窄を認める（矢印）．

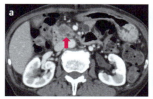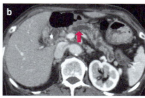

図3 》膵頭部がんの造影CT像（76歳，女性）
a：膵頭部に低吸収域を認める（矢印）．
b：尾側膵管の拡張を認める（矢印）．

治療

外科的治療（手術）

＜術式（膵頭部がん）＞
- 膵頭十二指腸切除術（p.207 参照）.
- 十二指腸温存膵頭切除術.
- 幽門輪温存膵頭十二指腸切除術（p.208 参照）.
- 亜全胃温存膵頭十二指腸切除術.

＜術式（膵体尾部がん）＞
- 膵体尾部切除術（p.208 参照）＋脾臓摘出術.

化学療法

＜局所進行切除不能例，遠隔転移切除不能例＞
- ゲムシタビン単剤療法.
- FOLFIRINOX療法（p.252 参照）.
- ゲムシタビン＋ナブパクリタキセル併用療法（p.256 参照）.
- S-1単剤療法.

姑息的治療・緩和治療

＜閉塞性黄疸＞
- 総胆管への浸潤が原因である.
- 治療法は，胆管ステント留置や胆道ドレナージ，胆道バイパス術などがある.

＜消化管閉塞＞
- 胃・十二指腸への浸潤が原因である.
- 治療法は，消化管ステント留置や消化管バイパス術（胃空腸吻合），胃瘻造設などがある.

＜疼痛＞
- 神経叢への浸潤やがん性腹膜炎，多臓器への転移が原因である.

- 治療法は，**オピオイドの導入**，腹腔神経叢ブロックなどがある．

観察のポイント

- 腹痛，黄疸，腰背部痛，体重減少．
- 急激な糖尿病の発症，または悪化がみられる．
- 血液検査で膵酵素・胆道系酵素の上昇を認める．
- 超音波検査で膵管の拡張，低エコーの腫瘤を認める．
- 造影CTで低吸収域の腫瘤を認める．
- MRCPやERCPで膵管・胆管の狭窄，途絶，拡張を認める．

ケアのポイント

- 持続性の著しい腰背部痛の有無や，掻痒感の有無，栄養状態を観察する．
- 血糖値推移の把握を行う．
- 診断後は精神的なフォローをする．

膵臓がん患者における術後管理のポイントを記載

膵臓がん

付録　栄養基準総括表

食種	適応	エネルギー(kcal)	水分(g)	タンパク質(g)	脂質(g)	炭水化物(g)	食塩(g)
脂質制限食	膵炎	1,500	1,400	55	15	290	7
	膵炎	1,100	1,600	35	10	220	6.5
	膵炎	700	1,600	20	5	140	5.5
	膵炎	500	1,400	7	2	110	4
	膵炎	300	1,200	5	2	70	3
	胆石、急性肝炎	1,700	1,500	70	25	300	8
	胆石、急性肝炎	1,400	1,900	65	25	230	8
	胆石、急性肝炎	1,000	1,800	50	20	160	6.5
胃術後食	胃切除、消化管術後	1,400	1,600	60	35	210	7
	胃切除、消化管術後	1,200	1,500	50	30	180	6.5
	胃切除、消化管術後	1,000	1,800	45	30	140	7.5
	胃切除、消化管術後	700	1,500	25	20	110	5.5
易消化食	胃潰瘍、十二指腸潰瘍、潰瘍性大腸炎、消化管術後	1,800	1,600	75	40	290	8
	胃潰瘍、十二指腸潰瘍、潰瘍性大腸炎、消化管術後	1,600	1,900	70	35	250	8
	胃潰瘍、十二指腸潰瘍、潰瘍性大腸炎、消化管術後	1,200	2,000	50	30	180	7.5
	胃潰瘍、十二指腸潰瘍、潰瘍性大腸炎、消化管術後	1,050	2,000	45	30	150	7.5
	胃潰瘍、十二指腸潰瘍、潰瘍性大腸炎、消化管術後	800	1,700	25	20	130	5
低残渣食	潰瘍性大腸炎、クローン病	1,300	1,700	55	25	210	6.5
	潰瘍性大腸炎、クローン病	1,000	1,800	45	20	160	6
大腸内視鏡検査食	大腸内視鏡検査	732	685	25.1	33.7	82.6	5.5

(東京都立豊島病院のデータを基に作成)

付録　略語一覧

5-FU	5-fluorouracil	5-フルオロウラシル
γ-GTP	γ-glutamyl transpeptidase	ガンマ-グルタミルトランスペプチダーゼ
ADH	antidiuretic hormone	抗利尿ホルモン
ADL	activities of daily living	日常生活動作
AFP	α-fetoprotein	α-フェトプロテイン
AGML	acute gastric mucosal lesion	急性胃粘膜病変
AIH	autoimmune hepatitis	自己免疫性肝炎
Alb	albumin	アルブミン
ALP	alkaline phosphatase	アルカリホスファターゼ
ALT	alanine aminotransferase	アラニンアミノトランスフェラーゼ
AMY	amylase	アミラーゼ
ANA	antinuclear antibody	抗核抗体
APTT	activated partial thromboplastin time	活性化部分トロンボプラスチン時間
ARDS	acute respiratory distress syndrome	急性呼吸窮迫症候群
AST	aspartate aminotransferase	アスパラギン酸アミノトランスフェラーゼ
BCAA	branched-chain amino acids	分枝鎖アミノ酸
B-RTO	balloon occluded retrograde transvenous obliteration	バルーン下逆行性経静脈的塞栓術
BUN	blood urea nitrogen	血液中尿素窒素
CBC	complete blood count	血球算定検査
CD	Crohn's disease	クローン病
CDDP	cisplatin	シスプラチン
CEA	carcinoembryonic antigen	胎児性癌抗原
ChE	cholinesterase	コリンエステラーゼ
Cr	creatine	クレアチニン
CRBSI	catheter related blood stream infection	カテーテル関連血流感染
CRP	C-reactive protein	C反応性タンパク
DAAs	direct acting antiviral agents	直接作用型抗ウイルス剤
D-Bil	direct bilirubin	直接ビリルビン
DIC	disseminated intravascular coagulation	播種性血管内凝固症候群
DIC-CT	drip infusion cholangiographic-computed tomography	点滴静注胆嚢造影CT
DST	delirium screening tool	せん妄スクリーニング・ツール
DVT	deep venous thrombosis	深部静脈血栓症
ECOG	Eastern Cooperative Oncology Group	米国東海岸癌臨床試験グループ（米国の腫瘍学団体）
EGFR	epidermal growth factor receptor	上皮増殖因子受容体
EIS	endoscopic injection sclerotherapy	内視鏡的硬化療法
ENBD	endoscopic nasobiliary drainage	内視鏡的経鼻胆管ドレナージ
EO	ethanolamine oleate	オレイン酸モノエタノールアミン

epi	epidural analgesia	硬膜外鎮痛
ERBD	endoscopic retrograde biliary drainage	内視鏡的逆行性胆管ドレナージ
ERCP	endoscopic retrograde cholangiopancreatography	内視鏡的逆行性胆管膵管造影
ESD	endoscopic submucosal dissection	内視鏡的粘膜下層剥離術
ESWL	extracorporeal shock wave lithotripsy	体外衝撃波結石破砕術
EUS	endoscopic ultrasonography	超音波内視鏡検査
EVL	endoscopic variceal ligation	内視鏡的静脈瘤結紮術
FDG-PET	fluorodeoxyglucose-positron emission tomography	フルオロデオキシグルコース - 陽電子放出断層撮影
FRS	face rating scale	表情評価スケール
GCAP	granulocyte/ monocyte apheresis	顆粒球除去療法
GCS	Glasgow Coma Scale	グラスゴー・コーマ・スケール
GERD	gastroesophageal reflux disease	胃食道逆流症
GIST	gastrointestinal stromal tumor	消化管間質腫瘍
GOT	glutamate oxaloacetate transaminase	グルタミン酸オキサロ酢酸トランスアミナーゼ
GPT	glutamic pyruvic transaminase	グルタミン酸ピルビン酸トランスアミナーゼ
GVHD	graft versus host disease	移植片対宿主病
H_2RA	histamine H_2 receptor antagonist	ヒスタミン H_2 受容体拮抗薬
HAV	hepatitis A virus	A 型肝炎ウイルス
Hb	hemoglobin	ヘモグロビン
HBV	hepatitis B virus	B 型肝炎ウイルス
HCV	hepatitis C virus	C 型肝炎ウイルス
HER2	human epidermal growth factor receptor type2	ヒト上皮増殖因子受容体 2 型
HSE	hypertonic saline-epinephrine	高張 Na エピネフリン
Ht	hematocrit	ヘマトクリット
IBD	inflammatory bowel disease	炎症性腸疾患
ICG	indocyanin green	インドシアニングリーン
IPC	intermittent pneumatic compression	間欠的空気圧迫法
IV-PCA	intravenous patient controlled analgesia	経静脈患者自己疼痛管理
JCS	Japan Coma Scale	ジャパン・コーマ・スケール
LCAP	leukocytopheresis	白血球除去療法
LDH	lactic dehydrogenase	乳酸脱水素酵素
LES	late evening snack	就寝前軽食摂取
LES	lower esophageal sphincter	下部食道括約筋
MRCP	magnetic resonance cholangiopancreatography	MR 胆管膵管撮影
NAFLD	non-alcoholic fatty liver disease	非アルコール性脂肪性肝疾患
NASH	non-alcoholic steatohepatitis	非アルコール性脂肪性肝炎
NERD	non-erosive reflux disease	非びらん性胃食道逆流症
NRS	numerical rating scale	数値評価スケール

NSAIDs	non-steroidal anti-inflammatory drugs	非ステロイド性抗炎症薬
PEG	percutaneous endoscopic gastrostomy	経皮内視鏡的胃瘻造設術
PEIT	percutaneous ethanol injection therapy	経皮的エタノール注入療法
Plt	platelet	血小板
PMCT	percutaneous microwave coagulation therapy	経皮的マイクロ波凝固療法
PNS	partnership nursing system	パートナーシップ・ナーシング・システム
PPI	proton pump inhibitor	プロトンポンプ阻害薬
PS	performance status	全身状態
PSE	partial splenic embolization	部分的脾動脈塞栓術
PT	prothrombin time	プロトロンビン時間
PTBD	percutaneous transhepatic biliary drainage	経皮経肝胆道ドレナージ
PTC	percutaneous transhepatic cholangiography	経皮経肝の胆管造影
PTCD	percutaneous transhepatic cholangio drainage	経皮経肝胆道ドレナージ
PT-INR	prothrombin time-international normalized ratio	プロトロンビン時間国際標準比
PTO	percutaneous transhepatic obliteration	経皮経肝の食道静脈瘤塞栓術
QOL	quality of life	生活の質
RBC	red blood cell	赤血球
RFA	radiofrequency ablation	ラジオ波焼灼療法
RI	radioisotope	放射性同位元素
RI	remote infection	遠隔感染
SpO₂	oxygen saturation of peripheral artery	末梢動脈血酸素飽和度
SSI	surgical site infection	手術部位感染
TACE	transcatheter arterial chemoembolization	肝動脈化学塞栓療法
TACO	transfusion-associated circulatory overload	輸血関連循環負荷
TAE	transcatheter arterial embolization	経カテーテルの動脈塞栓術
T-Bil	total bilirubin	総ビリルビン
TIPS	transjugular intrahepatic portosystemic shunt	経頸静脈的肝内門脈静脈シャント術
TP	total protein	総タンパク
TRALI	transfusion-related acute lung injury	輸血関連急性肺障害
UBT	urea breath test	尿素呼気試験
VAS	visual analogue scale	視覚的評価スケール
VRS	verbal rating scale	口頭評価スケール
WBC	white blood cell	白血球

付録 Index

数字・記号

5-FU　228, 238, 240, 252
5W1H　37
5-アミノサリチル酸(5-ASA)製剤
　416, 421
γ-GTP　99, 467

A～C

ACCR　100
ADL　19
AFP　101, 458
AFP-L3　458
Alb　164
ALP　97, 164, 467
ALT　96, 164
AMY　100, 164
ARDS　182
AST　96, 164
A型肝炎　446
Bard® 3D Max® Light　222
Bard® メッシュ　222
BEV/Bmab　238
Billroth-Ⅰ法　186, 410
Billroth-Ⅱ法　186, 410
B型肝炎　447
CA19-9　101, 467, 477
CDDP　228, 249
CEA　101, 467, 477
Child-Pugh分類　200, 439, 459
Courvoisier徴候　468, 476
COVID-19　61, 105, 162
CPT-11　240, 252
CRBSI　311
CRP　164
C型肝炎　448
Cチューブ　466
C反応性タンパク　164

D～N

da Vinci　224
D-BIL　98
DIC　199, 472
DIC-CT　81
DVT　280
　——予防方法　282
D-ダイマー　282
EBD　466
EIS　129, 375
EMR　117, 388, 410, 433
ENBD　154, 466, 468
epi　326
ERBD　154, 466
ERCP　149, 464, 477
ESD　121, 388, 410, 433
EST　153

ESWL　474
EUS　138
EVL　125, 375
　——デバイス　127
FOLFIRI ± Panitumumab療法
　240
FOLFIRINOX療法　252
FP療法　228
GCAP　416
GC療法　249, 468
GEM　249, 256
GEM＋nab-PTX療法　256
GERD　378
GIST　183
GOT　96, 164
GPT　96, 164
H₂受容体拮抗薬　103, 384, 397
H₂ブロッカー　103, 384, 397
Hassab手術　376
Hb　164
Helicobacter pylori　398, 403, 408
HEPAフィルター付きバーテーション　107
IBD　414, 419
IPCポンプ　205
ISBARC　37
ISR　193
IV-PCA　327
LDH　99
l-LV　238, 240, 252
L-OHP　231, 238, 242, 252
mFOLFOX6 ± BEV療法　238
MOF　182
MRCP　463, 477
MR胆管膵管撮影　463, 477
N95マスク　67
nab-PTX　256
NAFLD　442
NASH　442
NERD　378
NH₃　16, 164
Nivolumab療法　236
NSAIDs　398, 403
NST　357

O～X

Oリング　125
Pani/Pmab　240
PEG　158
PEIT　460
PET-CT　81, 91
PIVKA-Ⅱ　458
Plt　164
PNA分類　200
PPE　63, 108, 163, 307, 324
PPI　103, 384, 397
PS　255

PTC　464
PTCD　465
PTGBD　465
PTX　234
RAM　234
Ramcirumab＋PTX療法　234
RFA　460
RI　321
　——異常集積　88
Roux-en-Y法　186, 187, 410
S-1　231, 410
SBAR　37
SOX療法　231, 410
SSI　171, 313, 321
SYNAPSE VINCENT　200
S状結腸切除術　191
T1強調画像　82
T2強調画像　83
TACE　460
T-BIL　98
TP　164
Tチューブ　466
WBC　164
WHO 3段階除痛ラダー　47
XELOX療法　242
X線TV室　105
X線検査　70, 74, 76

あ行

握雪感　205
アザチオプリン　455
足抜き　273
圧迫法　71
アテゾリズマブ＋ベバシズマブ
　療法　246
アナフィラキシー症状　95
アニサキス虫体　397
アバスチン®　246
アフラトキシン　458
アミラーゼ　100, 164, 477
　——/クレアチニンクリアランス比　100
アルカリホスファターゼ　97, 164
アルコール　234
　——性肝炎　442
　——性肝障害　99
アルブミン　164
アレルギー　56
　——反応　232, 234, 239, 244, 252, 257
アンビルヘッド　194
アンモニア　16, 164
胃潰瘍　12, 402
胃管　215
　——の管理　188
胃がん　183, 231, 407
　——の壁深達度　409
胃酸中和薬　103

胃酸分泌抑制薬　103
意識障害　16, 472
意識レベルの変化　333
意思決定支援　53
医師事務　58
胃・十二指腸手術　289
胃術後食　480
易消化食　480
胃食道逆流症　378
胃全摘術　187
胃体部　407
痛み　45
　――の緩和因子　48
　――のケア　xxii
　――の原因　48
　――の増強因子　48
　――の治療目標　48
　――の把握　329
胃底部　407
胃内容停滞　210
胃内容排泄遅延　293
胃粘膜ひだ　394, 398
胃粘膜保護薬　103
胃の3領域区分　184
胃の機能低下　358
胃の構造　394
易疲労　45
イリノテカン　240, 252
医療事務　59
医療相談　59
医療メディエーター　36
イレウス管　215
胃瘻チューブ　161
インジゴカルミン　123
インスリン　475
　――対策　369
インターフェロン　455
イントロデューサー変法　160
陰部洗浄　41
インラインフィルター　235, 237, 242
ウイルス性肝炎　446
右側大腸がん　431
ウルソデオキシコール酸　455, 457, 465
ウロストーマ　349
エアマット　270
エアロゾル感染　65
栄養管理　356
栄養基準総括表　480
栄養サポート　356
　――チーム　357
栄養障害　323, 356
栄養状態改善　182
栄養療法　423
壊疽性虫垂炎　425
遠隔感染　321
嚥下困難　14
炎症性腸疾患　414, 419
横隔膜下ドレーン　180
横行結腸切除術　191
黄疸　16, 440, 463, 476
嘔吐　14, 229, 249

黄斑浮腫　257
オキサリプラチン　231, 238, 242, 252, 410
悪心　14, 229, 249, 263
汚染区域　65, 107, 163
オーバーチューブ　126
オピオイド　326, 479
オプジーボ®　236
オムツの廃棄方法　90
温罨法　xxii

か行

外踝部　272
外痔核　428
開腹虫垂切除術　212
開腹癒着剥離術　216
回盲部切除術　191
潰瘍性大腸炎　414
　――とクローン病の違い　415
　――の病型分類　414
潰瘍性病変の重症度分類　403
外来化学療法室　260
外瘻チューブ　154
核医学検査　88
下肢静脈血栓　205
下肢静脈血栓塞栓症　189
下肢静脈超音波検査　281
ガス塞栓症　204
ガストログラフイン®　75
画像検査　168
家族ケア　343
家族とのコミュニケーション　33
下大静脈フィルター留置術　286
カタル性虫垂炎　425
活動量の低下　322
カテーテル関連血流感染　311
カテーテル・ドレーン関連の感染　311
過敏症　235
下腹部正中切開　212
下部消化管内視鏡検査　142
下部消化管内視鏡像　x, 142
下部食道括約筋圧　378
カペシタビン　242
顆粒球除去療法　416
肝炎　446
　――ウイルスマーカー　447
　――がん化学療法　228, 231, 238, 246, 249, 252, 259
肝機能低下　273
肝機能評価　405
環境整備　67
間欠的空気圧迫装置　205
間欠的空気圧迫法　284
肝血流量　450
肝硬変　377, 438
　――の術後管理　360
　――の成因　451
看護相談　59
肝細胞がん　196, 246, 448, 458
　――の治療アルゴリズム　459

間質性肺炎　250, 258
患者の生活習慣　22
患者の精神状態　50
患者搬送　68
肝腫瘍　104
肝障害度分類　200
肝生検　92, 443, 457
　――穿刺時の体位　95
がん性疼痛　47
　――看護認定看護師　57
肝性脳症　16, 440
肝切除術　197, 292
感染　195
　――徴候　290
　――予防　182, 320
肝臓の構造　436
浣腸時の体位　44
肝動脈造影　436
肝動脈塞栓療法　460
肝動脈化学塞栓療法　460
カントリー線　197
嵌頓痔核　427
肝内結石　463
肝膿瘍　461
肝庇護薬　104
肝庇護療法　452
肝不全　130, 199, 292, 440
漢方薬　104, 456
肝予備能　196
管理栄養士　59
寒冷刺激　253
緩和ケア認定看護師　57
既往歴の聴取　18
機械的腸閉塞　218
気管挿管時のトラブル　297
機能的腸閉塞　218
気分転換活動　xxii
逆流性食道炎　189
客観的観察項目　329
急性胃炎　396
急性胃粘膜病変　396
　――の内視鏡像　xi, 396
急性ウイルス性肝炎　449
急性肝炎　449
急性呼吸窮迫症候群　182
急性膵炎　12, 153, 155, 470
　――の診断基準　471
急性虫垂炎　12
急性反応　267
キュンメル圧痛点　424
仰臥位　271
共感的姿勢　35
胸腔鏡下食道切除術　179
胸腔ドレーン　180
胸部食道がんの手術　178
局所用注射液　123
局注針　119
局注用注射液　119
禁煙　177, 266, 323, 474
緊急内視鏡　377
禁酒　266
筋力低下　304
クイノーの肝亜区域分類　200
空腸間置法　185, 187

485

苦痛のスクリーニング 51
クモ状血管腫 375, 439, 458
グリセリン浣腸 44
クリッピング止血 xi, 384
グルカゴン 113, 144, 370
クローン病 419
　──の腸管外合併症 420
　──の病型分類 419
経口法 74
経口溶解療法 465
経静脈患者自己疼痛管理 327
経静脈的治療 376
経腸栄養 423
　──チューブ 180
経皮経肝胆道ドレナージ 465
経皮経肝胆嚢ドレナージ 465
経皮経肝的胆管造影 464
経皮的エタノール注入療法 460
経皮的肝生検 92
経皮内視鏡的胃瘻造設術 158
頸部ドレーン 180
外科的胆摘除 460
下血 15
血圧の変化 333
血液一般検査 167
血液感染 448
血液凝固系因子の低下 93
血液凝固能の亢進 280
血液検査データ 21, 164, 322, 404
血液体外循環検査値 96
血液の停滞 280
血管痛 104, 232, 244, 250
血管内皮の損傷 280
血球成分除去療法 416
血漿・全血球算定検査 384
血小板数 164
　──低下 93
結節状の隆起 86
血栓性外痔核 428
血中アミラーゼ 471
血中ビリルビン濃度 16
結腸右半切除術 191
結腸左半切除術 191
結腸切除手術 192
結腸直腸吻合 194
血糖コントロール 206
血糖測定器一式 370
血糖値のコントロール 323
血流障害 181
ゲムシタビン 249, 256
下痢 15, 75, 103, 210, 231, 241, 243, 253, 293
減圧チューブ 180
検査時の体位 114, 145
検査用ゼリー 87
検体採取 28
　──容器 30
現病歴の聴取 6
抗 TNF-α 抗体製剤 416, 421
降圧薬 174
更衣 41
高位前方切除 193

抗ウイルス療法 452
高エコー 87
後期ダンピング症候群 364, 412
抗凝固療法 286
抗菌薬 421
　──投与 325
口腔ケア 60, 177, 296
口腔内の状況 168
抗けいれん薬 174
高血糖 293, 323
抗コリン薬 72
交差切開法 212
抗精神病薬 301
向精神薬 301
高張液 333
口頭評価スケール 328
高度腎機能不良 130
高度脳症 130
口内炎 229, 231
硬膜外麻酔痛法 326
肛門鏡検査 428
肛門痛 428
声のかけ方 54
誤嚥 217, 295
　──性肺炎 60, 103, 189
誤嚥予防 171
　──の体位 294
呼吸器合併症 181, 189, 195, 199, 206
呼吸器感染 310
呼吸機能検査 167
呼吸訓練 57
呼吸・循環のモニタリング 279
呼吸障害 27
呼吸状態 389
呼吸不全 472
黒色便 15
個人防護具 63, 108, 163, 307, 324
姑息的照射 261
骨シンチグラフィ 88
骨髄抑制 229, 232, 235, 239, 241, 250, 252, 253, 257
骨盤内臓全摘術 347
コミュニケーション xxii, 53
コリンエステラーゼ 443
コリン様症状 241, 253
コレステロール濃度 462
コロストーマ 349
昏睡度分類 17
根治照射 261
コンパートメント症候群 227

さ行

採血時の消毒 28
採血データ 434
座位姿勢 295
砕石位 226
細胞診 32
サージョンコンソール 225
左側大腸がん 432
擦式手指消毒薬 62

歯科衛生士 60
痔核 427
視覚的評価スケール 328
色素散布 116
色素沈着 231
始業時点検 2
自己血糖測定手帳 370
自己血輸血 169
自己免疫性肝炎 454
脂質制限食 480
支持的姿勢 35
視診 10
シスプラチン 228, 249
自然排尿 42
指定難病 418, 423
自動吻合器 194
しびれ 230, 235, 256, 283
脂肪肝 442, 456
シムス位 145
縦隔鏡下食道切除術 179
周術期ケア 176, 183, 190, 196, 201, 206, 211, 215, 219, 224
周術期口腔機能管理 299
十二指腸潰瘍 12, 402
主観的観察項目 329
手術部位 61, 307
手術看護認定看護師 57
手術前申し送りチェックリスト 173
手術部位感染 171, 313, 321
手掌紅斑 375, 439, 458
主訴の 3W1H 6
出血 120, 124, 403
　──性ショック 374
術後合併症管理 287
術後感染症 321
術後感染対策 305
術後出血 181, 188, 195, 199, 204, 223, 292, 318
術後睡眠管理 335
術後早期経口摂取の遅延 297
術後創部管理 321
術後腸閉塞 189
術後疼痛 205
　──管理 326
術後ドレーン管理 314
術後ドレーンの挿入部位 180
術後肺炎 196, 296
術後排泄管理 335
術前オリエンテーション 166, 344
術前ケア 166, 171
術前検査の役割 170
術前準備 177
術前情報収集 176, 183
術前処置 181
術前絶飲食 191
腫瘍マーカー 100, 458, 467, 477
循環状態 390
循環動態 278
消化管間質腫瘍 183

486 | Index

消化管出血　199, 293
消化管穿孔　139
消化管前処置　171
消化管閉塞　478
消化管壁の肥厚　86
消化器の構造　8
消化酵素　470
消化性潰瘍　326
小腸造影　74
上部消化管造影　70
上部消化管内視鏡検査　110
上部消化管内視鏡像　viii, 110
情報収集用紙　2
静脈炎　104
静脈血栓塞栓症　205
静脈瘤　125, 129
──の形態　126
──破裂　374
食事指導　356, 366, 368, 474
食事療法　412, 444
触診　12, 428
褥瘡　227
食中毒　397
食道・胃静脈瘤　374
──の内視鏡所見　376
食道胃接合部　382
食道がん　176, 228, 264, 386
食道狭窄　133
食道再建　179
──術　287
食道残置吻合　185
食道ステント留置術　134
食道の区分　393
食道の構造　393
食道バルーン拡張術　ix, 133
食道表在がん　387
食欲不振　16
ショック　27
──の5徴候　287
除毛　324
止痢薬　104, 362
新型コロナウイルス感染症　61,
　105, 162
腎機能障害　326
腎機能低下　79
心筋血流シンチグラフィ　91
心筋梗塞　97
神経障害　229
神経内分泌腫瘍シンチグラフィ
　91
人工肛門造設　433
腎障害　228, 249
新鮮血の混じった吐血　382
身体的機能　168
身体抑制　342
シンチグラフィ　88
シンチレーションカメラ　88
心電図　168
深部静脈血栓　214
──症　280
腎不全　472
心理状態　24
腎レノグラム　91

膵液漏　188, 210
膵液嚢　102
膵炎　293
膵外分泌機能　470, 476
膵酵素　477
──補充薬　104
膵臓がん　206, 252, 475
膵臓の構造　436
膵臓部病変切除術　293
膵体尾部がん　208
膵体尾部切除術　208
膵体部　475
膵頭十二指腸切除術　207
膵頭部　475
──がん　207
膵内分泌機能　470, 475
膵尾部　475
水分摂取　92
膵ホルモン薬　72
睡眠覚醒リズム　342
数値評価スケール　327
スキルス胃がん　407
スクリーニング基準の検査データ
　値　58
ストーマ　192
──ケア　350
──サイトマーキング　345
──装具代　346
──造設　344
──の洗浄方法　353
──の部位　433
ストレス　418
スネア操作　119
スポンジブラシ　297
性機能障害　195
清潔援助　41
清潔区域　65, 107, 163
生検　116
──針　92
制酸薬　104, 380
精神障害　289
精神的支援　49
整腸薬　104, 144, 362
切開部深層感染　xi, 308
背抜き　27
セルフケア援助　39
腺がん　407
穿孔　120, 124, 137, 141, 152,
　171, 434
全身倦怠感　263
全身状態　255
──の評価　167
全身清拭　41
前方切除術　191
せん妄　288, 472
──の前駆症状　337
──の発症経過　338
──の発症要因　339
──の分類　338
──のリスク　103
線量分割　269
造影CT　79
造影カニューレ　150, 155

造影剤　78, 85
──アレルギー　79
──による副作用　80
創感染　200, 214, 223
早期ダンピング症候群　363,
　412
早期離床　206, 276, 282, 392
装具交換時期　355
創傷被覆・保護材　325, 352
総胆管結石　463
総胆管の狭窄　152
総タンパク　164
創治癒遅延　200
総ビリルビン　98
創部感染　189
創部の状態　322
掻痒感　453
側臥位　272
鼠径ヘルニア　219
──の3分類　219
──の手術　221
──の手術創　221
ゾーニング　65, 107, 163

た行

体位固定　226
体位の調整　xxii
退院後の生活指導　365, 367,
　371
退院支援　20
退院指導（食道・胃切除）　363
退院指導（膵臓切除）　368
退院指導（大腸切除）　366
体温低下　204
体外衝撃波結石破砕術　474
対極板　118, 122
体重減少　16
代償性肝硬変　440
対症療法　261
大腸3D-CT　81
大腸がん　190, 238, 431
──の壁深達度　432
大腸術後の対策　359
大腸全摘出術＋回腸囊肛門（管）
　吻合術　417
大腸内視鏡検査　428
──食　480
大腸の構造　394
大腸ポリープ切除術　142
体内埋め込み装置　84
耐容線量　269
大量出血　374
多職種連携　259
打診　11
多臓器不全　182
立ち上り制限　162
脱肛　427
脱毛　234, 241, 253, 256
ダブルトラクト法　185, 187
タール便　15, 402, 408
胆管炎　461
胆管がん　468

断酒　474
胆汁　x, 32, 155
　——の流出障害　99, 462
　——漏　204, 292
単純CT　78
弾性ストッキング　205, 283
胆石症　361, 462
胆道がん　249, 467
　——の治療アルゴリズム　468
胆道系逸脱酵素　97
胆道系酵素　467
胆道ドレナージ　466
胆嚢　203
胆嚢がん　469
胆嚢結石　12, 462
胆嚢摘出術　464
胆嚢動脈　203
胆嚢内結石症　201
胆嚢の構造　436
タンパク分解酵素阻害薬　104, 472
ダンピング症候群　189, 210, 290
チアノーゼ　283
中心静脈カテーテル　311
虫垂炎　211, 424
　——の組織学的分類　425
虫垂切除術　425
中枢性嘔吐　14
注腸造影　76
超音波内視鏡検査　138
聴診　10
腸切除術　291
腸蠕動運動の抽出　86
腸蠕動音　10
　——亢進　216
腸蠕動の回復遅延　217
超低位前方切除　193
腸閉塞　139, 195, 214, 215, 292
　——の分類　218
聴力障害　229, 250
直接ゾンデ法　74
直接ビリルビン　98
直腸・肛門指診　428
直腸手術　193
鎮静剤　85
つかえ感　263, 365, 411
ツーピース（二品系）　351
手足症候群　x, 243
低アルブミン血症　273
低位前方切除　193
低エコー　87
低血糖　72, 412
　——対策　370
　——発作　362
低残渣食　480
低張液　332
低ナトリウム血症　334
滴下数　372
テセントリク®　246
鉄欠乏性貧血　189
電解質輸液　332

電気メス　153
点滴静注胆嚢造影CT　81
点滴ライン　4, 310
転倒・転落防止　300
トイレ介助　303
同一体位の保持　90
等張液　332
疼痛　291, 478
　——緩和　341
　——コントロール　45, 273, 278, 289, 391
　——スケール　335
　——評価スケール　327, 335
糖尿病　210, 444
動脈血液ガス分析　167
特発性食道破裂　383
吐血　15
トランスアミラーゼの上昇　449
ドレナージ　319
　——法　315
ドレーン生化学的検査　32
ドレーン挿入部位　198, 209
ドレーン・チューブの種類　316
ドレーンの管理　38, 309
ドレーンの固定　317
ドレーンの材質　316
ドレーン排液　390
　——の色　viii, 38
　——の性状　310, 317
　——の量　319
ドレーン留置部位　314

な行

内肛門括約筋切除　193
内痔核　427
内視鏡室　162
内視鏡洗浄機　108
内視鏡的逆行性胆管膵管造影　149, 464, 477
内視鏡的逆行性膵管ドレナージ　154, 466
内視鏡的経鼻胆管ドレナージ　154, 468
内視鏡的経鼻胆道ドレナージ　466
内視鏡的硬化療法　129, 375
内視鏡的静脈瘤結紮術　125, 375
内視鏡的食道拡張術　133
内視鏡的胆道ドレナージ　466
内視鏡的乳頭切開術　153
内視鏡的粘膜下層剥離術　121, 388, 410, 433
内視鏡的粘膜切除術　117, 388, 410, 433
内瘻用ステント　154
ナブパクリタキセル　256
二重造影法　71
ニボルマブ　236
入院サポート　55
入院前確認・説明項目　56
乳酸脱水素酵素　99

乳頭部がん　469
乳び胸　182
尿素呼気試験　400
尿中アミラーゼ　471
尿道留置カテーテル関連尿路感染　312
尿量　334
認知症看護認定看護師　57
認定看護師との連携　57
ネブライザー　65, 171
捻髪音　205
粘膜障害　379
粘膜清掃　297
粘膜損傷　141
脳血流シンチグラフィ　91
脳神経麻痺　256
脳ドーパミントランスポーターシンチグラフィ　91

は行

排液ドレーン　5
排液バッグ　39, 309, 320
肺炎　189
肺合併症　204, 217, 289
敗血症　199
肺血栓塞栓症　280
肺血流シンチグラフィ　91
排泄援助　42
バイタルサイン　38, 321
排尿　89
　——障害　195
排便援助　42
排便観察　73
排便障害　195
廃用症候群　295
パーキンソン症候群　91
パクリタキセル　234
播種性血管内凝固症候群　199, 472
白血球数　164
バッド・キアリ症候群　374
パートナーシップ・ナーシング・システム　5
パニツムマブ　240
羽ばたき振戦　17
歯ブラシ　297
バリウム　75, 77
　——の充填像　70
ハルトマン手術　192
反回神経麻痺　182
晩期合併症　267
反射性嘔吐　14
非アルコール性脂肪性肝炎　442
非アルコール性脂肪性肝疾患　442
皮下気腫　205, 214
皮下漿液腫　223
非がん性疼痛　48
腓骨小頭　272
ビジョンカート　225
非ステロイド性抗炎症薬　398, 403

非代償性肝硬変　440
ビタミン B₁₂ 欠乏性貧血　189
非びらん性胃食道逆流症　378
皮膚障害　241
皮膚損傷　285
皮膚の清潔　323
皮膚・排泄ケア認定看護師　57
肥満　444
冷汗　333
標準予防策　61, 307, 324
表情評価スケール　46, 327
ヒラメ筋静脈　285
びらん性胃食道逆流症　378
ファーター乳頭　149
不安　24
フィジカルアセスメント　4, 8
腹会陰式直腸切断術　191
腹腔外到達法　222
腹腔鏡下胆囊摘出術　201
腹腔鏡下虫垂切除術　213
腹腔鏡下膵頭剥離術　217
腹腔ドレーンのアセスメント　318
腹腔内遺残膿瘍　214
腹腔内出血　93, 210
腹腔内到達法　222
腹腔内膿瘍　199
副腎皮質ステロイド薬　416, 421, 455, 457
腹水　16, 440
──コントロール　196, 200
──貯留　130, 292
腹直筋　348
腹痛　12, 14, 463
腹部 9 区分　13
腹部 CT 検査　78
腹部 MRI 検査　82
腹部症状　38
腹部超音波検査　86
腹部膨満　16
──感　146
腹膜炎　426, 434
浮腫　273
ブチルスコポラミン　112, 144
ブドウ糖　370
プライバシー　34
ブラッシング　297
ブリストルスケール　43
フルオロウラシル　228, 238, 240, 252
プロトロンビン時間　449
プロトンポンプ阻害薬　103, 384, 397
プローブ　86
吻合部狭窄　182
吻合部通過障害　189
噴門側胃切除術　185
噴門部　407
ベイシェントカート　225
閉塞性黄疸　206, 468, 478
壁深達度診断　387
ペグインターフェロン　455
ベッドおよび周囲の環境整備　302

ベッドからの起き上がり方　278
ベッドサイド環境の整備　39
ベッド上での運動　277
ベッド上での体の向きの変え方　277
ベバシズマブ　238
ヘモグロビン　164
ヘリコバクター・ピロリ菌　398, 403, 408
──除菌治療　400, 403
ヘルニア嵌頓・絞扼　220
ヘルニアの 3 要素　219
ヘルニア門　220
便の処理方法　355
便秘　16, 103
──予防　171
蜂窩織炎性虫垂炎　425
縫合不全　181, 189, 195, 210, 390
報告の仕方　37
放射性医薬品　88
放射線感受性　269
放射線肺炎　263
放射線治療　261
放射線粘膜炎　263
放射線皮膚炎　262
傍正中切開　212
乏尿　336
歩行時の対応　303
ポジショニング　270
ポジショニングピロー　270
発赤所見　126
ポート挿入部位　203
ポリープ　119
ポリペクトミー　117, 433
ホルモン　470

ま行

マイクロクライメット　270
マイルズ手術　191, 291
マキシマルバリアプリコーション　311
マーキング　123, 317
マックバーニー圧痛点　12, 424
マッサージ　xxii
末梢神経障害　232, 234, 239, 243, 253, 256
マロリー・ワイス症候群　382
慢性胃炎　398
慢性ウイルス性肝炎　451
慢性肝炎　451
慢性膵炎　473
右開胸開腹手術　178
脈拍の変化　333
ミリガン - モルガン法　429
無気肺　189, 196, 217
無尿　336
胸やけ　15, 263, 365
迷走神経反射　95
滅菌ドレッシング材　325
メッシュプラグ法　222
目の防護　64

免疫調節薬　416, 421
免疫力の低下　322
面談時のケア　54
面板の観察　353
毛細血管現象　318
持ち込み禁止物品　84
モノエタノールアミンオレイン酸　129
問診　9
門脈圧亢進症　374

や行

薬剤師　60
薬物性肝障害　456
薬物療法　103
有害事象　262
幽門側胃切除術　186
幽門部　407
幽門輪温存膵頭十二指腸切除術　208
輸液管理　331, 372
輸液製剤　331
輸血　26
──時の副作用　170
──セット　26
──の手順　169
──用製剤　27
──ルート　170
癒着性腸閉塞　216, 290
ユニバーサルマスキング　63
輸入脚症候群　189
溶血性貧血　97
用手圧迫法　148
陽電子放出断層撮影　81
ヨード過敏症　79

ら・わ行

ラジオ波焼灼療法　460
ラムシルマブ　234
ランツ圧痛点　424
リクライニング位　294
利尿薬　104
リパーゼ　164, 471, 477
リハビリテーション科　57
リフィリング　334
隆起性病変　76
流涙　231
リンパ節転移　387, 410, 432
倫理的課題　36
ルゴール液　116
冷罨法　xxii
裂傷部分からの出血　xi, 384
レビー小体型認知症　91
レボホリナート　238, 240, 252
連珠状に拡張した静脈瘤　ix, 125
ロペラミド　241, 253
ロボット支援下手術　224
ワクチン　447
ワンピース（単品系）　351

消化器科ナースポケットブック 改訂第2版

2018年 3月31日	初　版　第1刷発行
2021年 5月14日	初　版　第4刷発行
2023年10月10日	改訂第2版　第1刷発行

総 監 修	安藤　昌之
発 行 人	土屋　徹
編 集 人	小袋　朋子
発 行 所	株式会社 Gakken
	〒141-8416 東京都品川区西五反田 2-11-8
印刷・製本	凸版印刷株式会社

●この本に関する各種お問い合わせ先
本の内容については，下記サイトのお問い合わせフォームよりお願いします．
　https://www.corp-gakken.co.jp/contact/
在庫については　Tel 03-6431-1234（営業）
不良品（落丁，乱丁）については　Tel 0570-000577
　学研業務センター　〒354-0045 埼玉県入間郡三芳町上富 279-1
上記以外のお問い合わせは　Tel 0570-056-710（学研グループ総合案内）

©M. Ando 2023 Printed in Japan

本書の無断転載，複製，複写（コピー），翻訳を禁じます．
本書に掲載する著作物の複製権・翻訳権・上映権・譲渡権・公衆送信権（送信可能化権
を含む）は株式会社 Gakken が管理します．
本書を代行業者等の第三者に依頼してスキャンやデジタル化することはたとえ個人や家
庭内の利用であっても，著作権法上，認められておりません．

本書に記載されている内容は，出版時の最新情報に基づくとともに，臨床例をもとに
正確かつ普遍化すべく，執筆者，編集者，監修者，編集委員ならびに出版社それぞれ
が最善の努力をしております．しかし，本書の記載内容によりトラブルや損害，不測
の事故等が生じた場合，執筆者，編集者，監修者，編集委員ならびに出版社は，その
責を負いかねます．
また，本書に記載されている医薬品や機器等の使用にあたっては，常に最新の各々の
添付文書や取り扱い説明書を参照のうえ，適応や使用方法等をご確認ください．
株式会社 Gakken

|JCOPY| 〈出版者著作権管理機構　委託出版物〉
本書の無断複写は著作権法上での例外を除き禁じられています．複写される場合は，
そのつど事前に，出版者著作権管理機構（Tel 03-5244-5088，FAX 03-5244-5089，e-mail：
info@jcopy.or.jp）の許諾を得てください．

学研グループの書籍・雑誌についての新刊情報・詳細情報は，下記をご覧ください．
学研出版サイト　https://hon.gakken.jp/